Hauptmann

Homöopathie in der kinderärztlichen Praxis

Homöopathie in der kinderärztlichen Praxis

Schwerpunkte
praktischen Vorgehens

Dr. med. Horst Hauptmann

Mit 7 Abbildungen

Mit Repertorium
und
Fragebogen zur homöopathisch-pädiatrischen
Fallaufnahme

Karl F. Haug Verlag · Heidelberg

CIP-Titelaufnahme der Deutschen Bibliothek

Hauptmann, Horst:
Homöopathie in der kinderärztlichen Praxis : Schwerpunkte praktischen Vorgehens ; mit Repertorium und Fragebogen zur homöopathisch-pädiatrischen Fallaufnahme / Horst Hauptmann. – Heidelberg : Haug, 1991
ISBN 3-7760-1096-7

Titel-Nr. 2096 ISBN 3-7760-1096-7

Gesamtherstellung: Progressdruck GmbH, 6720 Speyer

Meiner Frau Krista
gewidmet

Inhalt

III. Anhang

Vorwort

„Liebe Kolleginnen und Kollegen, denken Sie immer daran: Was selten ist, ist selten, und was häufig ist, ist häufig.“ Dieser Ausspruch eines meiner früheren Universitätslehrer, ich glaube, es war Professor *Asperger* in Innsbruck, soll gewissermaßen der Leitsatz des hier vorliegenden Buches sein.

Jeder Praktiker weiß, wie sehr wahr diese Aussage ist, schließlich erfährt er bei seiner täglichen Arbeit, welche Krankheiten und Störungen einfach gehäuft vorkommen, welche Beschwerden die Patienten hauptsächlich beklagen. Es ist dies folgerichtig der Bereich, auf dem der Arzt die meiste Erfahrung besitzt und sich am besten auskennt. Dennoch wird er bestrebt sein, seine Tätigkeit nicht zur Routine werden zu lassen, sondern über jeden Fall gesondert nachzudenken, um einen gezielten Weg zur Heilung des Patienten zu finden. Andererseits aber ist er auch gefordert, an seltene Symptome, Syndrome und Krankheiten zu denken —, und damit ihm hier keine Fehler unterlaufen, wird er wohl auch in Fachbüchern nachschlagen. Diese allgemeine Feststellung trifft für jeden Arzt zu, wenn sie auch für den homöopathischen Arzt geradezu unverzichtbar ist.

Dieses Buch wird sich also in der Hauptsache mit dem Anteil der Homöopathie befassen, der für den Kinderarzt von besonderer Wichtigkeit ist. Wie es dem Buchtitel entspricht, sollen lediglich Schwerpunkte gesetzt werden.

Der ernsthaft interessierte Kollege wird wertvolle Anregungen für die homöopathische Behandlung seiner kleinen Patienten finden und auf die am sichersten zum therapeutischen Erfolg führenden Dinge der homöopathischen Arzneikunst hingewiesen. Es besteht nicht das Bestreben, die zahlreiche wertvolle homöopathische Literatur zu ersetzen; im Gegenteil ist es mir ein Anliegen, durch reichliche Hinweise auf diese aufmerksam zu machen: Erfahrungsgemäß kommt man in dieser Heilmethode ohnehin nur wirklich weiter, wenn man auf die Quellen zurückgeht.

Unter diesem Gesichtspunkt erscheint es vertretbar, das riesige Gebiet „Homöopathie“ in der kinderärztlichen Praxis auf einige wichtige Kapitel einzuschränken. Für Anregungen und konstruktive Kritik ist jeder Autor, so auch ich, dem Leser dankbar.

Mein Dank gilt meiner Frau für gute praktische Ratschläge, meiner Mitarbeiterin Frl. *Christine Weber* für die Schreibarbeiten, Herrn Dr. *Illing* für die Durcharbeitung des Manuskripts, Herrn Dr. *Spinedi* ebenso für Korrekturarbeiten und die zahlreichen Ratschläge und Beiträge, insbesondere bei der Bearbeitung des sogenannten Zeichenrepertoriums, Herrn Dr. *Künzli* für die Erlaubnis, die Aufzeichnung über seine jahrzehntelange Erfahrung mit der 1. und 2. Verschreibung abdrucken zu dürfen, schließlich Herrn cand. med. *Ch. Marks* für die Erstellung eines homöopathischen Fragebogens für Kinder. Verleger Dr. *Fischer* sowie den Herren *Sieber* und *Treiber* und allen Mitarbeitern im Verlag gilt mein Dank für die solide Ausstattung des Buches.

Augsburg, Februar 1991 Dr. med. *Horst Hauptmann*

Einleitung

Das vorliegende Buch ist in drei größere Abschnitte unterteilt.

Teil I: „Die Besonderheiten einer homöopathischen Kinderpraxis"

soll Auskunft über die günstigste Form der Praxisführung — hier einer homöopathischen Kinderpraxis —, über die richtige Anamneseerhebung, über die schnellsten und sichersten Möglichkeiten der Arzneimittelfindung, über die richtige Wahl der Potenz, sowie über die erfolgversprechendste Art der Führung des Patienten durch die homöopathische Kur geben.

Wenn auch zu den einzelnen Kapiteln jeweils einleitende Sätze erfolgen, erscheint es mir wichtig, den Leser auf die Bedeutung der Zeichen im Kindesalter gesondert hinzuweisen. Mit den wahrnehmbaren Zeichen (Kapitel 3) verhält es sich ähnlich wie mit dem Warndreieck im Straßenverkehr: Es ist sehr wichtig, da es einen auf eine besondere Situation, einen besonderen Sachverhalt aufmerksam machen soll. Ein bedeutsamer Hinweis, den man unbedingt zu beachten hat.

Das sogenannte Zeichenrepertorium (Kapitel 3.2) wurde nach dem Schema des *Kent*schen Repertoriums (Bearbeitung nach *v. Keller* und *Künzli* — abgekürzt KK) erstellt und mit Gradeinteilungen sowie Autorenhochzahlen versehen. Die Liste der Autoren mit Kennziffer befindet sich im Anschluß an diese Einleitung. Auf diese Weise ist es dem Einzelnen leicht möglich, wenn er will, die Quellen selbst zu studieren und somit seine Arzneimittelkenntnisse zu vertiefen.

Teil II: „Die homöopathische kinderärztliche Praxis"

wurde bewußt auf die Darstellung der wichtigsten homöopathischen Polychreste eingeschränkt. Die Schilderung der sogenannten Arzneimittelbilder stützt sich auf eigene Erfahrung und die Durcharbeitung von ca. 40, zum Teil 50 Fällen aus eigener Praxis. Sie erfolgt wiederum so, wie sie sich dem Arzt in ihrer Mannigfaltigkeit in den einzelnen Altersstufen präsentieren. Dabei wurde bewußt auf eine zu strenge Einteilung etwa im Sinne des sonst üblichen Kopf-zu-Fuß-Schemas verzichtet, um den Leser nicht zu langweilen. Der Versuch, das Arzneimittelbild nicht so streng geordnet darzustellen, entspricht schließlich mehr dem Ablauf der täglichen Praxis.

Denn wenn man die Gesundheitsstörungen des einzelnen Patienten betrachtet, treten diese jeweils unterschiedlich mehr in diesem oder jenem Bereich seines Lebens bzw. seines Körper-Seele-Geist-Gesamtgefüges auf.

Auf die Darstellung homöopathischer Einzelmittel in Bezug auf Organkrankheiten habe ich, von Ausnahmen abgesehen, ebenso bewußt verzichtet, da dies in vielen homöopathischen Werken dargelegt ist und dort studiert werden kann.

Der **Anhang** enthält als **Teil III** noch für den Homöotherapeuten und Kinderarzt wichtige und mitteilenswürdige Kapitel, die weder in Teil I noch in Teil II so recht hineinpassen.

Liste der Autoren mit Kennziffern

[1] *Kent, J. T.*, Lectures
[2] *Knerr, C.*, Repertory
[3] *Boger, C. M.*
[3a] *Boenninghausen, C. M.*
[4] *Jahr, G. H. G.*, Therapeutischer Leitfaden
[5] *Gallavardin, J. P.*
[6] *Stauffer, K.*, Symptomenverzeichnis
[7] *Schmidt, P.*, Persönliche Eintragungen
[8] *Boericke, O. E.*, Pocket Manual of Hom. Materia Medica
[9] *Stephenson, J.*
[10] *Mezger, J.*, Gesichtete homöopathische Arzneimittellehre
[11] *Allen, T. F.*, The Encyclopedia
[12] *Clarke, J. H.*, Dictionary
[13] *Lodispoto, A.*, Persönliche Beobachtung
[14] *Julian, O. A.*, Materie Medicale
[15] *Gentry, W. D.*
[16] *Hahnemann, S.*, Reine Arzneimittellehre, Die chronischen Krankheiten
[17] *Allen, H. C.*, The Materia Medica of the Nosodes
[18] *Künzli, F.*, Persönliche Beobachtungen
[19] *Allen, H. C.*, Keynotes and Characteristics
[20] *Burnett, J. C.*
[21] *Borland, D. M.*, Children Types
[22] *Dewey, W. A.*, Essentials
[23] *Dienst, G. E.*, Schüler Kents
[25] *Stapf, E.*
[26] *Kirsch*
[27] *Dunham, C.*
[28] *Fields*
[29] *Griggs*
[30] *Guernsey, H. N.*, Key-Notes
[31] *Gibson, D. M.*
[32] *Hempel, H.*
[33] *Wright Hubbard, E.*
[34] *Hering, C.*, The Guiding Symptoms

[35] *Allen, J. H.*, Diseases and Therapeutics of the Skin
[36] *Klein*
[37] *Kishore, J.*
[38] *Lilienthal, S.*
[39] *Lorbacher, A.*
[40] *Del Mas*
[41] *Nash, E. B.*, Leaders in Homoeopathic Therapeutics
[42] *Priestman, C.*
[43] *Pulford, D.*
[44] *Rademacher, J. G.*, Erfahrungsheilkunde
[45] *Roberts, H. A.*
[46] *Schüssler, W. H.*
[47] *Schepens, E.*
[48] *Kafka, J.*
[49] *Tyler, M. L.*
[50] *Yingling, W. A.*
[51] *Gross. G. W.*
[52] *Imhäuser, H.*, Homöopathie in der Kinderheilkunde
[53] *Lippe, A. von*, Charakteristische Symptome
[54] *Ross, T. D.*
[55] *Mersch*
[56] *Fielitz*
[57] *Rogers, R.*
[58] *Boericke, G.*
[59] *Wadia, S. R.*
[60] *Schmidt, Roger*, Bruder von *Pierre Schmidt*
[61] *Weir, Sir J.*
[63] *Hartmann, F.*
[64] *Lathoud, J. A.*, Etudes de Matiere medicale homeopathique
[65] *Duprat, H.*
[66] *Hughes, R.*, Cyclopaedia
[67] *Boericke, Charles;* Sohn von *Willian B.* und Bruder von *Garth B.*
[68] *Alther, St.*
[69] *Seidel*
[70] *Schreter*
[71] *Müller, J.*
[72] *Meyhoffer*
[73] *Phatak*

[74] *Spinedi*, Eigenbeobachtungen
[75] *Paschero*
[76] *Vithoulkas*, Ergänzungen zu Kents Repertorium der homöopathischen Arzneimittel, kopiert von *Bill Gray*, Februar 1979
[77] *Charette*
[78] Poliklinikbeobachtungen (Zürich)
[79] Kent's Minor Writings
[80] *Raue*
[81] *Bernoville*
[82] *Cooper*
[83] *v. Ungern-Sternberg*, Eigenbeobachtungen
[84] *Vannier*
[85] *Barbancey*
[86] *v. Boenninghausen*, Kleine Medizinische Schriften
[87] *Barthel, H.*, Charakteristika
[88] *Farrington*, Klinische Arzneimittellehre
[89] *Zimmermann, W.*
[90] *Sankaran*
[91] *Dulak*
[92] *Luke, B. S.*
[93] *Royal, G.*
[94] *Hauptmann, H.*, Eigenbeobachtungen
[95] *Voegeli*, Kinderbuch
[96] *Flury*, Kartei
[97] *Illing*, Eigenbeobachtungen
[98] *Geukens*, Persönliche Angaben
[99] *Springer, W.*, Persönliche Angaben
[100] *Eli Jones*
[101] *Mathur*
[102] *Bell, J.*
[103] *Schlüren, E.*, Homöopathie der Frauenheilkunde
[104] *Fayazuddin, M.*, Anomalies of New Born Babies

I. Die Besonderheiten einer homöopathischen Kinderarztpraxis

In einer Kinderarztpraxis geht es lebhaft zu. Es herrscht ein reges Kommen und Gehen, abgewechselt von reichlich telefonischen Beratungen und einigen Hausbesuchen.

Ein erheblicher Anteil der Arbeit des Kinderarztes entfällt auf vorbeugende Maßnahmen wie Vorsorgeuntersuchungen, Impfungen, Gespräche über richtige Ernährung, Kleidung, Stillen, Versorgung der Kleinen usw. Man darf nicht vergessen, daß viele Mütter noch sehr jung sind und nicht die Erfahrung der Älteren aus der Großfamilie früherer Zeiten mitbringen.

Eine solche Grundstruktur weist auch eine homöopathische Kinderarztpraxis — sofern sie eine Kassenpraxis ist — auf, wenn sich auch gewisse Änderungen von der Norm im Laufe der Zeit einstellen.

1. Der Praxisablauf

Günstig und empfehlenswert erscheint mir die Form einer Bestellpraxis, die sich naturgemäß nicht auf die Minute einhalten läßt, denn immer wieder kommen „akute Fälle" . . . „mein Kind ist vom Wickeltisch gefallen . . ." oder „Sonderwünsche": „Ach, ich wollte noch was zu Joachim, unserem dritten fragen . . ." dazu. Bewährt hat sich die Einteilung in telefonische, allgemeine und spezielle homöopathische Sprechzeiten für die chronisch kranken Patienten. Die telefonischen Sprechzeiten sind besonders für die Verlaufskontrollen wichtig. In den allgemeinen Sprechstunden werden die Patienten bzw. die Eltern eine viertel bis halbe Stunde lang beraten. In der Regel lassen sich in dieser Zeit Leistungen wie Vorsorgeuntersuchungen, Impfmaßnahmen, eingehende Untersuchung und Findung einer homöopathischen Arznei für den akuten Fall, etwa Phytolacca bei einem Kind mit fieberhafter eitriger Angina oder Ipecacuanha für ein Keuchhustenkind erbringen. Viele Eltern wünschen sich auch nur ein orientierendes Gespräch über Impfen, Rachitisprophylaxe, biologisch-dynamische Kost, Verhalten bei Fieber usw., Dinge, die ja in einer homöopathischen Praxis anders als in einer üblichen Kinderarztpraxis beurteilt werden. Stellt sich heraus, daß das Krankheitsbild mehr chronischen Charakter hat, so müssen die Eltern erneut zu einer eingehenden homöopathischen Anamnese — Dauer ½ bis 2 Stunden — kommen.

Es werden also viele Sprechstunden angeboten; dies ist auch möglich, da in der Regel wenig Hausbesuche anfallen.

Für die Extratermine bieten sich die Labortage an. Ein solcher „Fahrplan" wird einigermaßen dem Anliegen einer homöopathischen Kinderpraxis gerecht, bei dem der Arzt einerseits dem Bedürfnis nach schneller Hilfe nachkommen, andererseits Zeit für ausführliche Gespräche, dem Schwerpunkt der homöopathischen Praxis überhaupt, bereitstellen kann. Die homöopathische Anamnese ist ja das Kernstück einer solchen Praxis und soll im nächsten Kapitel ausführlich erörtert werden.

Zuvor ist jedoch noch ein Wort zu dem *enormen prophylaktischen Effekt,* den die Homöopathie gerade bei Kindern hat, anzufügen. Wir sollten nicht übersehen, daß ein sachgemäß homöopathisch behandeltes Kind mit z. B. einem Schnupfen keine Sinusitis, Bronchitis oder gar Pneumonie entwikkelt, der Schnupfen klingt ohne Folgen ab. Man bedenke, was man für Kind und Familie Positives „anrichtet", wenn man einem Säugling aufgrund konstitutioneller Merkmale z. B. Calcium carbonicum H., Sulfur, Tuberkulinum oder Silicea in Einzelgaben bei Bedarf verordnet: diese Kinder bleiben einfach gesund. Es liegt zudem auf der Hand, daß eine derartige Therapie weitaus kostengünstiger als die übliche schulmedizinisch orientierte Behandlung ist.

2. Die Fallaufnahme

2.1 Allgemeine Betrachtungen

Der Kinderarzt hat es in der Regel mehr mit Säuglingen und Kleinkindern zu tun, der Anteil der Schulkinder oder gar Jugendlichen ist deutlich geringer. Wenn man also von der kleinen Gruppe der Jugendlichen und größeren Schulkinder, die selbst Rede und Antwort stehen können, absieht, erfolgt die Anamnese stets mit den Bezugspersonen, d. h. den Eltern, meist der Mutter. Sicher ist es sinnvoll und empfehlenswert, bei den „Großen" *Eltern und Kind anzuhören,* bei den „Kleinen" kann man sich nur auf die Aussagen z. B. der Mutter stützen.

Die Erstkonsultation dient dazu, sich Klarheit über die klinische Diagnose und die Prognose des Falles zu verschaffen und diese den Eltern dazulegen:

Muß das Kind in die Klinik, da z. B. eine akute Appendizitis vorliegt? Müssen weitere diagnostische Maßnahmen in der eigenen oder in Fachpraxen erfolgen, etwa ein Blutbild zum Ausschluß einer Anämie oder eine Sonographie der Hüfte wegen Verdacht auf Hüftdysplasie usw.? Es muß ausreichend Zeit für die eingehende körperliche Untersuchung des Kindes, die die Eltern mit Recht erwarten, zur Verfügung stehen. Außerdem muß darüber entschieden werden, ob eine schulmedizinisch orientierte Therapie erforderlich oder eine Homöotherapie erfolgversprechender ist. Gerade die letztere Entscheidung hängt sehr von der Erfahrung des Therapeuten ab und wird, auch bei sogenannten „schweren Fällen", egal ob akut oder chronisch, im Laufe der Jahre immer mehr in Richtung Homöopathie gehen. Es ist selbstverständlich, daß der Arzt stets nach bestem Wissen und Gewissen, entsprechend der Situation und der Möglichkeiten, zum Wohle des Patienten vorgehen wird. Demnach erscheint es mir erstrebenswert, zur besseren Beurteilung des Krankheitsverlaufes *entweder* eine schulmedizinisch orientierte *oder* eine Homöotherapie mit einem nach individuellen Gesichtspunkten ausgewählten homöopathischen Einzelmittel durchzuführen und eine Kombination möglichst zu vermeiden.

Dies ist ad hoc nicht immer durchführbar, etwa bei sogenannten „Krampfkindern", die auf Antikonvulsiva eingestellt sind und nun homöopathisch behandelt werden sollen.

Ist eine Entscheidung für eine *Homöotherapie* gefallen — und diesen Fall wollen wir im Weiteren betrachten — so müssen wir weiter überlegen, ob eine akute Befindensstörung, z. B. ein Fieberzustand, eine Infektionskrankheit, eine Unfallfolge usw. vorliegt.

Hier wird man den Umstanden entsprechend das indizierte „akute" homöopathische Mittel verordnen und den Patienten zur Kontrolle wieder einbestellen.

Vielleicht liegt ein akuter Ausbruch einer in der Tiefe schwelenden chronischen Krankheit, etwa eine immer wiederkehrende eitrige Angina, ein „absteigender Infekt", ein rezidivierender Husten oder ähnliches vor. Dann ist es ratsam, ebenso eine „akute" homöopathische Arznei zu verabreichen und die Eltern nach Besserung der akuten Erkrankung zu einem eingehenden Gespräch, der sogenannten biographischen Anamnese wieder einzubestellen. Diese erfolgt am besten ohne Kind.

Liegt ein primär chronischer Zustand vor und das erste Gespräch zeigt deutlich, daß man ohne eine eingehende biographische Anamnese nicht zur Arzneimittelwahl gelangen kann, so empfiehlt es sich ebenso, einen neuen Termin zu vereinbaren. So dürfte es in der Regel bei Kindern, z. B. mit Neurodermitis, zerebraler Bewegungsstörung oder zerebralen Krampfanfällen usw. sein.

2.2 Die homöopathische Anamnese

Die Erhebung der sogenannten homöopathischen Anamnese ist eine Kunst, erfordert viel Erfahrung und beinhaltet entschieden mehr als die Erhebung der allgemeinen Krankengeschichte, die wir als sogenannte klinische Anamnese kennen.

Die klinische Anamnese gilt als Grundgerüst und bleibt als solche bestehen, um zu einer klinischen Diagnose zu gelangen. Die homöopathische Anamnese soll besonders Klarheit über das persönliche, individuelle Bild des Kranken verschaffen.

Im Folgenden sollen besonders die für den Kinderarzt wichtigen Fragen bei der Erhebung der homöopathischen Anamnese behandelt werden. Die für eine evtl. Arzneimittelwahl wichtigen Überlegungen erscheinen dabei in Klammern.

Es empfiehlt sich immer wieder, in den grundlegenden homöopathischen Werken, insbesondere in Hahnemanns Organon der Heilkunst, § 83—104, nachzulesen.

Bei der Fallaufnahme ist es weniger von Bedeutung, daß man eine bestimmte Reihenfolge der zu erfragenden Punkte wie Familienanamnese, Eigenanamnese, frühere Erkrankungen usw. einhält, sondern eher die folgenden Bemerkungen, damit man einerseits besser an Eltern und Kind „herankommt“, andererseits zu einer brauchbaren homöopathischen Anamnese gelangt (s. Abb. 1).

Wichtige Voraussetzungen für eine richtige homöopathische Anamnese:

„Ruhe“

Der natürlichen Unruhe, die durch Schreien, Herumlaufen, ständige Unterbrechungen der Kinder entsteht, möglichst mit Ruhe, Gelassenheit, „locker“ begegnen.

„Zuwendung"

Man muß den Patienten ernst nehmen, muß versuchen, sich in die Schwierigkeiten, die z. B. die Mutter mit ihrem Kind hat, hineinzufühlen, um sie zu verstehen.

Dies führt am ehesten zu einem offenen, ungehemmten Gespräch.

„Zeit"

Man sollte sich auf jeden Fall die Zeit nehmen für das Anhören und die wörtliche Aufzeichnung des Spontanberichtes, sollte dabei die Mutter nicht unterbrechen. Sodann ist evtl. diese Schilderung durch den gelenkten Bericht und durch die individuelle Befragung zu ergänzen.

Der Arzt sollte sehr bestrebt sein, in der ersten Konsultation zu einem Resultat zu gelangen. Erfahrungsgemäß bedeutet dies die Anberaumung von ½ bis 2 Stunden für die erste Konsultation (je nach Alter des Kindes und Schwere bzw. Dauer der Erkrankung).

Reicht die Zeit bei der Erstkonsultation nicht dazu aus, um zu einer gesicherten Arzneimitteldiagnose zu gelangen, sollte man nicht aus Gefälligkeit irgendeine Arznei verordnen, sondern einen neuen Gesprächstermin vereinbaren.

„Unbefangenheit"

Gut ist es, ohne Voreingenommenheit und wertfrei an jeden Fall heranzugehen. Jeder Patient hat seine eigene Krankengeschichte, man sollte daher keine Parallelen zu früheren Patienten oder Situationen ziehen. Auch bei wiederholten körperlichen Untersuchungen stets so vorgehen, als wenn es „das erste Mal" wäre.

„Aufmerksamkeit"

Alle Sinne müssen zur Aufnahme bereit sein, um die Gesamtheit einerseits und die persönlichen „individuellen" Symptome und Zeichen des Kindes andererseits wahrnehmen zu können. Der *Tonfall* der Stimme z. B. kann von Bedeutung sein.

Arzt: „Wie steht es mit Eiern?"

Mutter: „Ja, sehr gerne, da könnte er *jeden Tag* eines essen!" Ein so ausgedrücktes Symptom ist wichtig (vielleicht Hinweis auf Calcium carbonicum H.).

Bei der Befragung muß man *direkte Fragen* vermeiden. Die Mutter muß stets veranlaßt werden, einen Satz zur Antwort zu bilden, dann kann sie nicht mit „ja“ oder „nein“ antworten:

Arzt: „Wie ist sein Verhältnis zu Tieren?“

Mutter: „Tiere? *Vor dem kleinsten Hund* läuft er davon, dabei hat er noch nie schlechte Erfahrungen gemacht.“

Gut ist es, *Beispiele aufzuführen: Arzt:* „Es gibt Kinder, die sitzen den ganzen Tag daheim und lesen, wie ist das bei Ihrem?“

Mutter: „Nein, *meiner* muß den ganzen Tag *raus, bei jedem Wetter!*“

Heikle Fragen werden an den Schluß gestellt, wenn Eltern und evtl. das größere Kind Vertrauen gefaßt haben.

Da allerdings die Erörterung z. B. über „Feigheit“, „Geiz“, „Schwächen auf geistigem Gebiet“ oder „sexuelle Auffälligkeiten“ beim Patienten das Gefühl des „Entblößtseins“ hervorrufen könnten — und so möchte man ihn nicht entlassen —, stellt man ganz an den Schluß am besten Fragen über Tagesablauf, Hobbies usw.

„Gründlichkeit“

Ziel der Befragung ist das „vollständige Symptom“, das sich aus Ätiologie, Lokalisation, Empfindungen und Modalitäten zusammensetzt.

Die Frage: „Können Sie sich eine Ursache denken?“ darf nie fehlen. Allerdings sollte man nie vergessen, daß das Kausalbedürfnis der heutigen Patienten sehr groß ist. Man darf daher zur Arzneimittelwahl nur die eindeutig geäußerten Ursachen verwerten.

Den „Ort des Geschehens“ sollte man stets selbst genau in Augenschein nehmen und untersuchen. Das größere Kind kann den genauen Schmerzpunkt zeigen.

Mit den Empfindungen sieht es in der Pädiatrie schlecht aus. Fragen etwa nach dem Schmerzcharakter: „Wie ist der Schmerz?“ können meist nicht mit: „Es brennt“, „klopft“, „sticht“, „schneidet“ usw. beantwortet werden, sondern meist nur einfach: „Es tut weh.“

Mit den Modalitäten steht es wieder besser, nur bei den ganz „Kleinen“ fehlen da schon einmal genaue Auskünfte.

Es sei an das Abfrageschema von *v. Boenninghausen:* Warum? — Wer? — Was? — Wo? — Wann? — Was begleitet?, erinnert, der als erster Wert auf das „vollständige Symptom“ gelegt und dieses Schema eingeführt hat. Man sollte nie vergessen und immer wieder lesen, was *Hahnemann* im Organon § 7 fordert:

Die Gesamtheit der Symptome

Taucht ein individuelles Symptom nach § 153 Organon auf — und das ist gar nicht so häufig, wie man immer meint — so sollte man sich durch Nachfragen von der Eindeutigkeit des Symptoms überzeugen. Bei der körperlichen Untersuchung wird das „ganze Kind" angeschaut, einschließlich der Ohren, die oftmals bei den Säuglingen „der Grund" der Erkrankung sind.

Manches „Zeichen" ist bei der gründlichen Untersuchung zu entdecken (s. Kapitel 3.2).

Zur Gründlichkeit gehören auch die Erkundigung nach der Familienanamnese, Schwangerschaft und Geburt, nach Impfungen und Impffolgen, nach früheren Erkrankungen einschließlich ihrer Behandlung sowie das Studium früherer Befunde und Arztbriefe.

„Klarheit der Aufzeichnungen"

§ 85 Organon immer wieder lesen!

Wichtig ist, daß man zwischen den spontan geäußerten einzelnen Symptomen genügend Platz läßt für Ergänzungen, die sich aus dem gelenkten Bericht ergeben. Für die biographische Anamnese benutze ich ein den Bedürfnissen angepaßtes Schema (s. Abbildung 1).

Für die Findung des Arneimittels ist es empfehlenswert, die wahlanzeigenden Symptome und Zeichen anzukreuzen und/oder entsprechend ihrer Wertigkeit farbig ein- bis dreimal zu unterstreichen. Dies ist auch hilfreich bei weiteren Konsultationen, d. h. bei der Wiederaufnahme des Falles.

„Wissen"

Je mehr Vorkenntnisse und Wissen der homöopathische Arzt aus der Arzneimittellehre besitzt, umso besser kann er die wichtigen Fragen formulieren. Gute Arzneimittelkenntnisse sind die beste Voraussetzung für gute homöopathische Kuren (Zusammenfassung s. Abb. 2).

Name: Geburtsdatum:
Klinische Diagnosen: Bisherige Behandlung: Berichte:
„Überlegungen“, evtl. angezeigte Mittel:
Beobachtungen: Zeichen: „Typ“:
schon bekannte Anamnese:
Datum der weiterführenden Anamnese:

Abb. 1: Muster für die Aufzeichnung der Anamnese

Ruhe *Zuwendung* *Zeit* *Unbefangenheit* *Aufmerksamkeit* *Gründlichkeit* *Klarheit der Aufzeichnung* *Wissen*

Abb. 2: Homöopathische Anamnese

Beispiel für die Erstkonsultation

Fall 1

Ein vierjähriges Mädchen einer Ausländerin wird in die Praxis gebracht. Die Anamnese ist dadurch erschwert, daß erhebliche Verständigungsschwierigkeiten bestehen.

Doch bekomme ich folgendes heraus:

Der Husten besteht seit einer Woche, besonders nachts, vor Mitternacht; er ist anfallsartig, kurz und trocken, aber nicht schmerzhaft. „Auswurf?" — „nein!" Bei der Frage, wie der Husten ablaufe, wird die Verständigung ganz schwierig, und ich entschließe mich, ihr etwas „vorzuhusten": „bellend" — „räuspernd" — „schnellfeuerartig". — Hierbei fällt die Äußerung „ja", und die Mutter nickt.

Ich bekomme noch heraus, daß das Kind seither Nasenbluten nachts, anfangs rechts, zuletzt nur links habe.

Das zarte Mädchen atmet durch den Mund, sonst besteht klinisch kein krankhafter Befund.

Therapie: Corallium rubrum D 12, 2 × 5 Glob.

Verlauf: Nach 2 Tagen waren Husten und Nasenbluten verschwunden.

Kommentar: Glück gehabt!

Der „Schnellfeuerhusten" ist für Corallium rubrum ein Schlüsselsymptom. Gemäß § 153 Organon.

J. Mezger:

„Jäh einsetzende Hustenanfälle, wobei die Hustenstöße so rasch aufeinander folgen, daß sie ineinander überzugehen scheinen (Schnellfeuerhusten)."

„Nächtliches Nasenbluten. Bluten bald aus dem rechten, bald aus dem linken Nasenloch."

REPERTORISATION

KK III 150 Nasenbluten nachts
KK III 150 Nasenbluten rechts, dann links
KK III 359 Husten, Anfälle folgen einander schnell
KK III 377 Minutenhusten, kurz, hackend.

Aus diesen Rubriken erscheint Corallium rubrum deutlich als indiziertes Mittel.

Man hüte sich vor einer Routineverschreibung von Corallium rubrum bei der Beobachtung des sogenannten „Schnellfeuerhustens", sondern achte darauf, ob nicht ein anderes in der Rubrik KK III 359 stehendes Mittel angezeigt ist.

Fall 2

Ein drei Monate alter männlicher Säugling wird zur Vorsorge 4 (U4) vorgestellt. Blähungen, die im Alter von sechs Wochen begonnen haben, waren auf Nux vomica D 12 besser geworden, aber das Schniefen habe sich überhaupt nicht verloren. Er müsse ständig schniefen, besonders morgens und abends, draußen sei es allerdings besser, aber nachts bekomme er überhaupt keine Luft.

Das Schniefen kann ich bei der Untersuchung bestätigen, sonst fehlt klinisch und neurologisch nichts, wenn der Kopf auch gering in Überstrekkung gehalten wird.

Die Mutter sagt, ihr Kind sei etwas lichtempfindlich und produziere ständig feste, teils blutige Nasenbollen, die , wenn sie sich aus der Nase lösen, schnell neue verstopfende Krusten entstehen lassen. Mehr ist nicht herauszubekommen.

Therapie: Kalium bichromicum D 12, morgens 5 Glob.

Verlauf: Der Säuglingsschnupfen war nach 5 Tagen verschwunden.

Kommentar: Ein vollständiges Symptom, soweit bei einem drei Monate alten Säugling zu erheben, mit Art und Weise der Störung, Ort, Zeit — und sonstigen Modalitäten sowie Begleitsymptomatik. Zudem ein sonderliches Symptom nach § 153 Organon. Im *Kent*schen Repertorium (*Keller-Künzli*) III 169 findet man: „Absonderung von Krusten innen; Ablösung leicht, doch wenn zu früh entfernt, verursachen sie Wundheit in der Nasenwurzel und Empfindlichkeit gegen Licht."

Möglicherweise war Kalium bichromicum hier lediglich ein Simile und kein Simillimum, da die Äußerung der Mutter und die Aussage im KK III 169 nicht ganz genau übereinstimmen und die anfänglichen Blähungen nicht Berücksichtigung fanden (Lycopodium?).

Fall 3

Das fünfjährige Mädchen kommt von weiter her erstmals in meine Praxis.

Spontanbericht

Sie zieht seit 2 Monaten mit einer Bronchopneumonie rechts herum. Die seinerzeitige Thorax-Röntgen-Aufnahme zeigte eine keilförmige Verschattung im rechten Unterfeld. Die Behandlung erfolgte zunächst durch den Hausarzt mit Bisolvonat-Saft, Monapax-Hustensaft, Solucampher und Esberitox.

Dadurch seien immerhin die Leukos von 31.000 auf 9.700 zurückgegangen, der Husten und Auswurf von grünlichem Schleim seien jedoch nie ganz weggegangen und 3 Tage vor Weihnachten sogar schlimmer geworden, dazu öfters Nasenbluten und zunehmende Sehschwäche. Anfangs hatte die Mutter einmal abends 40 Grad Fieber gemessen, aber richtiges, anhaltendes Fieber hatte nie bestanden. Das Mädchen müsse weinen beim Husten. Es erfolgte dann ein Arztwechsel zu einem homöopathischen Arzt, der trotz seiner Bemühungen keine Besserung erzielen konnte. Der Husten blieb immer gleich, die Schwäche nahm ständig zu, das Kind konnte trotzdem nicht schlafen.

Keinerlei Besserung.

Schließlich erfolgte die Überweisung zu mir.

Befund

Blasses, weinerliches, wehleidiges, traurig dreinschauendes Mädchen mit Tränen in den Augen, schlank, dürftig, helle trockene Haut, tiefe Schrunde in der Mitte der Unterlippe, Zunge und Rachen o.B., mäßige Lymphknotenreaktion beidseits am Kieferwinkel, braune Augen, lange Wimpern, schlanker Hals.

Sie ist sehr empfindlich bei der Untersuchung und weinerlich. Deutliche Atemnot, die zum Aufrechtsitzen zwingt und im Liegen zunimmt. „Kann nicht flach liegen mit Kopf und Oberkörper.“ Über beiden Flanken besteht ein abgeschwächtes Atemgeräusch sowie verkürzter heller Klopfschall.

Kurze Befragung nach Art eines gelenkten Berichtes

Der Durst sei nicht übermäßig, anfangs sei er sogar noch geringer gewesen. — Der Riß in der Unterlippe habe von Anfang an bestanden, ebenso die Weinerlichkeit und Empfindlichkeit sowie der Appetitmangel.

In gesunden Tagen bevorzuge sie Wurstsemmeln, insbesondere mit Salami, Süßes hingegen weniger. — Sie habe Angst vor der Dunkelheit und verlange Licht zum Einschlafen, ebenso vor Gewitter, was die Kleine selbst bestätigt. — Musik habe sie gerne, sie tanze auch gerne, die Musik greife sie nicht übermäßig an. — Sie habe öfters harten Stuhlgang, trockene Stühle.

Milch gerne, wird vertragen, auch Fisch ganz gerne, gerne auch Nudeln, Brot, Kartoffeln.

Die Gelenke seien stabil. — Einmal sei Durchfall durch den Husten losgegangen. — Schokolade möge sie schon mal ganz gerne.

Sie sei eher pessimistisch, neige zu Kummer, weine viel und sei dann schwer zu trösten.

Ich entscheide mich für Natrium muriaticum C 30, 1 Glob. auf Flüssigkeit und bat um erneute Vorstellung in 2 Tagen. Beim Hinausgehen bleibt der Vater zurück, um mir noch etwas Besonderes zu sagen, was die Tochter nicht unbedingt zu hören braucht: Seit etwa einem Jahr mache sie den Eltern große Sorgen, genau seitdem sich die Oma mütterlicherseits das Leben genommen habe. Darüber komme sie nicht hinweg. Sie zweifle an ihrer Gesundheit. Zu Silvester habe sie weinend geäußert: „Ich will gar nicht mehr leben!"

Vorstellung 2 Tage später

Sie sei wieder lebhafter geworden, habe wieder mit ihren Brüdern gespielt, sei nicht mehr empfindlich auf Berührung und Geräusche, sei wieder aktiver, lustiger, weniger bedrückt. Der Appetit kommt. Die Atemnot ist geringer, aber ebenso wie der Husten noch nicht ganz weg. Das Gesicht wirkt offener, freundlicher, sie lacht mich vorsichtig an. Die Schrunde besteht noch. Normales Atemgeräusch, die Atmung ist weniger oberflächlich. Eine Gabe Sach. album, 5 Glob.

Eine Woche später war ihr Befinden wieder gut, die Kleine war mobil, freundlich und hatte wieder Appetit.

Lungen auskultatorisch und perkutorisch o. B.

Später hat die Kleine Natrium muriaticum noch mehrmals in Einzelgaben mit stets sofortiger und anhaltender Wirkung bekommen.

Kommentar

Ein bereits schwieriger Fall, der aber in der laufenden Sprechstunde gelöst werden muß und sich homöopathisch lösen läßt. Wenn in dem Fallbericht im Grunde auch nur das Ergebnis der Befragung dargestellt wurde, kann man sich vorstellen, daß die gesamte Konsultation eine halbe Stunde nicht überschreitet.

Nach dem Spontanbericht und der eingehenden Untersuchung, die auch die Wahrnehmung auffälliger Zeichen einschließt, erfolgt eine kurze gelenkte Befragung, um eine Entscheidung für eines der angezeigten homöopathischen Mittel treffen zu können.

Führend für die Arzneimittelwahl waren einerseits ein *Zeichen* (s. Kap. 3. 2.), und zwar der tiefe Riß in der Mitte der Unterlippe, ein Schlüsselsymptom vor allem für Natrium muriaticum und Sepia, aber auch für Phosphor sowie noch weitere Mittel (s. KK, II, 111), andererseits die psychische Situation: Neigung zu Kummer und Aversion gegen Trost. Die nachträgliche Äußerung des Vaters wurde für die Arzneiwahl nicht berücksichtigt, bestätigt jedoch die richtige Entscheidung: „Zurückkommen und Beharren auf vergangenen unangenehmen Dingen“; „Lebensüberdruß“.

2.3 Die biographische Anamnese

Sie wird bei Kindern mit einer chronischen Krankheit erhoben und besteht im Grunde aus einer indirekten Befragung.

Sie ist je nach Alter des Kindes und nach Schwere bzw. Dauer der Erkrankung unterschiedlich lang und lückenhaft.

Zur Erläuterung soll das folgende Fallbeispiel dienen (Siehe S. 14).

Fallbeispiel zur biographischen Anamnese

Name		*G. N.* 23. 6. 79 (Daten verändert)
Diagnosen Berichte		Petit mal — Epilepsie, „myoklone Absenzen“, geistige Retardierung, sprachliche Retardierung
		minimale zerebrale Dysfunktion — Beschäftigungstherapie in X
Calc. c. —>		Rachitische Thoraxdeformität
		Berichte: Neurologe Dr. *Y.* s. d. Krampfleiden im Alter von knapp 5 Jahren. Dezember 83 aufgefallen. Behandlung mit Convulex (Valproinsäure) 2 × 300 mg führte zur Anfallsfreiheit, machte den Bub jedoch sehr müde. Beim Versuch im Jan. 87, die Dosis auf 300 mg abends zu reduzieren, erneutes Auftreten verdächtiger Krampfpotentiale ohne äußerlich sichtbare Krämpfe. Dem Vorschlag des Neurologen, morgens 150 mg Convulex wieder zusätzlich zu geben, sind die Eltern nur ungerne gefolgt, da der Bub davon so müde werde und schulisch immer mehr nachlasse. Überweisung durch den Hausarzt zu einer homöopathischen Behandlung.
bisherige Behandlung:		Convulex morgens 150 mg, abends 300 mg weiter, Fernsehverbot
„Überlegungen“ angezeigte Mittel		Calcium c. — Carcin. — Sulf. — Puls. — Viscum — Lyc. — (Staph.) — Bell. — Luesinum — Bufo
Zeichen		blond, helle Komplexion
Beobachtungen	x	*großer Kopf,* schwer zu heben
„Typ“		hellblaue Augen
		angedeutete rachitische Thoraxdeformität
Calc. c.		einfache sympathische Züge
phlegmatisch?		Kiefergesicht
		Spider naevus unterhalb linkem Auge
KK III 200	x	*offener Mund*
Carcin.		angedeutete blaue Skleren
	x	*Bei Begrüßung kräftige fleischige Hand*
		relativ straffe Faser
		Lymphknoten Nacken, Kieferwinkel, Leistengegend
Datum der Erhebung E. A. (5. 3. 87)		
KK III 212		*häufig Zahnfisteln, fürchterlich stinkend,* kaum zu ertragen
		Masern mit 1 Jahr, normal
Varizellen		Windpocken mit 7 Jahren, sehr stark, mit Fieber, Juckreiz, eitrigem Ausschlag, 3 Wochen lang gedauert bis zum Ausbruch, Dauer selbst 14 Tage. Danach wurde er wieder gesund.
		Mit 1½ Jahren schwere Lungenentzündung — Antibiotika
		alle Jahre Grippe mit Katarrh.
		Auf Nüsse, Hasel- oder Walnüsse 1 × Durchfall und plötzliches Fieber aufgetreten, „komme vom Convulex“ „auch die Lymphknotenschwellungen kommen vom Convulex“.

Hirntrauma?		Mit 4½ Jahren Treppensturz, ohne sichtbare Folgen, es bestanden lediglich Blutergüsse am Kopf.
		1 × nach Raufen Platzwunde Stirn, 1 × Sturz vom Rad, angeblich keine Gehirnerschütterung gehabt.
F. A. Carc.		Oma mts. an Krebs gestorben. Oma vts. hat Krebs. Opa vts. leidet an Hypertonie, sonst keine ernsthaften Erkrankungen. Schwester 12 Jahre, gesund.
		Die Eltern, die beide zum Gespräch erschienen sind, führen einen Bauernhof. (Geregelte Verhältnisse. Einfache sympathische Menschen mit klaren Vorstellungen.)
Forts. E. A.		„lernt schwer!"
Krampfanfall: *Imhäuser:* Calc. c. Viscum alb.		Hatte *Absenzen,* auf Medikamente (s. o.) sofort vergangen, aber jetzt sei der EEG-Befund bei der Photostimulation wieder positiv geworden. Die erneute Erhöhung des Convulex hat den Vater verunsichert. s. o.
		Die Leberwerte waren schwankend.
Temperatur		Nicht empfindlich gegen Kälte. „Er ist ein Naturbursche", „will bei jedem Wetter raus",
Sulf.		*gerne draußen,*
		wird sehr müde, wenn es im Zimmer zu warm ist,
		in das Bad geht er gerne, warm und kalt,
		Kleiderwärme hat er nicht so gerne, er zieht sich schnell aus.
Sonne		mag er schon, wird schnell braun, verträgt sie an sich gut, aber unruhig.
Schlaf		Im Bett sind die Füße draußen,
KK I 215		ab und zu klopft er mit dem Kopf gegen die Wand,
		Träume? — keine Auskunft.
Lage KK I 378		Liegt häufig in Bauchlage oder eingerollt auf der Seite.
Calc.		Sonst fällt nichts mehr ein.
Wetter		Nicht empfindlich, gerne im Freien.
Mond		nichts beobachtet
Essen/Trinken		Appetit wechselnd, mal viel, mal wenig,
		ißt gerne Pommes frites,
SR II 251 u. a.		*trinkt gerne Limo, die Flasche in einem Ruck,*
Bell. III		auch gerne Cola, braucht aber nicht kalt sein,
Calc. I		sonst nicht so wild auf Süßes,
Fl. ac. I		ißt eigentlich alles,
Puls. II		mag gerne Butter,
SR II 259		*Nüsse werden gemieden,*
		ißt gerne die Bratensoße, dazu etwas Fleisch — „normal",
		morgens Milch mit Kaba, ein ordentliches Glas, *der Durst ist groß,*
		ißt viel Orangen, Äpfel, überhaupt Obst gerne.
Calc.	x	**Eier mag er auch gerne,** mittel gekocht, **auch mal 3—4 Eier/Tag**
SR II 239		Fleisch weniger, auch Wurst nicht so gerne, reizt ihn nicht
		s. o.
		Fisch ißt er auch gerne, jede Art von Fisch, „Fischstäbchen",
		Salz nicht auffallend,
		gerne Tomatenketchup, und gut Senf,
		Sauergurken normal,

SR II 259		*Zwiebeln und Knoblauch, gerne, auch pur.*
Verdauung		Normal, Miktion normal.
Miktion		
Organe:		(Vorschlag, ihr Kind von oben nach unten gedanklich „durchzugehen“)
KK III 144		Er hat eine feine Nase, riecht alles sofort.
		Sehen und Hören sind gut.
		Hat hin und wieder mal Schmerzen in den Knien gehabt, wohl vom Wachstum.
		(sonst fällt nichts mehr ein — ich „bohre“ nicht nach)
Temperament		„das hat er“
Zorn		*Kann zornig werden, wenn er auf Widerstand stößt,* die Geschwister streiten sich viel.
Calc.		*Kann regelrecht jähzornig werden, wenn er in die Enge getrieben wird.*
Lyc.	x	**dann bekommt er einen roten Kopf**
Staph.	x	kann sich nicht mehr kontrollieren.
geistig		*In der Schule aber eher gleichgültig, dann muß er angetrieben werden.*
		Die Schulleistungen sind sehr schwankend,
		kann schlecht auswendig lernen,
		schlechte Merkfähigkeit,
		50 % Sprachbehinderung, er geht auf die Lernbehindertenschule, beim *Schreiben* fällt eine leichte Bewegungsstörung auf.
		Er schreibt eckig und überschießend,
Luesin.		er hat Probleme im *Rechnen.*
Sprache		Er stottert nicht, sondern stammelt mehr,
		er verwechselt einzelne Buchstaben beim Schreiben und beim Lesen; beim Lesen Augenjucken.
SR I 967	x	*Die Sprache war insgesamt verzögert* — „Spätzünder“.
Temperament		(ich gehe nochmals zurück auf die Temperamente und erkläre das Wesen des Phlegmatikers, Sanguinikers, Cholerikers, Melancholikers mit kurzen einfachen Worten)
	x	*am ehesten phlegmatisch*
		Man muß ihn eigentlich antreiben, ungefähr zu 2/3, er ist auch sehr unkonzentriert,
		sonst ist er recht *lustig,* macht alles mit, ist *gesellig,*
Calc.		hat guten Kontakt,
		er ist *mehr ein Mitläufer,* will nicht der Erste sein.
Anstrengung		Er spielt gerne Fußball, dann schwitzt er stark am Kopf und am ganzen Körper.
		An einem bestimmten Punkt sagt er dann: „Hör' n wir auf!“
		Er spielt gerne Karten,
Weinen		nicht weinerlich, nicht empfindlich,
Kummer		nicht auffallend,
Eifersucht		nicht auffallend,
Widerspruch		kann schon auftreten, er beobachtet die Rangordnung,
Mitgefühl		normal.

das Liebste	Er hat keine Angst, fährt mit dem Schlepper, ist eine richtige „Wasserratte“, hat mit der Schwester zusammen ein eigenes Pferd, *das Praktische liegt ihm eher.*
am störendsten:	*Das Problem mit dem Lernen.*

Bemerkungen

Die Bezeichnung KK III 144 z. B. bedeutet: *Kent* (nach Übersetzung von *Keller/Künzli)* Band III, Seite 144. SR I bzw. SR II bedeutet Synthetisches Repertorium I bzw. II.

Die Beobachtung „offener“ Mund steht in KK III 200. Hier habe ich Calc.c. mit Bleistift nachgetragen, da sich dies wiederholt bestätigt hat.

Zu der Aussage: „Nüsse werden gemieden“ gibt es in SR II 259 lediglich die Rubrik „Verlangen“—desire:
Ergänzung dort mit Bleistift: aversion: Calc. Unterstreichungen und Kreuze entsprechend der Intensität der Aussage und der Bedeutung für die Repertorisation vorgenommen. Wichtig auch für die Verlaufskontrolle. Zum Schluß der Anamnese fällt auf, daß die Befragung nur noch der Bestätigung des Gesamteindrucks „Calcium carbonicum“ dient, sie wurde abgekürzt. Eine Repertorisation wurde hier im Einzelnen nicht durchgeführt, da der Fall „klar“ war.

Epikrise

Calcium carbonicum Q 6 wurde verordnet, morgens 1 Tropfen auf Flüssigkeit (Tr. a. Fl.) an fünf Tagen hintereinander, dann mit Pausen bei Bedarf.

Convulex wurde zunächst noch belassen. Fernsehverbot!

Der Bub hat sofort günstig reagiert, lediglich anfangs geringe Unruhe beim Einschlafen gezeigt.

Er ist schulisch bald besser geworden.

Nach 3 Wochen haben die Eltern Convulex abgesetzt.

Beurteilung des Neurologen ½ Jahr später

Der Junge ist nun seit einem halben Jahr medikamentenfrei. Angeblich hat sich die Schulleistung erheblich verbessert, die morgendlichen Konzentrationsstörungen sind nicht mehr vorhanden. Klinisch wurden keine Anfälle beobachtet. Auch elektroenzephalographisch läßt sich heute sagen, daß das EEG zwar allgemeinverändert ist wie bei den Voruntersuchungen, jedoch keine krampfspezifische Aktivität oder paroxysmal dysrhythmischen Abläufe aufweist, auch unter Provokation. Insofern ist es weiterhin zu verantworten, auf Antiepileptika zu verzichten, unter der Bedingung aufmerksamer klinischer Kontrolle. Ferner möchte ich vorschlagen, gegen Ende des Jahres nochmals ein EEG abzuleiten.

Der Bub bleibt natürlich weiterhin unter Kontrolle.

3. Die Bedeutung der Zeichen als Bestandteil der Gesamtperson

3.1 Vorbemerkung

§ 6 Organon der Heilkunst (*S. Hahnemann*, 6. Auflage):

„Der vorurteilslose Beobachter, — die Nichtigkeit übersinnlicher Ergrübelungen kennend, die sich in der Erfahrung nicht nachweisen lassen —, nimmt, auch wenn er der Scharfsinnigste ist, an jeder einzelnen Krankheit nichts, als äußerlich durch die Sinne erkennbare Veränderungen im Befinden des Leibes und der Seele, Krankheitszeichen, Zufälle, Symptome wahr, das ist, Abweichungen vom gesunden, ehemaligen Zustande des jetzt Kranken, die dieser selbst fühlt, die die Umstehenden an ihm wahrnehmen, und die der Arzt an ihm beobachtet. Alle diese wahrnehmbaren Zeichen repräsentieren die Krankheit in ihrem ganzen Umfange, das ist, sie bilden zusammen die wahre und einzig denkbare Gestalt der Krankheit."

Im § 6 tauchen die Begriffe „Krankheitszeichen, Zufälle, Symptome" auf. Ihre Differenzierung ist uns heute weitgehend verloren gegangen. Da sie aber für die Homöopathie von großer Wichtigkeit ist, soll sie hier kurz dargestellt werden (*B. Wipp*).

Es ist zu unterscheiden zwischen „Symptomatologie", dem heute fast ausschließlich gebräuchlichen Begriff, und „Semiologie".

Von Symptomatologie leiten sich die „Symptome", altgriechisch die „subjektiv geäußerten Krankheitsfälle" oder die „vom Kranken beklagten Beschwerden" ab.

Die Semiologie steht für „Semeion", altgriechisch „sichtbares Zeichen". Gemeint sind die „objektiv erfaßbaren Krankheitszeichen", die wiederum in äußerlich wahrnehmbare, wie z. B. Gesichtsfarbe, Warzen, Sommersprossen usw., und innerlich zu entdeckende Zeichen erster und zweiter Ordnung, wie etwa Puls, Organvergrößerungen bzw. Körperausscheidungen, zu trennen sind. Alle diese Äußerungen der kranken Person, die subjektiv beklagten Beschwerden wie die objektiv wahrnehmbaren Zeichen, verkörpern das in § 7 Organon „. . . nach außen reflektierende Bild des inneren Wesens der Krankheit . . .", das der Arzt „. . . durch seine Kunst *hinwegzunehmen* hat, damit die Krankheit geheilt und in Gesundheit verwandelt werde."

Zufälle wie Zeichen sind für den homöopathischen Arzt gleichermaßen wichtig.

Da die Erfassung von Symptomen in der Pädiatrie oftmals naturgemäß lückenhaft ist, treten die beobachteten Zeichen automatisch mehr in den Vordergrund und gewinnen an Bedeutung. Bei einem Neugeborenen oder Säugling sind die Zeichen oftmals die einzigen Äußerungen gemäß § 153 Organon, „. . . *die auffallenderen, sonderlichen, ungewöhnlichen und eigenheitlichen* (charakteristischen) Zeichen und Symptome des Krankheitsfalles . . .", die wir entdecken können.

So wird man z. B. bei einem alt aussehenden, stirnrunzelnden Frühgeborenen am ehesten Lycopodium wählen. Selbst bei einem Klein- oder frühen Schulkind ist es oftmals eher ratsam, sich auf die beobachteten Zeichen als auf die geschilderten Beschwerden bei der Arzneiwahl zu stützen.

In dem folgenden praktischen Teil werden die für den Kinderarzt wichtigsten Zeichen besprochen.

Die Einteilung erfolgt nach 5 Richtlinien:

1. Nach dem Kopf-zu-Fuß-Schema.
2. Soweit möglich und sinnvoll, alphabetisch.
3. Unter Berücksichtigung des Alters des Kindes (Neugeborenes, Säugling, Kleinkind, Schulkind).
4. Nach der Wahrnehmung des Arztes (Sehen, Hören, Tasten, Riechen).
5. Beobachtungen der Gesamtperson, die einerseits den Einsatz aller Sinnesorgane beim Arzt erfordern, andererseits einer Typenzeichnung des Patienten nahekommen.

3.2. Die für den Kinderarzt wichtigsten Zeichen (Repertorium)

A. Einzelne Zeichen

KOPF

BEWEGUNGEN s. KK I/176

Kopfbohren: Bohrt den Kopf in die Kissen: Apis, *Arn.,* Arum-t. [8], **Bell.,** *Bry.,* Camph., Crot-t., Dig., *Hell.,* Hyper., *Med., Podo.* [8], *Stram.,* Stry-p. [52], Sulf., Tarant., **Tub.,** Zinc. [8]

Kopfrollen, Jactatio capitis: *Agar., Apis, Arn.,* Ars., **Bell.,** *Bry.,* Caust., *Cic., Cina,* Clem., Colch., Cor-r., *Crot-t., Cupr.,* Dig., *Hell., Hyos.,* Kali-br., Kali-j., *Lyc., Med., Merc.,* Naja, *Nux-m.,* Oena., *Op.,* Phos., Ph-ac., *Podo.,* Pyrog., Sec., *Sil.,* Spong., *Stram.,* Sulf., *Tarant.,* **Tub.,** Verat., Verat-v., Zinc.

anfallsweise: Merc.

Sitzen, im: *Nux-m.*

Tag und Nacht, mit Jammern: Hell., Lyc.

wenn zu schwach, den Körper zu bewegen: Ars. (ICP-Kinder) [94]

Opistotonus: *Absin.,* Acon., Agar., Amyg., Apis, *Ars.,* Art-v. [8], **Bell.,** Berb., Both, Brach., Bry., Calc-p., *Camph., Canth.,* Carb-an., *Cham., Chen-a.,* **Cic.,** *Cina,* Cor-r., **Cupr.,** *Cupr-ar.,* Cur. [8], Dig., Hydr-ac. [8, 15], **Hyos.,** Hyper., *Ign., Ip.,* Jodof. [8], *Lach.,* Led., Med., *Morph.,* Nat-s., **Nux-v.,** Oena., **Op,** Petr., Phos., *Phyt., Plat.,* Plb., *Rhus-t., Sec., Stann.,* **Stram., Stry.,** Stry-p. [52.94], Sulf. [8], *Tab.,* Ter., *Verat-v., Zinc.*

Epilepsie, bei: Ars. [16], Stann. [16]

ICP, bei drohender: Bell. [94], Cupr. [94], Nux-v. [94], Op. [94], Phos. [94], Stry-p.! [94]

Schlaf, im: Hyper.

Zurückziehen, spasmodisches Z. des Kopfes: S. KK II 310 u. KK I 184

BLUTERGUSS — KEPHALHÄMATOM BEI NEUGEBORENEN: Arn. [4,52], *Calc-f.* [92], *Merc.,* Rhus-t. [4], *Sil.*

Arnika-Tinktur, 10 Tr. mit Wasser 1/2 Glas vermischt, als Auflagen: [4]

restlichen Schwellung, Weiterbestehen einer: Rhus-t. [4]

Zurückbleiben von Geschwüren, bei: Sil. [4]

CRANIOTABES: gilt als frühes Zeichen einer rachitischen Stoffwechsellage. Siehe S. 62: Rachitis
Die dort angegebenen Mittel sind in die nähere Wahl zu ziehen, insbesondere aber: Calc. [8], Calc-p. [8], Lyc. [94], Phos. [94], Sil. [94], Sulf. [94]

DEFORMITÄT:

Schädelknochen übereinandergeschoben, z. B. nach Zangengeburt, Kind alt aussehend, abgemagert, mit schlaffen Muskeln: Op. [4]

Schräg abgeflachter Hinterkopf (rachit. Zeichen): Calc. [94], (rechts [94]), Calc-p. [93], Lyc. [94, Sil. [94]

FONTANELLEN:

offene: (Der Verschluß der großen Fontanelle erfolgt normalerweise zwischen dem 9. und 24. Lebensmonat.) *Apis*, Apoc. [8], **Calc., Calc.p.** [2], *Ip., Merc.*, Puls. [92], *Sep.*, **Sil.**, *Sulf., Syph.*, Zinc. [8]

eingesunkene: *Apis*, Calc.

waren geschlossen und sind wieder offen: Calc-p. [12], Sil. [41]

GROSSER KOPF: Am-c. [96], Apis [96], Bell. [52], Bar-c. [21, 96], Caj., *Calc.* [2], *Calc-p.* [2], Cor-r., *Cupr.* [96], Ferr. [96], Hep. [96], Jod. [96], Kali-j. [96], Lyc. [94, 96], Mag-c. [96], *Merc.*, Ol-j. [96], *Sil.* [2], *Sulf.* [21, 94, 96], *Syph.* [21, 96], Tub. [96], Zinc. [96]

HAARE:

Haarausfall: Die Haare sind am Hinterkopf abgewetzt/Säuglinge: Vgl. KK I 185 und 186.

Häufige Mittel: Calc. [94], Calc-p. [94], Lyc. [94], Phos. [94], Sep. [94], Sil. [94].

Haarfarbe: Siehe Haut S. 57: Komplexion, Aussehen

Haarstreicheln, mag nicht das: Nat-m. [98]

Haare, ziehen: Verlangen, andere an den Haaren zu ziehen: Ars. [7], **Bell.**, Cupr. [7], Lach., *Lil-t.*, Med. [7], Mez. [7], Tarant., Tub. [7]

HÄNDE: hält den Kopf mit den Händen:

Husten, beim: **Bry.**, Nicc., **Nux-v.**, Sulf.,

Müdigkeit, bei (geistige Anstrengung): Calc-p. [94]

HITZE: s. KK I 189—194.

Froststadium im Fieber, während: Acon., Alum., *Apis*, **Arn.**, *Ars.*, Asar., *Bell.*, Berb., *Bry.*, Cedr., Cina, Chin., Eup-per., Gels., Lachn., Nat-s., Nux-v., **Op.**, Rhod., Stram., Verat.

geistige Anstrengung, durch (Schulaufgaben): Anac., Aur., Berb., **Cact.**, Calc. [95], *Con., Sil.*

kalt, Körper dabei: *Acon., Agar.*, **Arn., Ars.**, Asaf., *Bufo, Cact.*, Calc., Chin., Chin-s., Clem., Gels., Hell., Hipp., Hyos., Ip. [16], *Lachn.*, Mag-s., Mang. [16], Mez. [16], Nux-v., Plb., Phyt. [12], Ran-b., Stram., Sulf., Verat.

Extremitäten, kalte: Arn., Aur., **Bell.**, Bufo, *Cact.*, Cadm., Camph., Cann-i., Cann-s., Chel., Com., *Ferr.*, Glon., Jug-c., Led., Stram.

Füße, kalte: Alum., Am-c., Anac., *Arn.*, Ars., Bar-c., *Bell., Cact., Calc.*, Carb-an. [16], Con., *Ferr.*, Ferr-ar., *Gels.*, Hell. [16], *Ip.*, Laur., Mur-ac. [16], *Nat-c.*, Ph-ac. [16], Scil., Sep., *Sulf.*, Thuj.

HYDROCEPHALUS:

Es ist selbstverständlich, daß ein an Hydrocephalus erkranktes Kind neurochirurgisch versorgt wird. Die im Kent-Repertorium usw. aufgeführten Arzneimittel können uns daher in der Regel lediglich wichtige Hinweise auf eine Konstitutionsbehandlung geben. Es mag sein, daß in Ausnahmefällen im Beginn dieser Störung das passende homöopathische Mittel alleine die weitere Entwicklung des Hydrocephalus verhindern kann.

s. KK I 194.

Apis [92], Apoc. [92], Arg-n. [104], Bell. [92], Calc. [4], Hell. [92], Med. [92], Merc. [4], Sil. [4], Sulf. [4], Tub. [104], Zinc. [92]

KOPFSCHWEISS: s. KK I 200 f.

abends: Anac., Bar-c. [16], *Calc.*, Mag-m. [16], Mur-ac. [16], Sep., Sil. [16, 21]

nachts: Bov., Bry., **Calc.**, Calc-p. [96], Carb-an., Cham. [96], Chin., Coloc. [16], Hep. [16], Kali-c. [16], Lyc. [96], *Merc.*, Nat-m., Nit-ac. [16], Phos. [96], Puls. [96], Rhus-t., Sanic. [76], Sep. [16], *Sil.*, Stram. [96], *Sulf.* [96], *Tub.* [96].

Schlaf, während: *Bry.* [7], **Calc.**, *Calc-p., Cham., Cic., Lyc., Merc., Podo.*, Sanic., *Sep., Sil.*

Einschlafen, beim: Graph., Sep., *Sil.*

Zervikalregion: nachts: *Calc., Sulf.*

Schlaf, im Schl. schlechter: **Calc.**, *Lach.*, Ph-ac.

Hinterkopf, am: Anac., Ars., *Calc.* (nachts) [96], Chin., Ferr., Mag-c., Mosch., Nit-ac., Nux-v., **Ph-ac.**, *Sanic., Sep., Sil.*, Spig., Stann., **Sulf.** (nachts) [96].

Schlaf, im: *Sanic.*

MILCHSCHORF:

vgl. KK I 186 f: Hautausschlag, KK I 187 Krusten und Schorfe.

Acon. [4], Alum. [3], Ant-c. [3], Arct-l. [8], **Ars.** [4], Astacus [8], Aur. [87], Bar-c. [8], Bry. [96], **Calc.** [3,8], Calc-j. [8], Calc-s. [8], *Carb-an* [3], Carb-v. [3–6, 87], Carc. [98], Cham. [4], Cic. [8], Clem. [8], *Dulc.* [3,8], Euph. [12], **Graph.** [3,8], **Hep.** [8], Jug-r. [96], Kali-c. [3], Kali-m. [8], Kreos. [3], *Lappa-a.* [96], Led. [3], **Lyc.** [3,8], *Mag-c.* [3], Med. [76], Merc. [3,8], *Mez.* [3,8], Murac. [3], **Nat-m.** [3], *Nat-p.* [96], **Nit-ac.** [3], Ol-j. [3], Olnd. [3,8], Par. [3], Petr. [8], *Phos.* [3], Ph-ac. [3], *Psor.* [3,8], **Rhus-t. [4], Ruta [3],** *Sars.* [3], Seneg. [3], Sep. [3,96], *Sil.* [3], **Staph.** [3], **Sulf.** [3], Sulf-ac. [3], *Trifol.* [8], *Tub.* [3, 18, 96], Ust. [3], Vac. [96], Vario. [96], Verat. [3], *Vinc.* [3,8], **Viol-t.** [3,8,96], Zinc. [3].

ätzend, scharf: Staph. [3]

und mit Bildung von Geschwüren: Ars. [92]

Ausbreitung zum Vorderkopf, Gesicht und Nacken: Ant-c. [92], Hep. [92]

Beginn, von Beginn der Störung an: Acon. [92], Rhus-t. [4,92], (–Sulf. – Rhus-t. – Sulf. – Calc. –) [4]

Drüsen/Lymphknoten im Nacken und am Hals (Kieferwinkel)

angeschwollen und schmerzhaft: Bry. [92]

angeschwollen, hart und schmerzlos: Dulc. [92]

angeschwollen und die Krusten jucken ziemlich viel: Am-c. [4]

feucht, scharf und heftig juckend: Staph. [92]

Pusteln, rote auf dem Kopf: Rhus-t. [92]

stinkend, schmutzig: Staph. [3]

trocken und abblätternd: Sulf. [92]

Milchschorf, im Gesicht: Calc. [8], Hep. [8], Merc-j-f. [8], *Rhus-t.* [8], Sil. [8], Viol-t. [8]

SCHUPPEN: s. KK I 189 und 215

kupferfarbige Eruptionen auf schuppiger Kopfhaut: Mag-c. [21]

übelriechend: *Nit-ac.*

nach Ablösung der Krusten: Graph. [52]

AUGEN

s. KK III 1 f.

Vgl. Neugeborenenperiode: Augen, S. 68

ABSONDERUNG:

eitrig: Ail., Alumn., *Arg-m.*, **Arg-n.**, Bar-c. [16], Bell. [16], **Calc.**, *Carb-s.*, *Caust.*, *Cham.*, *Chlor.*, Ery-a., Euph., Ferr-j., *Graph.*, *Grind.*, **Hep.**, *Kali-j.*, *Lach.*, *Led.*, **Lyc.**, *Lyss.*, Mag-c., Mag-m., **Merc.**, Nat-c., Nit-ac., Petr., Phos., Ph-ac., **Puls.**, Rhus-t., *Sep.*, Spong., *Sulf.*, Tarax. [16], Tell., Zinc. [16].

Lider morgens verklebt: *Aeth.*, Ail., *Alum.*, Ambr., Am-c., Am-m., Ang., *Arg-m.*, **Arg-n.**, *Ars.*, Aur., Aur-m., Aur-s., Bar-c., *Bell.*, Berb., Bor., Bov., Bry., **Calc.**, Calc-s., *Carb-v.*, **Carb-s.**, *Caust.*, *Cham.*, *Chel.*, **Clem.**, Con., Cop., *Dig. Dros.*, Euph. [16], *Euphr.*, **Graph.** [21], *Hep.*, Hydr., Kali-ar., *Kali-bi.*, *Kali-c.*, Kali-n., Kali-p., Karl., Led., Lyc., Mag-arct. [7], *Mag-c.*, Mag-m., *Mang.*, **Med.**, *Merc.*, Mill., Mur-ac., Naja, *Nat-a.*, *Nat-c.*, *Nat-m.*, *Nat-s.*, Nicc., Nit-ac., Nux-v., Petr., Phos., Plb., *Psor.*, *Puls.*, **Rhus-t.**, Sanic., Sars., *Seneg.*, *Sep.*, Sil., Stann., **Sulf.**, Sulf-ac., Tarax. [16], *Tarant.*, Thuj., Vip., *Zinc.*

äußere Canthi: Ars. [16], Sep. [16]

innere Canthi: Mag-c. [16], Phos. [16], Staph. [16], Zinc. [16]

AUSSEHEN:

glänzend: Absin., Acon. [3.], *Aeth.*, Ail. [12], *Ars.*, Atro., Bapt., **Bell.**, Benz., **Camph.**, Cann-i., Cann-s., Cedr., Coca, *Coff.*, *Coloc.*, Cupr., *Eup-per.*, Euph., *Gels.*, *Hyos.*, *Lachn.*, *Lyc.*, *Lyss.*, Mill., *Op.*, Phos. [52], Plb., Puls., Sant., *Stram.*, Tanac., *Zinc.*

BEWEGUNGEN:

Nystagmus (z. B. bei ICP-Kindern): **Agar.**, Amyg., *Ars.*, Benz-n., *Carb-h.*, Cic., Con. [16], *Cupr.*, *Gels.*, Jod. [8], Kali-j. [8], Mag-p. [8], Phys. [8], Sabad., Sulf.

Neugeborenen, bei: Agar. [103]

Rollen der Augen (z. B. bei ICP-Kindern): Aeth., *Agar.*, Amyg., Arg-n., *Bell.*, Benz-n., *Bufo*, Camph., *Caust.*, Cham., *Cic.*, *Cocc.*, Colch, *Cupr.*, *Euphr.*, *Gels.*, Hell., *Hyos.*, Kali-br., Kali-j., Lyss., Merc., Merc-c., Nat-a., Op., Petr., Sant., Sec., Stram., Stry., Tarant., Ter., Tub., Ust., Verat., Zinc.

BINDEHAUT:

Blutung:

Husten, durch: Carb-v., Cham., Nux-v.

Keuchhusten, bei: Arn. [16], Nux-v.! [94]

Chemosis (z. B. bei Heuschnupfen): *Acon.*, Am-caust., **Apis**, **Arg-n.**, Ars., Bell., Bry., Cadm., *Con.*, Crot-h., Dulc., *Euphr.*, *Guare.*, *Hep.*, *Ip.*, *Kali-bi.*, **Kali-j.**, *Lach.*, Merc., Merc-j-r, Mez., *Nat-m.*, Phyt., **Rhus-t.**, Sil., Syph., Ter., Thuj., **Vesp.**

ENTZÜNDUNG, AUGEN:

Kinder, kleine: *Acon.*, Alumn., **Apis**, *Arg-m.*, **Arg-n.**, Arn., **Ars.**, Arund., *Bell.*, Bor., *Bry.*, **Calc.**, *Cham.*, *Dulc.*, *Euphr.*, *Hep.*, *Ign.*, *Lyc.*, *Merc.*, *Merc-c.*, **Nit-ac.**, *Nux-v.*, **Puls.**, *Rhus-t.*, Sil. [4], *Sulf.*, **Thuj.**, Zinc.

Impfung, nach: Thuj.

Lichtscheu, mit ungewöhnlicher: Zinc. [21]

Masern, nach: Arg-m., *Carb-v.*, Croth-h., Euphr., *Puls.*

FARBE:

Farbe der Iris = Augenfarbe: Siehe Teil B,
S. 57 Komplexion, Aussehen.

Halones; Augenringe: s. KK II 84

Rötung, eigenartige, um die Augen juckend; fette, bleiche Kinder: Ant-c. [21]

Lidränder, rote: *Arg-m.*, *Arg-n.*, **Ars.**, Aster., *Bor.*, Calc., **Carb-s.**, Carb-v. [16], Chel., *Bufo*, Coff., *Colch*, *Coloc.*, *Con.*, **Eup-per.**, **Euphr.**, *Ferr-m.*, *Gels.*, **Graph.**, Hura., *Ip.*, *Kali-bi.*, *Kali-s.*, Kreos., *Lit-t.*, *Med.*, *Merc-c.*, *Nat-m.*, Nux-m., Nux-v., Par., *Ph-ac.*, *Puls.*, *Rhus-t.*, Sabad., Sanic., Stram., **Sulf.** (Wimpernverlust) [21], Syph., Upa., Zinc.

Skleren, blaue, bei Säuglingen relativ häufig.
Ars. [16], Calc. [94], Carc. [98]

LIDER:

Gerstenkorn, Hordeolum: *Aethi-ant.* [96], Agar. [8], Alum., Am-c., *Apis,* Arn. [96], Ars. [7], *Aur.,* Aur-m-n. [8], Bar-c. [96], *Bell.* [96], Bry., Cahin., Calc. [96], **Calc-f.** [96], *Calc-pic.* [8], *Calc-s.* [96], **Carb-s.,** Carc. [98], Caust., *Chel.,* Colch., **Con.,** Cpr., Elaps, Ferr., Ferr-p., *Fl-ac.* [96], **Graph.,** *Hep.* [8, 96], *Hyper.* [96], *Jug-r.,* Kali-p., Lach. [96], Lappa [12], **Lyc.,** Mag-aust., *Med.* [96], , Meny., *Merc.,* Nat-m., Phos., Ph-ac., *Psor.,* **Puls,** *Rhus-t.,* Seneg., Senn. [96], **Sep.,** *Sil.,* Stann., **Staph., Sulf.,** *Thuj., Tub.* [96], Valer., Vario. [96], Uran. [9]

linkes Auge: Bar-c., Colch., Elaps, Hydr., *Hyper.,* Staph.

rechtes Auge: Am-c., Cupr., Ferr-p., *Nat-m.*

rezidivierend: Alum., Calc-f. [7], Carb-s., *Con., Graph., Psor., Sil.,* **Sulf.**

Verhärtung, Knotenbildung nach Gerstenkorn: Calc., Con., **Sep., Sil., Staph.,** *Thuj.*

viele Gerstenkörner: Hep. [21]

Canthi:

äußere: Aur-s.

innere: Bar-c., *Nat-m.,* Stann., Sulf. [16]

nahe den inneren Canthi: Kali-c., *Lach., Lyc., Nat-m.,* Petr., Puls., Sil.

Oberlid: Alum. [16], Am-c., Bell., Ferr., Merc., *Ph-ac.,* **Puls.,** Staph., Sulf. [16]

Unterlid: *Colch.,* Cupr., Elaps, Ferr-p., *Graph., Hyper.,* Kali-p., *Phos.,* Puls., *Rhus-t.,* Seneg., Sulf. [96]

Phlyktänen, chronisch rezidivierend, Skrofulose, zierlicher Habitus, syphilit. Diathese: Syph. [7]

Ptosis: s. KK III 19

morgens,nach Erwachen: Bell. [16]

abends: Am-br., Am-m. [16], Bar-c. [16]

Kind kann wegen Müdigkeit die Augen kaum offen halten: Bar-c. [21]

Lidspasmen, so daß er die Augen nicht offen behalten kann (bei fieberhaften Grippezuständen): Lob-p. [95]

verklebte Lider, morgens: s. S. 23: Absonderung

Wimpern: s. Wimpern

PUPILLEN: vgl. KK III 25

eng: Froststadium im Fieber, während: Bell., Caps., Nux-v., Sep., Sil., Sulf.

Hitze im Fieber, während: Acon., Arn., Ars., Bell., Cham., Cocc., *Gels.,* Hyos., Mur-ac., Nux-v., Phos., Sec., Stram., Verat.

weit: Froststadium im Fieber, während: Aeth., Apis, Calc., Carb-an., Cham., Cic., Hyos., Ip., Lach., Mez. [16], Nux-m., Op., Stram.

Hitzestadium im Fieber, während: Ail., Apis, Ars., **Bell.,** Bufo, Chin., Cic., Cina, Cocc., Colch., Hell., Hyos., Lyc., Merc., Nux-v.

SEHFEHLER („Brille"): s. KK III 76 f.

Astigmatismus: Gels. [8, 12], *Lil-t.* [8], Phys. [8], *Tub.*

Kurzsichtig: Acon. [8], *Agar., Am-c., Anac.,* Apis, *Arg-n.,* Ars., Aur-m. [8], Bell. [8], *Calc., Carb-v.,* Carb-s., *Chin.,* Cimic., Coff-t., *Con., Cycl.,* Dig., Euph. [16], *Euphr., Gels., Graph.,* Grat., *Hyos., Jab., Lach.,* Lil-t., *Lyc., Mang., Meph.,* Mez., Nat-a., *Nat-c., Nat-m.,* Nat-p., *Nit-ac., Petr.,* **Phos.,** *Ph-ac.,* **Phys.,** *Piloc.* [8], *Pic-ac.,* Plb., Psor., **Puls.,** Raph., *Ruta,* Sel., Spong., *Stram., Sulf., Sulf-ac.,* Syph., *Thuj., Tub., Valer.,* Verb., Viol-o., Viol-t.

Kind wird extrem kurzsichtig: Phos. [76], Phys. [76]

Weitsichtig: Acon., *Aesc.,* Alum., **Arg-n.,** *Bell.,* Bry., **Calc.,** *Carb-an.,* Caust., Chel., *Chin., Coloc., Con., Dros.,* Grat., *Hyos., Jab.* [8], *Lil-t., Lyc.,* Mag-m., Mez., Morph., Nat-c., *Nat-m., Nux-v., Onos., Petr.,* Phos., Phys., Phyt., Psor., Raph., Ruta [8], Sang., **Sep., Sil.,** Spig., Stram., Sulf., Tub., Valer.

SONNENUNTERGANGSPHÄNOMEN: Hell. [94], Sil. [94], Zinc. [94] (Rubrik ergänzungsbedürftig).

STRABISMUS: Acon. [3], Aeth. [3], Agar., Alumn., *Alum.,* Ant-t., *Apis.,* Apoc. [8], *Arg-n.* [7], Arn. [3]; Ars., **Bell.,** Benz-n., Bufo., *Calc.,* Calc-p., Cann-i., *Canth.,* Caust. [3], *Chel., Chin.-s.,* **Cic.,** *Cina, Con.,* Cupr. [3], Cupr-ac. [8], **Cycl.,** *Gels., Hell., Hyos.,* Jab., *Kali-br., Kali-j.,* Kali-p., *Lyc.,* Lyss., *Mag-p.,* Meny., *Merc., Merc-c.,* Morph., Nat-a., *Nat-m.,* Nat-p., *Nux-v.,* Op., Phys. [3], Plb., Psor., Puls., *Sant.* [8], Sec. [3], Sil. [3], Spig., *Stram.,* Sulf., *Tab.,* Thuj. [3], Tub., Verat., *Zinc.*

angeborenes Schielen oder Krämpfe, Neugeborene: Arn. [92, 104], Hep. [92, 104]

divergierend: *Agar.,* Alum., Carc. („Silberblick") [98], *Coloc., Con.,* Dig. [3], Graph., *Jab.,* Lil-t., Merc-j-f., Morph. [8], **Nat-m.,** Nat-sal. [8], Phos., Rhod., Ruta, Seneg., Tab. [3]

Epileptischen Anfällen, während: Tarant. [15]

intestinale Störungen, durch Würmer usw.: Nat-p. [104], siehe unter Würmer

konvergierend: Alum. [7], Art-v. [3], Calc. [3 a], **Cic.,** Cina, **Cycl.,** Jab., Mag-p., Nux-v.

links nach innen: Calc., Cycl.

rechts nach innen: Alumn.

Würmern, zusammenhängend mit: Bell. [8], *Cina.* [8], Cycl. [8], Hyos. [8], Merc. [8], *Sant.* [8], Spig. [8]

Zucken der Augenlider, mit, spasmodisch: Mag-p. [104]

STRUKTUR DES TRÄNENKANALS: *Arg-m.*, Calc., Euphr., *Fl-ac.*, Graph., Hep., *Nat-m.*, *Puls.*, *Rhus-t.*, **Sil.**

TRÄNENFLUSS:

Husten, bei: s. KK III 30

Keuchhusten, bei: All-c. [34], *Caps.*, *Graph.*, *Nat-m.*

kalter Luft, in: Cob., Dig., Echi., Euphr., Kreos., Lyc., Phos., **Puls.**, *Sep.*, *Sil.*, Thuj.

Wind, im: **Euphr.**, Lyc., *Nat-m.*, Phos., **Puls.**, Rhus-t., Sanic., *Sil.*, Sulf., Thuj.

VENENZEICHNUNG, IM AUGENBEREICH: Aesc. [95]

WIMPERN: lange: Calc. [94], Phos. (fein, zart) [2, 94], Tub. [76, 94]

OHREN

ABSONDERUNG: vgl. KK III 79 f.

links: *Ferr.*, *Graph.*, *Psor.*, Zinc. [16]

rechts: Aeth., Elaps., *Lyc.*, *Nit-ac.*, *Sil.*, *Thuj.*

ätzend: Merc. [52], Nit-ac. [52], Tell. [52]

blutig: Am-c., Ars., Arund., Asaf. (schwerhörig) [52], Bar-c., Bell., Bry., *Calc.*, **Calc-s.**, Cann-s., *Carb-s.*, *Carb-v.*, Caust., *Chin.*, Cic., Con., *Crot-h.*, Elaps, Ery-a., *Graph.*, Ham., *Hep.*, Kali-ar., Kali-c., Kali-p., Kali-s., *Lach.*, Lyc., **Merc.**, Merc.-j.-r., Mosch., *Nit-ac.*, *Petr.*, Phos., *Psor.*, *Puls.*, Rhus-t., Sep., *Sil.*, *Sulf.*, *Tell.*, Zinc.

bräunlich: *Anac.*, Carb-v., *Kali-s.*, *Psor.*, Tarant.

dick: **Calc.**, **Calc-s.**, *Carb-v.*, Ery-a., **Hydr.**, **Kali-bi.**, *Kali-chl.*, *Lyc.*, Nat-m., **Puls.**, Sep., **Sil.**, Tarant.

dünn: Ars., Cham., Elaps, *Graph.*, **Kali-s.**, Merc., Petr., *Psor.*, *Sep.*, *Sil.*, *Sulf.*, Tell. [52]

eitrig: Acon. [3], Aeth., *All-c.*, *Alum.*, *Alumn.*, *Am-c.*, Am-m., Anan., Arn., Ars. [3], *Asaf.*, *Arund.*, *Aur.*, *Bar-m.*, Bell., *Bor.*, *Bov.*, Bry. [3], Bufo, **Calc.** [92], **Calc-s.**, Cann-s. [3], *Caps.*, Carb-an., *Carb-s.*, *Carb-v.*, *Caust.*, Cham., *Chin.*, *Cist.*, Clem. [3], Coc-c. [3], *Con.*, Cop., Cur., Ferr-p. [92], Gels., *Graph.*, **Hep.**, *Hydr.*, **Kali-bi.**, **Kali-c.**, Kali-m. [3], *Kali-p.*, **Kali-s.**, Kino, *Lach.*, **Lyc.**, **Merc.** [4], *Merc-c.*, Nat-h. [3], *Nat-m.*, *Nit-ac.*, *Petr.*, Phos., **Psor.**, **Puls.** [4], Rhus-t. [92], Sacc., Sal-ac., *Sep.*, **Sil.**, Sulf. [4], Syph., Tell., Tep., Thuj., *Tub.*, *Zinc.*

Ekzem, mit: *Calc.*, *Hep.*, *Lyc.*, *Merc.*, *Sulf.*

gelb: Aeth., *Ars.*, *Calc.*, *Calc-s.*, *Crot-h.*, *Hydr.*, *Kali-ar.*, **Kali-bi.**, *Kali-c.*, **Kali-s.**, *Lyc.*, *Merc.*, *Nat-s.*, Petr., Phos., **Puls.**, *Sil.*

gelblich-grün: Ars-j. [52], *Cinnb.*, *Elaps*, *Kali-chl.*, *Kali-s.*, *Merc.*, **Puls.**

gelb, klebrig, wundmachend, hautreizend: Graph. [21]

grün: *Elaps*, *Hep.*, *Kali-j.*, **Lac-c.**, Lyc.

Hautausschlag, nach unterdrücktem: Cist., *Sulf.*

Masern, nach: *Bov.*, Cact., *Carb-v.*, Colch., *Crot-h.*, *Lyc.*, Merc., Morb. [94], *Nit-ac.*, **Puls.**, *Sulf.*

mild, nicht ätzend: Ars-j. [52], Puls. [52]

Scharlach, nach: *Apis, Asar., Aur., Bar-m., Bov.*, Brom., Calc-s., **Carb-v.**, *Crot-h., Graph., Hep., Kali-bi.*, **Lyc.**, *Merc., Nit-ac.*, **Psor.**, *Puls.*, Scarlat. [94], *Sulf.*, Tell., *Verb.*

übelriechend: *Ars.*, Asaf., **Aur.**, *Bar-m.*, Bor. [3], *Bov., Calc.*, Calc-s., *Carb-s., Carb-v., Caust., Chin.*, **Cist.**, Con. [3], Crot-h., Elaps, Ery-a., Ferr-ar., *Fl-ac., Graph., Hep., Hydr.*, Hyos. [3], *Kali-ar., Kali-bi.*, Kali-c., *Kali-p., Kali-s.*, Kreos., Lach. [3], **Lyc.**, Mang., Meph., **Merc.**, *Merc-c., Nit-ac.*, Ol-j., **Psor.**, Puls., *Pyrog.* [3], Sep., **Sil.**, *Sulf.*, Sulf-ac., Syph. [3], *Tell., Thuj., Tub.*, Zinc.

aashaft: Ars.

Fischlake, wie: *Graph.*, Kali-s. [94], **Tell.**

sauer: Sulf.

verdorbener Käse, wie: *Bar-m., Hep.*, Lyc. [94]

nicht übelriechend: Puls. [52]

AUSSCHWITZUNGEN, GRAUWEISSE, AUF DEM TROMMELFELL: Graph. („dünn, weiß, schuppig") [8], Kali-m. („plastisch") [52], Puls. [94], Sil. [94]

BOHREN IN DEN OHREN, MIT DEN FINGERN, KINDER: Arund., *Cina, Psor., Sil.*

DEFORMIERTE OHRMUSCHELN: Syph. [18]

HAUT (AUSSER HAUTAUSSCHLAG):

Farbe:

Ohren, rote: Acon., **Agar.**, Ail., *Alum., Ant-c.*, **Apis**, Arn., Asaf., Astac., *Aur., Aur-m., Bell.*, Bry., Calc-p., *Camph., Caps., Carb-s., Carb-v., Caust., Cham., Chin.*, Cit-v., *Elaps*, Ferr-p. (schmerzhafte Otitis) [94], *Glon.*, Graph., Hep., *Hydr., Ign.*, Ind., Jab., Jug-r., *Kali-bi.; Kali-c.*, Kali-n., *Kreos.*, Lyc., *Mag-c.*, Manc., Meph., *Merc., Nat-m.*, Nat-p., *Nit-ac.*, Op., *Phos.*, Plat., Plan., *Psor.*, **Puls.**, *Rhus-t.*, Samb., *Sang.* (betroffene Seite) [52], Tab., *Tell.*, Trom.

einseitig: Alum., Carb-v., Chin. [16], *Ign.*, Ind., *Kali-c.*, Nat-p., Tub.

links: Sep. [16]

Gehörgang: Acon., Cham., Mag-c., Pic-ac., **Puls.**

Ohrmuschel rot: Arn., Nat-m.

rot, geschwollen: *Acon.* [8], *Agar.* [8], Anac. [8], Apis [8], *Bell.* [8], Cinch. [8], Graph. [8], Hep. [8], Kali-bi. [8], Medus. [8], Merc. [8], Puls. [8], *Rhus-t.* [8], Scrophul. [8], Sulf. [8]

rot, rauh, wund: Graph. [8], Petr. [8], Sulf. [8]

Feuchtigkeit, hinter dem Ohr: Calc., Carb-v., Caust., **Graph.**, Hep., Kali-c., Lyc., Nit-ac., *Olnd., Petr.*, Phos., Sil., Staph. [52], Viol-t. (Impetigo) [52]

KRATZT SICH, SÄUGLING, BEIM ZAHNEN: Calc. [94], Sil. [94]

MASTOIDITIS, DROHENDE: *Am-pic.* [8], Asaf. [8], **Aur.**, *Bell.* [8], Benz-ac. [8], Canth. [8], **Caps.**, Carb-an. *Fl-ac.*, **Hep.**, Kali-m. [8], *Lach.*, Mag-p. [8], Methol. [8], *Nit-ac.*, Onis. [8], *Onos.* [8], **Sil.**, Tell. [8], Thuj. [21]

hohem Fieber, mit: Caps. [21]

SCHWELLUNG, HINTER DEM OHR:
Ant-s., *Aur.*, *Bar-c.*, Bar-m., Benz-ac., Berb., Bry., Calc., *Calc-s.*, **Caps.**, *Carb-an.*, Caust., Cist., Colch., Dig., *Graph.*, *Hep.*, Kali-c., *Lach.*, Lyc., *Nit-ac.*, Ph-ac., Puls., Rhus-t., Rhus-v., *Sil.*, Tab.

Lymphknoten: *Apis*, *Bar-c.*, Dig. [16], *Nit-ac.*

Ohrläppchen: Kali-n., Puls., *Rhus-t.* [95]

NASE

vgl. KK III 139 f.

ADENOIDE VEGETATIONEN: *Agra.* [8], *Alumn.* [96], Apis [96], Ars-j. [96], Aur. [96], Bac. [96], *Bad.* [96], *Bar-c.* [8, 96], *Bar-j.* [96], Bar-m. [96], *Brom.* [96], *Calc.* [8, 96], *Calc-f.* [8], *Kalc-j.* [8], *Calc-p.* [8], Chr.-ac. [8], *Cor-r.* [96], Hep. [96], Jod. [8], Kali-bi. [96], Kali-c. [96], *Kali-j.* [96], *Kali-n.* [96], Kali-s. [8], Lach. [96], Lob-s. [8], *Lyc.* [96], **Merc.** [96], Mez. [8], *Nat-m.* [96], *Nit-ac.* [96], *Phos.* [96], Phyt. [96], *Psor.* [8, 96], *Sang-n.* [96], Sep. [96], Sil. [96], Staph. [96], *Sulf.* [8, 96], *Sulf-j.* [96], Syph. [96], *Teucr.* [96], *Thuj.* [96], **Tub.** [96], Tub-boo [96]

Husten, mit: Cyc. [96], Rumx. [96], Stict. [96]

BOHREN IN DER NASE, MIT DEM FINGER (vgl. Zupfen S. 31): Anac. [3], **Arum-t.** (Scharlach [94]), Aur., Bufo, Carb-v.[3], Caust. [3], **Cina** (dauernd, Würmer [21], Con., Hell. [8], Hep. [3], Lyc. [3], Merc. [3], *Nat-m.* (3), Nat-p.[3], Ph-ac., Phos., Psor., Sabad [3], *Sant.* [8], Sel., **Sil.** [3], Spig. [3], Stict., Sulf. [3], Teucr. [8], Thuj. [3], Verat., *Zinc.*

und am After: Kali-bi. [95]

EPISTAXIS, NASENBLUTEN:
vgl. KK III 149 f.

Kindern, bei: Abrot. [64], Bell., Calc. [76], Chin-s., *Croc.*, **Ferr.**, *Ferr-p.*, *Ham.*, Merc., Nat-n. [52), Phos., Sil. [76]

blutige Absonderung bei Säuglingen: Calc s. [92], Sil. [92]

schnell wachsend, Kind: Abrot. [8], Arn. [8], *Calc.* [8], *Croc.* [8], Phos. [8]

Bohren mit dem Finger, beim: *Ferr-m.* [3], *Lach.* [3], *Sil.* [16]

Fieber, bei: Bry. [76], Carb-v. [76], Ferr-p., Ham., Meli.,Phos. [76]

Beginn, zu: Nat-n. [52]

Froststadium, im: Bell., Bry., Calc., Kreos., Puls., Rhus-t.

Husten, bei: Acon., Arn., Bell., Bry., Carb-an., Carb-v., Cina, Cupr., **Dros.,** Dulc., Ferr., Ferr.-j., Ferr-p., Hyos., Kali-bi., *Indg.,* Jod., Ip., Kreos., Lach. [76], *Led.,* Merc., Mosch., Mur-ac., Nat-m., Nit-ac., Nux-v., Phos., *Puls.,* Rhus-t., Sabad., Sep., Sil., Spong., Sulf-ac. *Sulf.*

nachts: Nat-m.

Keuchhusten, bei: **Arn.,** Bell. [8], *Bry.,* Cer-ox. [8], *Cina, Cor-r., Cupr.* [8], **Dros.,** *Ind.* [8], **Ip.,** *Jod.* [8], *Led., Merc., Mur-ac., Nux-v.,* Spong., Stram.

nach dem Anfall: Cina, Indg.

Masern, bei: Bry. [76], Puls. [76], Sabad [76]

Purpura hämorrhagica, bei: *Crot-h., Ham., Lach.,* **Phos.,** Rhus-t.

Schnupfen, bei: Bry. [1], Graph. [16], Ip. [76], Kali-bi. [76], Nit-ac. [16], Sulf. [16]

Schweiß, statt — eher störendes Nasenbluten: Graph. [21]

Waschen des Gesichtes, vom: Am-c., Ant-s., **Arn.,** *Calc.-s, Dros.,* Kali-bi., *Kali-c.,* Tarant.

morgens: Am-c. [8], Arn. [8], *Kali-c.* [8], Onis. [8]

FARBE:

gelber Sattel: Carb-an., Lyc. [3], Op. [3], Sanic., **Sep.,** Sulf. [3]

rot: s. KK. III 140
rote, heiße Nase mit wässerigem Schnupfen: Ars. [52]

NASENFLÜGELATMUNG:

Bewegungen, dauernde: *Ammc.,* Bapt. [76], Chlor. [76], Kali-bi. [76], Ol-j. [76]

fächerartig: Ammc., *Ant-t., Brom.,* Card-m. [8], *Chel.,* Diph. [3], *Jod.,* Kali-br. [8], **Lyc.,** Merc-j-f., *Phos.,* Pyrog., *Spong.,* Sulf-ac., Zinc.

Lungenentzündung, bei: Ammc., *Ant-t., Kreos.,* **Lyc.,** *Phos., Sulf.*

NIESEN: s. KK: III 174

Heuasthma, mit: *Ars., Carb-v., Dulc., Euphr.,* Lach., Naja, *Nat.-s., Nux-v.,* Sin-n., Stict.

Neigung zu Niesen und Augentränen, mit: Jod. [21]

Husten, nach: **Agar.,** *Arg-n.,* Bad., *Bell.,* Bry., Caps., *Carb-v.,* Hep., Lyc., Psor., Scil., Seneg., Sulf. [16]

vor: Ip. [76]

Keuchhusten, bei: Cina (nach dem Anfall) [52], Seneg. (während und nach dem Anfall) [52]

„POLYPEN“:

All-c., Alum., *Apis,* Arg-n. [96], Arum-m., *Arum-t.* [96], Aur., Bell., Cadm. [8], **Calc.,** *Calc-f.* [96], Calc-j., *Calc-p.,* Carb-an. [96], *Carb-s.,* Caust. [8], *Con., Cor-r.* [96], *Euph.* [96], Form., *Graph., Hed.* [96], Hekla, Hep., Hydr., *Kali-bi.,* Kali-chl. [96], Kali-j. [96], *Kali-n.,* Kali-s. [96], *Lem-m.,* Lyc., Merc., Merc-c., Merc-j-r., Merc-sulf. [96], Nit-ac., Petr. [96], *Phos., Psor.,* Puls., **Sang.,** *Sang-n.* [8], *Sep., Sil.,* Staph., *Sulf.,* **Teucr.,** *Thuj.,* Tub. [96], Wye. [8], Zinc-chr. [18]

Vgl. Rubrik: offener Mund S. 38!

SCHNIEFEN: Alum. [76], Am-c., Apoc. [76], Ars. [76], *Asc-t., Aur.,* Aur-m. [92], Cupr. [76], Elaps, Kali-bi. [3], Kali-j. [76], **Lyc.,** Med. [3, 76], Merc. [76], Nat-m. [76], **Nux-v.,** Osm. [3], Phos. [3], Puls., Sabad. [3], **Samb.,** Sep. [16, 76], Vib. [3]

Neugeborenen, bei, auch Säuglingen [94]: Am-c. [92], Calc. [94], *Dulc.,* **Lyc.,** *Merc.* [76, 104], **Nux-v.,** *Puls.,* **Samb.**

angeborene Syphilis, gezackte äußere Nase: Aur-m. [92]

SCHNUPFEN: s. KK III 167 f.

angeborenen, mit Schniefen: Syph. [103]

SCHWEISS AUF DER NASE: Bell., Cimx., Cina, Laur., Nat-m., Rheum, Ruta, Tub.

SOMMERSPROSSEN: Phos., **Sulf.** Vgl. Gesicht S. 37

VERLANGEN, DIE NASE WARM ZU HALTEN: Dulc. [95]

VERSTOPFUNG DER NASE: s. KK III 183 f.

Chronisch: Bry., **Calc.,** *Con.,* Fl-ac., Sars., Sel., *Sil., Sulf.*

Erkältung, nach jeder: *Sil.*

Kindern, bei: Am-c., *Ars.,* Asc-t., *Carb-v.* [3a], Cham. [3a], Dulc. [3a]; **Nux-v.** [3a], *Samb.* [3a]

Abend, schlimmer am: Dulc. [4]

ablaufen soll, wenn Schleim aus der Nase: Carb-v. [4], Cham. [4]

Atemzüge, unterbrochen durch tiefe: Carb-v. [92], Cham. [92], Dulc. [92], Lyc. [92], Nux-v. [92], Puls. [92], Samb. [92]

Gänseschmalz, die Nase einreiben mit: [4]

Säuglingen, bei: *Aur.,* Cham. [104], Dulc. [104], *Kali-bi.,* **Lyc., Nux-v.,** Puls. [95], *Samb.* [4]

ZUPFEN AN DER NASE: vgl. Bohren S. 29
Arum-t., Cina, *Con.,* Cop., Hell., Hyper., Lac-c., Nat-p., Nit-ac. [3], Nux-v., Petr. [3], Ph-ac., **Phos.** [3], **Sil.** [3], **Sulf.** [87], **Teucr.,** Thuj. [3], Zinc.

Bluten, bis zum: **Arum-t.** (Scharlach [94]), **Cina,** *Con., Lach.*

GESICHT

AUSDRUCK: s. KK II 75 ff.

ängstlich:

Abwärtsbewegungen, bei: **Bor.,** Gels.

Wiege, wenn das Kind aus der Wiege genommen wird: Calc., *Calc-p.*

alt aussehend: *Abrot.,* Alum. [3], *Ambr.,* **Arg-n.,** *Ars., Ars-h., Ars-j.,* Aur. [96], *Aur-m., Bar-c.,* Bor. [8], **Calc.,** Calc-p. [8], Chin. [95], Chlor., Con., *Fl-ac.,* **Guaj.,** Hydr-ac., *Jod., Kreos.,* Lyc. [8], Merc-c., **Nat-m.,** Ol-j., **Op.,** Plb., *Psor.* [8], *Pulx.* [8], *Sanic.*

[8], *Sars.*, Sec. [8], *Sep.*, Sil. [8], Staph., *Sulf.*, Tub. [3], Visc. [96]

Frühgeborene, faltig: Lyc. [94], Sil. [94], Sulf. [94]

Neugeborenes: alt aussehend, abgemagert, faltig: Syph. [92]

Säuglinge, ausgetrocknet, kränklich (drohende Exsikkose): Arg-n. [2]

schwer zu erwecken: Kreos. [2]

Kinder alt, faltig aussehend [53]: Arg-n., Aur-m. [92], Bar-c., *Kreos.*, Lyc., Op., Syph. [3]

gelblich, runzlig: *Sep.*

Faltig:

Stirn: Acet-ac., Alum., Brom., *Caust.*, *Cham.*, *Cycl.*, *Graph.*, Grat., *Hell.*, **Lyc.** [5, 95], Mang., Merc., Nat-m., Ox-ac., Phos., Rheum, Rhus-t., *Sep.*, *Stram.*, Zinc.

Brustsymptomen, bei; auch Säuglingsschnupfen [94]: **Lyc.**

Gehirnsymptomen, bei; z. B. ICP [94]: *Hell.*, Lyc. [94], **Stram.**

tiefe Trotzfalte, Stirnmitte, senkrecht zwischen den Augen: Lyc. [18], Nat-m. [5], Nux-v. [18], Sep. [18]

Stirnrunzeln, finsterer Blick, Neigung zum: Equis., Hell., Lyc., Mang., **Nux-v.** [1, 5], Rheum [12], Stram.

offener Mund: s. Mund 38

FARBE: s. KK II 82 f.

blaß:

emotionaler Belastung, bei, sofort: Ant-c. [21]

errötet leicht: **Ferr.**

Froststadium im Fieber, vor: Ars., Cina, Ferr.

während: Arg-n., Bell., **Bry.**, **Camph.**, Canth., *Chin.*, Chin-s., **Cina,** Coff., Croc., *Dros.*, *Hep.*, Ign., Ip., *Lyc.*, Nux-v., Phos., Ph-ac., Puls., *Rhus-t.*, *Sec.*, Sep., *Sulf.*, **Verat.**, Zinc.

gelbliche Blässe: Bar-c. [21], Carb-v. [21], Caust. [21], Lyc. [21], Sep. [21]

Hitzestadium im Fieber, während: Acet-ac. [96], *Acon.* [3], Apis [96], *Ars.*, *Bell.* [3], Camph. [96], Carb-ac. [96], **Cina** [3], Cocc., **Croc.**, Hell. [96], Hyos. [96]. *Ip.*, *Lyc.*, Nat-m, Nit-ac. [96], Puls., Pyrog., [96], Rhus-t., Sep., Spong., Sulf-ac. [96], Thuj., Verat., Zinc. [96]

Keuchhusten, bei: Bad. [96], *Ip.* [96], Kali-c. (gedunsen) [52], Napht. [96], *Verat.* [96]

mager, mit großem Bauch, liebt Zucker und überreifes Obst, Abneigung gegen Waschen: Sulf. [2]

Mund, um den: Aeth. [3], *Bell.* [3], *Carb-ac.*, **Cina,** Cic. [3], Ip. [3], Lyc. [94], Merc-c. [3], Phos. [94], Pod. [3], Puls. [94, 98], **Stram.**, Sulf. [94], *Tarant.* [3]

Mund-Nasen-Dreieck, bei Pneumonie: Phos. [52]

plötzliche, Blässe, legt sich hin, traurige nervöse Furcht dabei: Ars. [21]

skrofulös, plötzliche (Tonsillitis): Chen-a. [2]

Spasmen in der Zahnungszeit: Zinc. [2]

zierlich, kränklich, will weder tags noch nachts schlafen, aber ärgerlich, grämlich und schreiend, oder *brav, den ganzen Tag spielend, ruhelos, lästig die ganze Nacht schreiend:* Psor. [2]

Zorn, bei: Ars., Carb-v., *Con.* [1], **Nat-m.** [5, 7], Petr., Plat., **Staph.** [5, 7]

bläulich:

Husten, während: *Apis,* Bell., Caust., *Coc-c., Cor-r.,* Cupr. [16], **Dros., Ip.,** *Mag-p., Verat.*

Keuchhusten: Ars., *Coc-c., Cor-r.,* Crot-h., Cupr-ar. [52], *Dros., Ip., Nux-v.,* Seneg. [52]

Steifmachen, mit: Cupr. [2]

Konvulsivische Wut, ungezogenes Kleinkind: Cham. [21]

zornig, wenn: *Staph.*

rot:

einseitig: Acet-ac. [96], Acon., Ant-t., *Arn.,* Ars. [3], Bar-c. [16], Bell., Bor. [3], Calc. [76, 94], Cann-s., Canth. [3], Carc. [98], *Cham., Chel.,* Chin. [16], Cina [3], Coff. [3], Coloc., Dros. [8], *Ign.,* Ip., *Kali-c.* [3], *Lach.* [3], Lyc. [3], Merc. [3], *Mosch.,* Nat-c. [3], Nat-m. [3], Nux-v., Phos. [3], Plb. [76], *Puls., Ran-b.* [3], Rheum, Rhus-t. [3], Sang., *Seneg.* [3], Sep. [3], Spig. [3], Sulf. [3], Tab. [34], Ter. [3], Thuj. [3], Verat., *Viol-t.* [3]

links: Nat-m. [3], Phos. [3], Rhus-t. [3]

rechts: Ars. [3], Merc. [3], Nat-c. [3]

entzündete Seite: Ter. [3]

schmerzhafte Seite: Spig. [3]

eine Seite blaß, die andere rot: Acet-ac., *Acon.,* Caps., **Cham.,** *Cina,* **Ip.,** *Lach., Mosch., Nux-v., Puls.,* Rheum, Sulf.

die Seiten wechselnd: Chel. [3], *Lach.* [3], *Nat-p.* [3], *Phos.* [3]

Erregung, bei: *Coff.,* **Ferr.,** Phos., Puls. [21], Sep., Sulf.

Erröten, Neigung zu, dann schnell wieder blaß: vgl. KK II 87 u. 90
Ferr., Ferr-p. (Fieber) [52, 94, 95], Puls. [21]

Fieber, während: Acon. [3], *Agar.* [3], Alum. [3], Am-m. [16], Apis [3], Arg-m. [3], Arn.[3], Ars. [3], Arum-t. [96], **Bell.,** Brom., *Bry.* [3], Calc. [16], Camph. [3], Canth. [3], Caps. [3], Carb-an., *Carb-v.* [3], *Cedr., Cham.* [3], Chel., **Chin.,** Cina, *Cocc.,* Coff., *Con.* [3],**Croc.** [3], Cycl. [3], Dig., Dulc. [3], **Eup-per.,** *Euphr.* [2], Ferr., Ferr-p., Gels. [96], Hell., **Hep.** [3], Hura., Hyos. [3], *Ign.* [3], Ip., **Kreos.** [3], *Lach.* [3], Lyc., Merc., Merc-c. [3], Mur-ac. [96], Nat-c. [3], Nat-m. [16],

Nux-v., Op. [3], Par. [3], Phos., *Plb.* [3], *Psor.*, *Puls.* [3], Rhus-t., *Ruta* [3], Sang., Scil. [3], **Sep.**, Sil., Spig. [3], *Spong.* [3], **Stram.** [3], *Sulf.* [3], *Tub.*, Valer. [3], *Verat.*, Verat-v. [3], **Viol-t.** [3], Zink. [16]

ohne: **Caps.**, **Ferr.**, Ol-an., Phos., Psor.

Froststadium im Fieber, vor: Cedr., Chin. [16]

während: Acon., Agar. [3], Am-c. [16], **Bell.**, Bry., Cadm., Cann-s. [3], Caps., *Carb-v.*, Chr-ar., Cocc. [3], *Coc-c.*, Coff. [3], Coloc. [3], *Con.* [3], Cor-r., *Cupr.*, Cycl. [3], *Dros.*, Eup-per., Ferr., *Graph.*, Hep., Hyos., *Ip.*, Kali-bi., *Kali-c.*, *Lach.* [3], Lyc., Mag-p., Mang. [3], Mur-ac., Nat-c. [3], Nit-ac., *Olnd.* [3], Op.[3], Ran-b. [3], Ruta [3], Sabad., Samb., **Sang.**, Scil., Seneg. [3], Sil. [3], Spong., *Staph.* [3], Stram., Sulf., Verat. [3]

Husten, während: Acon., Agar. [3], Am-c. [16], **Bell.**, Bry., Cadm., Caps., *Carb-v.*, Chr-ar., *Coc-c.*, Con., Cor-r., *Cupr.*, *Dros.*, Eup-per., Ferr., *Graph.*, Hep., Hyos., *Ip.*, Kali-bi., *Kali-c.*, Lach., Lyc., Mag-p., Mur-ac., Nit-ac., Sabad., Samb., **Sang.**, Scil., Sil., Staph., Stram., Sulf.

Keuchhusten, bei: Arn. (tiefrot) [52], Bell. (hochrot) [52,96], Coc-c. [96], Cor-r. (dunkelrot) [52, 96], *Cupr.* [96], *Dros.* [96], Meph. [96]

Liegen im, wird blaß beim Aufsetzen oder Aufstehen: Acon. (bei plötzlichen Fieberzuständen mit Angst und Unruhe [95]), *Puls.*, *Verat.*, *Verat-v.*

umschriebene (hektische) Röte: Acon., Anth. [96], *Ant-t.*, Arg-n., *Ars.*, Ars-j., Bar-c., Bell. [96], Benz-ac., Bry., Calc., *Caps.* [96], Carb-v., Chel., **Chin.**, Chin-a., *Cina*, *Colch.*, Con., Croc., Crot-h. [3], Dol., Dros., *Dulc.*, **Ferr.**, *Ferr-j.*, Ferr-p., Hep., Jod., *Kali-c.*, Kali-n., Kali-p., Kali-s., *Kreos.*, *Lach.*, Lachn., Laur., Led., **Lyc.**, Merc., Nat-m., Nit-ac., Nux-v., Op., **Phos.**, Ph-ac., *Puls.*, Pyrog., Sabad., Samb., *Sang.*, Seneg., Sep., Sil., Spong., *Stann.*, *Stram.* [3], **Sulf.**, Thuj., **Tub.**

Zorn, bei: **Bell.** [2, 5, 7], *Bry.*, Calc., **Cham.** [2], Cupr. (blaurot) [52], Hyos., **Nux-v.** [5, 7], Puls., Spig. [4], Staph. [1], Stram.

dunkelrot: Alum., Ant-t., **Bapt.**, *Bar-c.*, **Bell.**, **Bry.**, *Camph.*, *Chel.*, *Coloc.*, *Gels.*, *Hyos.*, Kreos., **Op.**, Ph-ac. [16], *Sang.*, *Sec.*, Sil. [16], Stann., *Sulf.*, *Tarant.*, Verat.

Grimassieren, ungeordnetes, nach Anstrengung: Cina [21]

HITZE:

Extremitäten, mit kalten: Am-c. [3], Apis [3], *Arn.*, Ars. [3], Bell. [16], Bry. [3], Bufo [3], *Calc.* [3], *Calc-p.*, Camph. [3]; Cham., Chin., Colch. [3], *Ferr.* [3], Gels. [13], Hell., Kali-br. [3], Lach. [3], Lyc. [3], Mag-p. [3], Op. [3], Phyt. [3], Pip-n. [3], Plb. [3], Spig. [3], *Stram.*, *Sulf.* [3], *Verat-v.* [3]

Fingerspitzen, mit kalten: Thuj. [16]

Füßen, mit kalten: Acon., Ars. [16], Aur. [16], Bell. [16, 95], Caps. [16], Gels., Graph. [16], Ign., Kali-c. [16],

Mag-c. [16], Nat-c. [16], Petr. [16], Phos. [16], Samb., Sep., Sil. [16], **Stram.,** Verat. [16]

Händen, mit kalten: **Arn.,** Ars., Asaf., Aur. [16], Calc., Camph. [16], Caps. [16], Chin. [16], Con., Cycl., *Dros.,* Euph., Euphr. [16], Graph. [16], Hyos., Ign., Kali-n. [16], Nat-c. [16], Nit-ac. [16], Phos. [16], Plat. [16], Ruta, Sabin., Sil. [16], **Stram.,** Sumb., Thuj.

Körper, mit kaltem: **Arn.,** *Calc-p.,* Cann-s., *Cham., Chin.,* Dig. [16], *Led.,* Nit-ac., *Stram.,* Tub., Trom.

Nase, mit kalter: Arn.

KIEFER:

Unterkiefer subluxiert leicht: Caust. [7], Ign. [8], Mez. [16], *Petr.* [8], Rheum [16], *Rhus-t.* [8], Staph. [8]

durch exzessives Gähnen: Cina [21]

LÄHMUNG: s. Neugeborenenperiode, Entbindungslähmung S. 71

LIPPEN:

Entzündung der, bei Neugeborenen: Bry. [92]

Farbe:

bläulich, bei Keuchhusten: Cupr., Dros., Ip., *Nux-v.*

rot: All-c., Aloe, *Apis,* Ars. [3], Arum-t., Aur-m., Bar-c., *Bell.,* Bry., Carb-v., Chlol., Lac-c., *Lach.,* Lachn., Merc., Merc-c., Mur-ac. [3], Phos. [3], Puls., Rhus-t., *Sang.,* Spig., Stram., **Sulf.,** Sulf-ac [3], Tub., Verat.

dunkelrot: Bar-c., Bell., Gins., Mez.

Mund, um den: Ip.

Mundwinkel: Ars.

Herpes labialis: Agar., Am-c. [96], Anac., *Ars.,* Asc-t., Bar-c. [96], Bor. [21], Brom., Calc. [96], Calc-f., Calc-s. [96], Canth., Carb-v., Caust., Cheb., Cic. [96], Con. [96], Crot-t., *Dulc., Graph., Hep.,* Hyos. [16], Ip., Kali-bi. [96], Kali-j. [96], Kali-p., Kreos. [96], Lac-c., Lach., Led. [96], Lyc. [96], Mag-c. [96], *Med., Meningoc.* [96], Merc. [96], Mur-ac. [96], Nat-a., Nat-c., **Nat-m.,** *Nat-s.* [96], Nicc., Nit-ac., *Par.,* Petr., Phos. [96], Ph-ac., Psor. [96], **Rhus-t.,** Sars., **Sep.,** Sil., Spong., Sulf., Thuj. [96], *Tub.,* Urt-u., *Vario.* [96]

Mundwinkel: Carb-v., *Lyc.,* Med., Phos. [16], Ph-ac., Sep., *Sulf.*

unter den Mundwinkeln: *Calc-f., Nat-m.*

Risse, tiefe Risse in den Lippen: *Agar., Ail.,* Aloe, Alum., Ambr., *Am-c., Am-m.,* Ant-t., *Arn., Ars.,* **Arum-t.,** Aur., *Bapt.,* Bar-c., Bell., Bism., *Bov.,* **Bry., Calc.,** *Calc-s., Caps.,* Carb-ac., *Carb-an.,* **Carb-s., Carb-v.,** Caust., *Cham.,* Chel., **Chin.,** Chin-a., Cimic., Colch., Con., Cop., Cor-r., *Croc.,* Cupr., Dros., **Graph.,** Guare., Ham., Hell., Hep. [16], *Ign.,* Iris, Jatr., Kali-ar., Kali-bi., Kali-c., Kali-j., Kali-p., Kali-s., Kalm., *Kreos.,* **Lach.,** Mag-m., Meny. [16], *Merc., Merc-c., Mez.,* Mur-ac. [16, 96], Nat-ac., Nat-c., **Nat-m.,** Nicc., Nit-ac., Nux-v., Par., Petr. [16], *Phos.,* Ph-ac., *Plat.,* Plb., Puls.,

Rhus-t., Sabad., Scil., Sel., *Sil.,* Spig., *Stram.,* **Sulf.,** Tab., Tarax., Ter., *Verat., Zinc.*

Schnupfen, bei: Staph. [16]
vgl. Lippen aufgesprungen: KK II 111

Mundwinkel: Ambr., Am-m. [8], *Ant-c.,* Apis, Ars. [8], **Arum-t.** (Scharlach [94]), Arunda [8], Bov. [8], *Burs.* [76], Calc., Caust., Cinnb., Cist. [96], **Cond.,** Echi. [8], Eup-per., Gran. [96], **Graph.,** *Hell.,* Hep. [8], *Hydr.,* Ind., *Jod., Lyc.* (rechts) [76, 94], *Merc., Mez., Nat-a., Nat-m.,* **Nit-ac.,** Petr. [8], Rhus-t. [8], Sec. [8], *Sep.,* **Sil.,** Sulf. [1], Tarax. [96], *Zinc.*

Oberlippe: Agar. [16], Bar-c., Bell. [3], Calc. [16], *Kali-c.,* Kreos. [3], Nat-c., *Nat-m.,* Ph-ac. [3], Sabad. [3], Zinc. [16]

Mitte der: Hell. [18], *Hep., Nat-m., Sel.,* Sulf. [3], Tarax. [18]

Unterlippe: Anag. [76], Apis, Bor. [3], Bry. [3, 16], Cham., Cimic., Graph. [3], Mez. [3], *Nat-c., Nit-ac.,* Nux-v. [3], *Phos.,* Pip-n. [3], Plat. [3], Puls. [3], **Sep.,** Sulf. [16], Zinc. [16]

Mitte der: Agar., *Am-c.,* Aur-m., *Calc.* [7, 76], *Cham.,* Chin. [16, 76], Dros., *Hep., Nat-c.* [76], Nat-m., Nux-v., [16, 76], Phos. [16, 76], Ph-ac. [16], *Puls.,* Sep. [7, 76, 96], Tub. [96]

Schwellung: s. KK II 115

Oberlippe: **Apis,** Arg-m., Arg-n. [3], Ars., **Bar-c., Bell.,** *Bov.,* Brom., Sinusitis, *Bry.,* **Calc.,** *Calc-p.,* Canth. [21], *Carb-v.,* Cimic. [3], Con. [3], Graph., Grat., Guare., **Hep.,** Kali-bi. [3], *Kali-c.,* Kali-p., *Lach., Lyc.,* Mang., *Merc.,* Merc-c., Merc-j-f, *Mez., Nat-c.,* **Nat-m., Nit-ac,** Nux-m. [3], Par. [3], Petr. [3], Phel., *Phos., Psor.,* Rhus-t., Sil. [3], Spig. [3], **Staph., Sulf.,** Thuj. [3], *Tub., Vinc.,* Zinc. [16]

morgens: *Calc.,* Grat., Phos. [16]

abends: Sulf. [16]

Unterlippe: Alum., Arn. [76], **Asaf.,** Bor. [16], Calc., *Caust., Clem.,* Com., *Kali-bi.,* Kali-c., Kali-s., Lach. [76], *Lyc., Merc-c.,* Mez., *Mur-ac.,* Nat-c. [16], **Nat-m.,** Nit-ac. [16], **Puls.** [3], **Sep.** [3], Sil., Stram., *Sulf.*

morgens: *Sep.*

Verlangen, die trockenen Lippen ständig mit der Zunge zu befeuchten: Bufo [98], *Culx.* [76]

Schnupfen, bei: Puls. [8, 95]

vorspringend: Tub. [76] (Spring)

Schwellung, Gesicht:

Bienenstiche, durch: *Carb-ac., Lach., Led.*
siehe auch: Haut, Insektenstiche KK II 164

Scharlach, bei: **Apis, Arum-t.,** *Calc., Hell., Kali-s., Lyc.,* Zinc.

Urin, eiweißhaltig bei Scharlach, S. 55

Parotitis: s. KK II 81 und II 115

links: **Brom.,** Con., *Lach.,* **Rhus-t.,** *Sulf-ac.*

rechts: Am-c., **Bar-c.,** *Bar-m.,* **Bell.,** *Calc.,* Carb-an., Graph., *Kali-bi.,* Kali-c., *Merc.,* Nit-ac., Plb., Sep., Stram.

dann links: **Lyc.**

Zweitkrankheit:

metastasierend zum Hoden: Abrot., *Ars., Carb-ac., Carb-v., Jab., Merc.,* Nat-m., Nux-v., Phos., **Puls.,** Rhus-t., Staph.

Mamma: **Puls.**

SOMMERPROSSEN: Alum. [3], *Am.c., Ant-c.,* Ant-t. [3], Bry. [3], *Cal.,* Carb-v. [3], Con. [3], Dros. [3], *Dulc., Graph.,* Hyos. [3], Jod. [3], *Kali-c.,* Lach. [3], Laur.[3], **Lyc.,** Merc. [3], Mez. [3], **Mur-ac.** [3], *Nat-c., Nit-ac., Nux-m.,* **Phos.,** *Puls., Sep.,* Sil., Stann. [3], **Sulf.,** Thuj.

ZITTERN:

Kiefer, Unterkiefer, Kinnzittern: Agar., *Ant-t.* [8], Cadm., Cadm-s. [8], Carb-v., Cocc., Gels.[8, 76], Ign. [76], Op., Phos., Stry.

Lippen: *Agar.,* Aloe, Aml-n. [3], *Arg-n.,* Arn., Ars. [3], *Bell.,* Benz-ac., Cann-i., Crot-h., *Gels.* [76], Graph. [3], Jod., Lach., Lact., Nat-c. [3], *Nux-v.* [76], Op., Ran-s., *Stram., Sulf., Ter.* [76], *Zinc.* [76].

Oberlippe: Ars., Bell., Hep., Ox-ac.

Unterlippe: Ant-c. [76], Arn., Bry., Con., *Gels.* [76], Kali-bi. [3], Op. [3], Plb., Puls. [3], *Ran-s.* [76], Sulf.

ZUPFEN: Lach.

Zupft an den Lippen: Apis, Ars. [3], **Arum-t.** (Scharlach [94]), **Bry.,** Cina, Cob., Con., Hell., *Nit-ac., Nux-v.,* Ph-ac., Rheum, Stram [3], Zinc.

bis sie bluten: Arum-t. [8], Hell. [8], Zinc. [8]

MUND

APHTHEN: vgl. KK III 197

Kindern, bei: **Bor.,** Casc., *Cor-r.* [3], *Kali-chl.,* **Merc.** [4], *Mur-ac., Nux-m., Nux-v.,* Plan., Sacch., Sulf. [4], **Sulf-ac.**

Aphthen überall am Mund oder lediglich in der Mundhöhle. Das Zahnfleisch blutet leicht, die Ulzera sind schmerzhaft; stinkender Foetor. Kinder mit Marasmus; Soor.
Das Kind stinkt überall, ungeachtet strengster sauberer Pflege: Sulf-ac. [41, 104]

aphthöser wunder Mund, mit Furcht vor Abwärtsbewegungen, Empfindlichkeit auf Geräusche, Schreien beim Wassermachen; auch Soor: Bor. [41, 104]

bluten leicht: **Bor.** (Säuglinge [17]), *Lac-c.*

blutige, übelriechende Absonderung: Sulf-ac.

rezidivierend: Nat-m. [74]

Urin, wenn der Urin nach Katzenurin riecht: Bor. [4]

BEDECKT DEN MUND MIT DER HAND: *Lach.* [76], **Rumx.** [76], Kali-bi. [76], Ip.

FINGER, KINDER STECKEN DEN FINGER IN DEN MUND, DAUMENLUTSCHEN: *Calc.*, Calc-p. [33], *Cham.*, **Ip.**, Kali-p. [15], Lyc. [5], Nat-m. [15, 33], Phos. [94], Sil. [7, 15, 33], Tarant. [7, 34]

alles in den Mund, steckt: *Calc.*, Merc. [3], *Sulf.*

Finger am Mund, beim Antworten: Cic. [98]

greift sich an den Mund: Sil.

GESCHWÜRE, WIE AUSGESTANZT: Kali-bi. [52,94]

KAUT BEIM ESSEN NICHT, SONDERN SCHLINGT: Zinc. [21]

gierig: Lyc. [8], Zinc. [8]

vgl. KK I 27: Eile, Essen, beim

MUNDGERUCH: vgl. KK III 188 f.

aashaft: **Ars.**, Caps., *Hyos.*, **Nit-ac.**, Phos.

Azeton: häufig beim sogenannten azetonämischen Erbrechen wahrzunehmen. Diabetes mellitus ausschließen: Aceton D 10, [52, 94, 96], Aeth. [52], Arg-n. [52], Ars. [52, 94], Calc-chl. [96], *Cupr.* [96], Ferr-p. (Fieber) [94], Ign. [52], Lyc. [96], Nat-m. [96], Nux-v. [96], Phenol. [14], Rheum [96], Senn. (Toxikose) [52, 94, 96], Verat. [96]

vgl. Urin: Azetonurie Seite 55

Prophylaxe: Ign. [96], Lyc. [96], Nat-m. [96]

Fischlake, vor asthmatischem Anfall: **Sanic.** [76]

NÄGELKAUEN: *Acon.* [3], *Am-br.* [7], Ant-t. [76], Arn. [7], Ars. [7, 76], **Arum-t.** [3], *Bar-c.* [7], Brom. [76], Calc. [3, 15], Carc. [98] (mehr Nagelhaut [98]), Cina [3], Hura [3], *Hyos.* [5, 7], *Lyc.* [3], Lyss. [3], Med. [3] (radikal [98]), *Nat-m.* [7, 15], Nit-ac. [3], Phos. [3], Plb. [3], Sanic. [7, 76], Seneg. [7], *Sil.* [5, 7], Stram. [17], *Sulf.* [5, 7, 76]

OFFEN: Aco. [3], Ail. [76], **Ang.** [3], Ant-t., Apis., Arn. [3], *Ars.* [3], Arum-t., *Bapt.* [3], **Bar-c.** [76], Bell., *Calad.*, Camph.,Carb-an. [16], *Carb-v.* [3], Caust., Cocc. [3], Colch., Crot-h. [3], Cupr., Dulc. [3], Gels., Glon. [3], *Hell.*, Hydr-ac., *Hyos.*, Ign. [3], **Lach.**, *Laur.*, **Lyc.**, Merc., Mez., *Morph.*, *Mur-ac.*, Naja, Nat-c. [76], *Nux-v.*, **Op.**, Ox-ac., Ph-ac., *Phos.*, Plb. [3], Podo. [3], Puls., Rhus-t. [3], Samb., **Scil.** [3], Sil. [16], *Stram.*, Stry., **Sulf.**, Vip. [3]

SOOR (weißer Mundbelag): Ant-c. (wie angestrichen) [94], Bor. [52], Calc. [94], Kali-chl. [7], *Lac-c.*, Kali-j., Merc. [7], Moni. [94], Mur-ac. [52], Sulf-ac. [7]
Eigenblut [52]

Allgemeine Empfehlungen:

Tee aus Gartenraute: Übergieße Gartenrautenkraut mit kochendem Wasser, stark machen, durchsieben, wenn abgekühlt, mit Honig süßen und teelöffelweise geben wie erforderlich. [104]

Tee aus Odermennig: 15 g Tee auf ca. 200 g Wasser, 10 Min. langsam kochen lassen, süßen und nach Bedarf geben. [104]

vgl. KK III 201 f. „Schleimhaut"

SPEICHELFLUSS bei zahnenden Kindern häufig zu beobachten, kaum verwertbar! Siehe KK III 206 f.

Sabbern, viel: Bar-c. [21]

bei Soorerscheinungen: Bor. [21]

nachts, gelb, übelriechend: Merc.

SYPHILITISCHE DIATHESE – cancrum oris: *Ph-ac.* [2]

WUNDER MUND BEI SÄUGLINGEN [53]: Ars. [92], **Bor.** [92], Bry. [92], Calc., Kali-m., Merc. [92], Nux-v. [92], Rhus-t., Sil., Sulf. [92]

ZAHNFLEISCH vgl. KK III 211 f.

FISTELN: *Aur., Aur-m., Bar-c., Calc.,* Calc-f. [3, 8, 52], Canth., **Caust.,** Coch., **Fl-ac.,** Hekla [52], *Kali-chl., Lyc.,* Mag-c., *Nat-m.,* Nit-ac., Petr., Phos., **Sil.,** *Staph., Sulf.*

HAUPTMITTEL BEI DENTITIO DIFFICILIS: **Acon.** [2,3, 8, 12], *Aeth.* [2, 8, 12], Am-c. [3], *Ant-c.* [2], *Ant-t.* [2], *Apis* [2], *Arn.* [2], **Ars.** [2, 3], *Art-v.* [96], Arund. [12], Bell. [2, 3, 8], *Bism.* [2], **Bor.** [2, 3, 8, 12], *Bry.* [2, 3, 12], **Calc.,** Calc-f. [10], **Calc-p.,** *Canth.* [2], *Caust.* [2, 8, 12], **Cham.,** Cheir. [8], *Chlol.* [2], Chlor. [12], Cic., Cimic. [12], *Cina* [2, 3, 12], *Coff.* [2, 3, 7, 8, 12], *Colch.* [2, 3], *Coloc.* [2], Cupr., *Cypr.* [96], Dol. [2, 12], *Dulc.* [2], *Ferr.* [2, 3], *Ferr-p.* [2, 6], *Gels.* [2, 6, 8, 12], *Graph.* [2], *Hekla* [8, 12], *Hell.* [2], Hep., Hyos., *Ign., Ip.* [2, 3], *Kali-br.* [8], *Kreos., Lyc.* [2], *Mag-c.,* [2, 3], **Mag-m.** [2, 3, 12], *Mag-p.* [2, 8, 10,12], *Meli.* [2], *Merc.* [2,3,8, 12], *Merc-c.* [3], Mill.[12], Nat-m. [12], Nit-ac. [3], *Nux-m.* [2, 3], **Nux-v.** [2, 3, 8], Op. [3], Passi. [8, 12], *Ph-ac.* [96], *Phys.* [2, 12], *Phyt.,* Plat. [12], Plect. [12], *Podo., Psor.* [2], Puls. [3, 8], *Rheum, Rhus-t.* [2, 3], Scut. [12], Sec., Sep., **Sil.,** Sol-n. [8], Stann., **Staph.** [2, 8, 12], Stram. [2, 3], *Sulf., Verat.* [2], *Zinc.* [2, 3, 8, 12], Zinc-br. [8, 12].

AFFEKTIONEN AM ZAHNFLEISCH: Erscheinungen wie: Schwellung, Hitze im Mund, Schmerzen, weißliches Aussehen der Zahnleisten, Jucken, Speichelfluß, Schwierigkeiten beim Trinken, alles in den Mund stecken und darauf beißen, in die Länge ziehen: Sulf. [4], Calc. [4], evtl. Wiederholung.

Zahnfleisch: dick, hochrot, glänzend: Bell. [52]

rot geschwollen, Schmerz und Blutung < Berührung: Cham. [52]

rot, und Speichelfluß: Merc. [92] vgl. KK III 211 f.

BEISSEN, Verlangen, auf etwas Hartes zu beißen, was den Schmerz verbessert: Cic. [8], **Phyt.,** Podo. [8]

DIARRHÖ, Zahnen, beim: Acet-ac. [8], *Acon., Aeth., Apis,* Apoc. [6, 7], *Arg-n., Ars.,* Arund. [8], *Bell.,* Benz-ac., *Bor.,* **Calc.,** Calc-a. [8], *Calc-p.,* Canth., Carb-v., **Cham.,** Chin., *Cina, Coff.,* Colch., *Coloc.,* Corn., Cupr., **Dulc., Ferr.,** Ferr-ar., *Gels.,* Graph.,Hell., *Hep.,* Ign., *Ip., Kreos., Mag-c.,* Mag-p. [2], *Merc.,* Nux-m., Ph-ac., Phyt. [2, 8], *Podo.,Psor.,* **Rheum,** *Sep.,* **Sil.,** *Sulf.,* Sulf-ac., Zinc.

Stuhlfarbe: siehe Seite 52

ERBRECHEN, zahnende Kindern, bei: Calc., Bism., Hyos., Phyt. [34]

ERREGUNG, NERVÖSE: siehe Reizbarkeit

FIEBER: *Acon.* [3A, 4], *Bell.* [3A, 4], *Cham.* [3A, 4], Coff. [3A, 4], *Ferr-p., Gels., Nux-v.* [3A, 4], Phyt., *Rheum, Sil.* [3A, 4], Verat-v.

Acon.: Hauptmittel [4]

Cham.: Unruhe nachts, ständiges Herumwerfen, ausgeprägter Durst, kurze Atmung mit Angst und Stöhnen, Brustbeklemmung, warmer Kopf mit Schweiß am Kopfhaar, eine Wange rot, eine blaß, Auffahren der Gliedmaßen [4]

Bell.: wenn Cham. nicht ausreichend ist; Augen und Haut sind rot, eher Durst, Anlage zum Krampfen, Angst, Husten wie Keuchhusten [4]

Coff.: Das Fieber ist begleitet von Nervosität mit Schreien, Weinen, untröstlicher Ruhelosigkeit; wenn Acon. ohne Effekt war [4]

Nux-v.: bei Verstopfung; nervösem trockenem Husten (gegen Morgen) [4]

Sil.: bei skrofulösen Kindern, wenn das Fieber auf keine Arznei weicht, der Körper brennend heiß ist, das Gesicht rot und gedunsen; aufgetriebener Bauch, Schwellung und Verhärtung der Zervikaldrüsen, wie trockene Erbsen [4]

GESICHT, Farbe, rot: S. Seite 33

HUSTEN, Zahnung, während: Bell. [4], Calc., Calc-p., *Cham.,* **Cina** [3A], Hyos., Ip. [94], Kreos., **Nux-v.** [3A], Podo., Rhus-t.

INTERTRIGO, Zahnung, während: Caust. [8], Lyc. [8]

KONVULSIONEN, Zahnen, beim: vgl. KK I 423 u. SR II 110!
Siehe Neugeborenenperiode S. 74 ff.
Acon. [94], Ant-t. [4], Bell. [4, 92], Calc. [4], Cham. [4], Cina [4], Cupr. [4], Hyos. [4], Kali-br. [92], Stann. [4]; Stram. [4], Sulf. [4], Verat-v. [92]

MILCHSCHORF, Zahnung, während: vgl. Kopf Seite 22
Acon. [4], Am-c. [4], Ars. [4], Bar-c. [4], Calc. [4], Cham. [4], Cic. [4], Dulc. [4], Graph. [4], Lyc. [4], Merc. [4], Rhus-t. [4], Sars. [4], Staph. [4], Sulf. [4], Viol-t. [4]

Hauptmittel: Rhus-t. [4], Sulf. [4], Calc. [4]

Bei geschwollenen Halslymphknoten und ausgeprägtem Juckreiz: Am-c. [4]

OHRGERÄUSCHE, Zahnung, während: Aloe [76], Caust. [76], *Buna.* [76], *Mang.* [76], *Nit-ac.* [76], Phos. [76]

REIZBARKEIT, Zahnen, beim: **Acon.** [3A, 4], *Bell.* [3A, 4], Bor. [3A, 4], Calc., Calc-p., Cham. [4], Cina, **Coff.** [3A, 4], Kreos., Nux-v. [4]

Verstopfung, mit und trockenem Husten, wenn Acon. oder Coff. ohne Effekt sind: Nux-v. [4]

Wange, eine rot, eine blaß, Auffahren der Gliedmaßen: Cham. [4]

Wangen, abwechselnd rot und blaß: Acon. [4], Coff. [4]

SCHLAFLOSIGKEIT, Zahnen, beim: Acon., Bell. [8], Bor. [8], Calc-br. [6], *Cham.* [2, 3, 6, 8], Coff. [3, 6, 8], Cypr. [8,96], Ferr-p., *Gels.* [2], Mag-c., Phos., Ter. [2]

SPASMEN, Zahnen, beim: vgl. SR II 110 *Bell.* [3A], Calc. [3A], *Cham.*, [3A], **Cina** [3A], *Ign.* [3A], Stann. [3A], Sulf. [3A]

STRABISMUS, Zahnung, während: Alum. [92]

STROPHULUS, Zahnung, während: Caust. [4], Cham. [4], Cina [4], Graph. [4], Merc. [4], Rhus-t. [4], Sulf. [4]

STUHLFARBE: vgl. Diarrhö, Zahnen, beim: Seite 52

grünlich: mit viel Anstrengung: Merc. [92]

wässerig, schleimig, nachts: Cham. [92], Merc. [92]

Kind reizbar: Cham. [104]

stinkend, profus: Podo. [92]

unterschiedlich: Ip. [92]

weiß: *Calc.* [76]

weißlich, heiß, sauer, die Haut wundmachend: Sulf. [92]

VERSTOPFUNG, Zahnen, beim: **Bry.** [3A, 4], Mag-m. [3A, 4], **Nux-v.** [3A]

VERZÖGERTE ZAHNUNG: Acon. [92], Bell. [92], **Calc., Calc-p.,** *Fl-ac.*, Kreos. [92], Mag-c., Mag-m., **Sil.,** *Sulf.* [6, 87], Tereb. [92], Tub. [1, 3, 87]

VOLLBLÜTIG, STARK, GUT GENÄHRT, Zahnung: Art-v. [2]

ZÄHNE

FARBE:

braun, rußig: Chlor.

dunkel: *Chin.*, **Fl-ac.,** Sabin.

Flecke: Kreos.

gelb: *All-c.*, Ars., Asc-t., *Jod.*, *Lyc.*, Med., *Merc.*, Nit-ac., Ph-ac., Plb., *Sil.*, *Thuj.*

grau: *Merc.*, Phos.,Plb.

schwarz: Ant-c. [8], *Arg-n.*, **Chin.,** *Chlor.*, Con., Ign., *Kreos* [8], **Merc.,**

Merl., *Nit-ac.*, Phos., Phos-hydr. [8], Plb., Puls., *Scil.*, Sep., **Staph.**, Syph., *Thuj.*

Stellen, Streifen, mit: Staph.! [98]

FORM: verkümmerte, deformierte Zähne (Hutchinson): Syph. [18]

gezackt: Staph. [8], Syph. [8]

KARIES: s. o.

NÄGELKAUEN: s. Mund S. 38

ZUSAMMENZUBEISSEN, Neigung dauernde dazu: s. KK III 220

möchte auf etwas Hartes beißen, was den Schmerz mindert, beim Zahnen: Cic. [8], **Phyt.**, Podo. [8]

ZUNGE

vgl. KK III 249 ff.

BELAG, OHNE; REINE ZUNGE: Aeth. [4, 52], Ars. [4], Asar. [4], Bism. [4], Cina [4, 8], Dig. [4, 8], Hyos. [4], Ign. [4], *Ip.* [8, 52], *Mag-p.* [4], Nat-m. [4], Pyrog. [52], Sec. [4], Sulf. [4], Zinc. [4]

FARBE:

gelb, schmutzig: Acon. [4], *Adon.* [4], Agar. [4], Alum. [4], Arg-n. [4], Arn.[4], *Ars.*, *Aesc.* [8], *Bapt.* [8], *Bell.* [4], Bov. [4], **Bry.** [4], **Canth.** [4], *Carb-v.* [4, 8], **Cham.** [4, 8], *Chel.* [8], *Chin.* [8], Chion. [8], *Cocc.* [4], Colch. [4], **Coloc.** [4], Com., Ferr. [8], *Hydr.* [8], Indol. [8], **Ip.** [4], *Kali-bi.* [8], *Kali-chl.*, *Kali-p.* [4], Kali-s. [8], *Lach.*, Lept. [8], Lyc. [8], *Mag.-c.*, **Merc.**, Merc-ac. [4], **Merc.-c.**, Merc-d. [8], **Merc-j-f.**, *Mez.* [4], *Myric.*, Nat-m. [4], Nat-p. [8], *Nat-s.* [8], **(bräunlich** [4]), Nit-ac. [4], Nux-v. [8], *Op.*, *Ost.* [8], *Plb.* [4], Podo. [8], *Puls.* [8], **(weiß** [52]), Rhus-t. [4], *Sabad.* [4], Sabin. [4], Sang. [8], *Seneg.* [4], *Sep.*, *Stram.* [4], Sulf. [8], Verat-v., Verb. [4], *Yuc.* [8], Zinc. [8]

rot:

feuerrot: **Apis** (geschwollen [52]), *Bell.*, Calc-s., *Canth.*

Spitze: Fl-ac., *Phyt.*

weiß:

milchig, wie angestrichen: **Ant-c.** (Soor [94]), *Bell.* (Scharlach [94]), *Glon.*, Kali-j., Merc-cy.

LANDKARTENZUNGE: Agar. [4], Alum. [4], Am-m. [4], Ant-c., *Ars.*, Bor. [4], Calc. [4], Carb-v. [4], Cham., Colch. [4], Cupr. [4], Dulc. [3], Graph. [3], *Hydr.* [4], *Kali-bi.*, Kali-j. [4], Kali-m. [3], Lac-c. [4], *Lach.*, Lil-t. [4], Lyc., Manc. [4], Med. [4], *Merc.* [4], *Merc.-c.* [4], Mur-ac. [4], **Nat-m.** [4], *Nit-ac.* [4], , Ox-ac. [8], *Phos.* [4], Phyt. [8], *Ran-s.*, *Rhus-t.*, Sep. [3], Sulf. [4], Sulf-ac., Tab. [4], **Tarax.**, *Ter.*, Thuj. [4], Tub. [7]

die nichtbelegten Stellen sind empfindlich: Tarax. [96]

ZAHNEINDRÜCKE: Ant-t., **Ars.**, Ars-m., Atro., Bapt. [4], Calc. [76], *Carb-v.*, Card-m. [4], **Chel.**, Crot-c. [76], Crot-t. [4], Dulc., Glon., *Hydr.*, Ign., *Jod.*, Kali-bi. [8], Kali-j., Magn-m. [4],

Merc., Merc-c. [8], *Merc-d.* [8], Merc-j-f. [4], *Merc-sulf.* [8], Nat-p. [8], Pip-n. [4], Plb., *Podo.,* Puls. [4], **Rhus-t.,** Sanic. [8], *Sep.,* Stram., Sumb., *Syph.,* Tell., Vib., Yuc. [6, 8]

INNERER HALS

vgl. KK III 267 f.

ENTZÜNDUNG – FARBE:

rot: Absin., **Acon.,** *Aesc.,* Aeth., *Ail., Alum.,* Am-br., Ant-t., *Apis,* **Arg-n.,** *Ars.,* Atro., Aur-m., Bapt., **Bell.,** Berb., Brom., Bry., Calc., *Calc-p., Calc-s.,* Canth., **Caps., Carb-ac.,** Carb-an., Carb-v., Caust., Chlol., *Cist.,* Clem., Coc-c., Colch., Cop., Crot-t., Cupr., Cycl., Ferr-p., *Fl-ac., Gels.,* Gent-c., Gins., *Guaj.,* Hippoz., *Hyos.,* Ign., Ind., Iris, *Kali-bi., Kali-chl.,* Kali-j., Kali-n., *Lach.,* Lac-ac., **Lyc.,** *Mandr.* [96], , *Merc., Merc-c., Merc-j-f.,* Merc-j-r., [8], Merc-nit. [8], *Mur-ac., Nat-a., Nat-c., Nit-ac.,* Nux-m., *Nux-v.,* Op., Ox-ac., *Petr.,* Phos., **Phyt.,** Pic-ac., Rhus-t., Rhus-v., Sal-ac. [8], , Sec., Sep., Sil., **Stram.,** *Sulf.,* Sulf-ac., Tab., Tarant., Verat.

dunkelrot: Acon., *Aesc., Ail.,* Alum. [8], *Am-c.* [8], Am-caust. [8], Amygd-p. [8], *Apis* [8], Arag. [8], **Arg-n.,** Ars. [8], **Bapt.,** Bell. [8], Canth. [8], Caps., **Cham.,** *Crot-h.,* Diph. [8], Gymn. [8], *Kali-bi., Kali-j.,* Kali-s., *Lach.,* Merc-c. [8], *Merc-cy., Merc-j-r., Mez.,* Mur-ac. [8], *Naja,* Nat-a., Pent. [8], Phos. [16], *Phyt., Puls.,* Rhus-t., Wyeth. [8], Zinc-carb. [8]

TONSILLEN:

Eitrige Beläge: Aesc., *Alumn.,* Am-m., *Anac.,* Anan., *Apis,* Aur., *Bar-c.,* **Bar-m.,** *Bell.,* Calc., *Calc-s.,* Calend. [96], *Canth., Cham.,* Cub., Cupr., Cur., Daph., *Echi.* [96], *Guaj., Gun.* [96], **Hep.,** Ign., *Kali-bi.,* Kali-s. [96], *Lac-c., Lach., Lyc., Manc.,* **Merc.,** Merc-c., *Merc-j-f., Merc-j-r., Myris.* [96], Nit-ac. [96], Phyt., *Plb., Pyrog.* [96], Rhus-t. [96], *Sabad., Sang., Sep.,* **Sil.,** Strepto. [96], *Sulf.,* Vip. [96]

links: Lach., Sep. [16]

rechts: Bar-c., *Lyc.*

Beläge zusammenfließend: Phyt. [52]

Tonsillenhyperplasie: Agra. [95], *Alumn., Apis* [96], *Ars-j.* [8, 96], *Aur.* [8, 96], *Aur-j.* [96], Bac. [8], **Bar-c., Bar-j.,** [8, 96], **Bar-m.,** *Brom.* [8, 96], *Calc.,* **Calc-chl.** [96], Calc-f. [8], *Calc-j., Calc-p., Cedr., Chen-a.,* Chin., Cist. [96], *Cupr.* [96], *Ferr.,* Ferr-p. [8], *Hep.,* **Jod.** [8, 96], *Kali-bi., Kali-c.,* Kali-chl. [8, 96], *Kali-j.,* **Lach., Lyc.,** *Merc.,* Merc-j-f., *Merc-j.r.* [8, 95], *Merc-sub.* [96], Nat-a., *Nat-m., Nit-ac.,* Petr., Phos., *Phyt.,* Pbl-j. [8], *Sep., Sil., Staph., Still.* [96], *Sulf., Sulf-j.* [8, 96], *Syph.,* Thuj. [8, 95, 96], Tub. [96], Vesp.

Schwerhörigkeit, mit: *Agra.* [8], Aur. [8], *Bar-c.* [8], Calc. [53], Calc-p. [8], *Hep.* [8], *Kali-bi.,* Lyc. [8], *Merc.* [8], *Nit-ac.,* [8], Plb. [8], Psor. [8], Sep. [16], *Staph.* [8]

Schwellung der Tonsillen: s. KK III 285

links: Aesc. [76], Apis, Bar-c., Cist. [76], Jod., Kali-p. [76], **Lach.**, Merc-j-r., Nux-m. [76]

rechts: Am-c. [76], Apis [76], Bar-c. [76], *Bell.*, Dulc. [76], Gels. [76], Ham. [76], Hep. [76], Lac-c., *Lyc.*, Merc. [76], *Merc-j-r.*, Nicc. [76], Phos. [76], Phyt., Plat., Sabad., Spong., Tarant., Thuj. [76]

Varizen auf den Tonsillen: *Bar-c., Bar-m., Ham., Lach.*

UVULA:

Schwellung, ödematös, sackartig: **Apis** (Kleider auf! [95]), Ars. [8], Caps. [8], Crot-t., **Kali-bi.**, Kali-br., *Kali-j.*, Kali-ma., Lach., Merc-c. [3], *Mur-ac., Nat-a.* [8], *Nit-ac.*, Phos., Phyt. [3, 8], Rhus-t. [3, 8], *Sulf-ac.*, Tab.

ÄUSSERER HALS

KOPFNICKERHÄMATOM, MUSKULÄRER SCHIEFHALS, NEUGEBORENE/SÄUGLINGE: Arn. D 4 [52], Graph. D 6 [52], Sil. D 6 [52]

LYMPHADENITIS COLLI: s. KK III 303 und 308

Aesc., Aeth. [34], *Agar., Alum., Alumn., Am-c., Am-m.*, Ant-c., Ant-t., *Apis*, Arn., Ars-j. [52], **Arum-t., Bar-c., Bar-m., Bell.**, Bov., **Calc.**, Calc-f. [95], Calc-s., Camph., Canth., *Carb-an.*, Carb-s., *Carb-v., Cham.*, Cinnb., **Cist.**, *Con.*, Cupr., *Dulc.*, Ferr., Fer-j., **Graph.**, *Hell.*, Hep., Ign., *Jod.*, Kali-bi., **Kali-c.**, *Kali-j.*, Kreos., *Lap-a.*, Lach., Led., *Lith.*, **Lyc.**, *Mag-m.*, **Merc.**, *Merc-c.*, Merc-cy. [52], Mur-ac., *Nat-c., Nat-m., Nat-s., Nit-ac., Phos., Phyt., Psor., Puls.*, **Rhus-t.**, *Sep.*, **Sil.**, *Spig., Spong.*, **Staph., Sulf.**, Sulf-ac., Tarant., Tep., Thuj., *Tub.*, Vesp., Zinc.

hart: *Alumn.*, Am-c., Ant-c., Bar-c., *Bar-j.*, **Bar-m., Bell., Calc.**, Calc-f., **Calc-j.**, *Calc-p.*, **Carb-an.**, Carb-s., *Carb-v., Cist.*, **Con.**, *Cupr., Dulc., Graph., Hekla., Hep.*, **Jod.**, *Kali-j., Lyc., Merc., Nat-c.*, Nat.-m., *Nit-ac.*, Puls., *Rhus-t., Sars.*, Sep., **Sil.**, *Spong.*, Staph., **Sulf., Tub.**

perlschnurartig: Bar-j., Bar-m., *Calc.*, **Calc-j.**, *Cist., Dulc.*, Hekla, Hep., *Jod.*, Lyc., *Merc., Psor.*, Rhus-t., *Sil., Sulf.*, **Tub.**

Scharlach, nach, anhaltend: **Bar-c.**

schmerzhaft, rechts: Lyc. [94]

OPISTOTONUS: s. KK II 309 f. und Kopf S. 20

SCHLANKER HALS (ABMAGERUNG): *Calc.* (kurz!), Jod., *Lyc.*, **Nat-m.**, *Sanic., Sars.*, Sulf. [94]

TORTICOLLIS: Aesc. [96], Agar. [96], Anac. [96], Ang. [96], Ars., Asar., *Bell.* [34, 96], *Bry.* [96], *Calc., Calc-f.* [96], *Calc-p.* [96], Carb-v. [96], Caul., *Caust.*, Chel. [96], Chin. [16, 96], *Cic.* [96], **Cimic.** [96], Cina, *Colch., Coloc.* [96], *Cupr., Dulc.* [96], Euph. [96], Eup-pur., *Gels.* [96], Glon. [96], *Graph., Guaj.* [96], Hura, *Hyos.*, Kali-j. [96], Lac-c., Lach. [34], **Lachn.!**, *Led.* [96], **Lyc.!** Mag-c. [16], Mag-p. [96], Mez. [16], Nit-ac. [96], *Nux-v.*, **Phos.**, Puls. [96], *Ran-b.* [76, 96], Rhod. [96], **Rhus-t.** [96], *Sil.* [96],

Spig. [96], Staph. [96], Sulf., Tarax. [96], *Thuj.* [96]

Kinn gezogen zum Brustbein: *Cann-s.*

nach links: Asar., Caul., **Lyc.,** *Nux-v.,* **Phos.**

nach rechts: Caust., *Cupr., Lachn.,* Lyc.

KEHLKOPF

STIMME: vgl. KK III 320 f.

heiser:

Kindern, bei: Cham.(Zahnung [94])

Überanstrengung der Stimme, durch Schreien: Acon., Alum., *Arg-m.,* **Arum-t., Caps., Caust.,** Coll., Ferr-p., *Kali-p., Mang., Nat-m., Phos.,* **Rhus-t.,** *Sel.,* Seneg., *Still.*

rauh:

vergrößerten Mandeln, bei: Brom [21]

tief: Ambr., Am-caust., Anac., Ant-c., Arn., *Arum-t.,* Aur-m., Bar-c., *Brom.,* Camph. [8], **Carb-v.,** *Caust.* [8], Cham. [3], *Chin.,* Chin-s., Coc-c., *Colch.,* Dig., **Dros.,** Hep., Jod., Lac-ac., Laur., Mag-m., Mag-s., Nux-v., Op., Par., *Phos.,* Pop-c. [8], Samb., Sang-n. [8], Spong., *Stann.,* Sulf., Verat., *Verb.*

„Baßstimme": Carb-s., **Dros.,** Laur., Mag-s., Sulf. [16], Sumb., Verb. [Baßtrompete [95])

tonlos: Agn., Ambr., *Calad.,* Carb-an., Chin., **Dros.,** Hep., Nat-c., Rhod., Samb., Spong., **Stram.,** Thuj.

STRIDOR, INSPIRATORISCHER:

Neugeborene und Säuglinge (congenitus): Cuprum [52]

Pseudokrupp, bei (Stridor und Krupphusten): **Acon.,** All-c., Alumn., Am-caust [52], Anac., *Ant-t., Ars., Ars-j.,* Arum-t., Asaf., *Bell.,* Benzoin [8], **Brom.,** Bry. [8], *Calc., Calc-f.* [8], *Calc-j.* [8], **Calc-s.,** *Canth., Carb-ac., Carb-v.,* Caust., *Cham.,* Chin., *Chlor.,* Cina [96], Cor-r. [96], *Cupr.,* Dros., Euph. [8], Ferr-p. [8], Gels., **Hep.,** Ip. [96], *Jod.,* **Kali-bi.,** Kali-br. [8], *Kali-chl.,* Kali-j. [96], *Kali-n.* [8], *Kali-p.,* Kaol., Lac-ac., Lac-c. [96], *Lach., Lob., Lyc.,* Meph. [8], Merc-j-f. [8], Mosch. [8], Naja, *Nat-m., Nit-ac.,* Petr. [8], **Phos.,** Phyt. [96], Poth. [8], Rumx. [96], *Samb., Sang.,* **Spong.,** Staph. [96], *Still.,* Stram. [96], *Verat-v.* [8]

Mitternacht, vor: **Spong.**

Nacht, nach der: **Spong.**

erhitzt werden, durch: **Brom.** (Hals berührungsempfindlich [52])

getragen werden, möchte, bei Pseudokrupp: Brom.

kalter, trockener Luft, nach Einwirkung von: **Acon., Hep.,** Kali-bi.

Keuchhusten, bei: **Brom.**

Liegen verschlechtert: Hep.

Schlaf, nach Schlaf schlechter: **Lach.**, *Spong.*

Schnupfen, mit: *Acon., Ars.,* Cub., *Hep., Nit-ac., Spong.*

wiederkehrend: Calc., **Calc-s.**, **Hep.**, Phos. [94], Sulf. [94]

„zur Unzeit" – Kehlkopfattacken: Ign. [21]

BRUSTORGANE, BRUSTKORB

ATMUNG:

Asphyxie der Neugeborenen: s. Neugeborenenperiode S. 68

Expiratorisches Hindernis: Asthma: vgl. KK III 331 f. Das Kapitel Asthma ist in ausführlichen Arzneimittellehren zu studieren.

Disposition zu asthmatischen Beschwerden und Bronchialkatarrh: Nat-s. [2]

Atemgeräusche: s. KK III 343 f.

BRUSTDRÜSEN/SÄUGLINGE:

s. Neugeborenenperiode, Brustprobleme S. 70

Knoten in den Mammae: s. KK II 233

BRUSTKORB, FLACH: Tub. [52, 76]

rachitisch deformiert, sog. Glockenthorax, als Zeichen der sog. Spätrachitis (Harrison-Furche): Calc. [94], Calc-f. [94], Calc-p. [94], Lyc. [94], Phos. [94], Sil. [94], Sulf. [94]

HAUT:

Gefäßzeichnung im Schulter-Brust-Bereich: Calc-f. [52], Lyc. [94]

Netzwerk aus Kapillaren, Brusthaut: Carb-v.

Vgl. Haut, netzförmige Venenzeichnung: s. KK I 424 und II 166 Berb., *Calc., Carb-v., Caust.,* Clem., *Crot-h., Lach.,* Lyc., Nat-m., Ox-ac., Plat., Sabad., Thuj.

HERZ:

Herzklopfen:

Kinder, die zu schnell wachsen: Ph-ac. [8]

Würmer: Spig. [8]

PULS:

s. KK I 432 f.

s. Anhang Kapitel Fieber S. 195, 209

vgl. äußerer Hals, Pulsieren: KK III 303

SCHWÄCHE: z. B. bei ICP-Kindern: vgl. KK II 235 f.

Atmen, beim tiefen: Carb-v., *Plat.*

Auswurf, nach: **Stann.**

Husten, durch: Graph., *Nit-ac., Ph-ac., Psor.,* Ruta, Sep., **Stann.**

die Schwäche macht Husten unmöglich: Stann.

MAGEN

ABNEIGUNG MUTTERMILCH:
s. verweigert S. 78

AKUTE VERDAUUNGSSTÖRUNG
[3A]: *Aeth.*, Chin., **Ip.**, *Nux-v.*, *Puls.*

Magenverstimmung nach Milch: [33/104]
Aeth., Bac., Calc., Lac-v., Merc. [92], Nat-c., Ol-j., Sil., Tub., Val.

und Durchfall, verbunden mit Soor: Nat-c. [21/104]

ALLERGIE: PRAKTISCH DAS SPEZIFIKUM GEGEN MILCHALLERGIE: Tub. [33, 104]

ANGEEKELT VOM ESSEN, wird: Ferr. [2]

AUFSTOSSEN: vgl. KK III 424 ff.

laut: Sulf.

leer: Ant-t., Calc., Carb-v., Carb-ac., Lyc., Sulf., Zinc.

Luft, große Mengen: Arg-n., Asaf., Bapt., *Carb-v., Hep., Lyc., Phos.*

Milch, nach: Alum., Am-c., Ant-t., *Calc.*, Carb-ac., Carb-s., *Carb-v., Chin., Cupr.*, Iris., Lyc., *Mag-c., Nat-m.*, Nat-s., Petr., Phos., *Sulf., Zinc.*

sauer: Am-c., *Calc., Carb-v., Chin.*, Iris., *Lyc., Mag-c.*, Merc., *Nux-v.*, Phos., *Sulf.*, Zinc.

Süßigkeiten, nach: *Arg-n., Caust.*, Raph., Zinc.

wässrig: *Calc., Cupr.*, Phos.

„BÄUERCHEN", „SCHÜTTEN" DER SÄUGLINGE:

Aeth: Herauslassen der Milch, verlangt dann wieder gierig die Flasche [95]

Ant-c.: nach dem Herausgeben der Milch will das Baby nicht mehr trinken, weiße Zunge [95]

Bism.: allgemeine Unverträglichkeit gegen Flüssigkeit, Luftaufstoßen, weiße Zunge, Magenschmerzen — Überstreckung [52, 95]

ERBRECHEN: vgl. KK III 453 f.

Mitternacht, nach: **Ferr.,** Nat-m.

habituell: Iris [92]

Muttermilch, nach: siehe Stillprobleme S. 78

Milch, nach: **Aeth.** (Sommerhitze [94, 95]), *Ant-c., Ant-t.*, Arn. [76], *Ars.*, Ars-j., Atro., Bar-c., Bell., Bov. [76], Bry. [76], *Calc., Calc-p.* [76], Carb-v., *Cham.* [76], Chin. [95], *Cina* [76], Ferr. [8], *Jod., Iris,* Kali-bi., Kreos. [8], Lach., Lyc. [76], Mag-c., Mag-m. [8], Merc-c., Merc-d., Merc-s. [8], Morph., Nux-v. [76], Phos., *Ph-ac., Podo.*, Rheum [76], Samb., *Sanic., Sep.*, **Sil.,** Spong., Sulf., **Valer.,** Vip.

geronnenen Klumpen in: gerade nachdem die Milch begierig aufgenommen wurde; so groß, daß das Kind fast daran erstickt; manchmal auch ölig und grünlich aussehend: Aeth. [102/104]

Zweites Mittel nach Aethusa, ohne Zögern: Val. [104]

sauer, die Flaschennahrung wird im Magen: beim Kochen ein wenig Kreide hinzufügen [104]

Keuchhusten, bei: Carb-v. [7], Coc-c. (zäher Schleim) [52], Cupr. [7], Cupr-ar. [52], Dros. (Speise) [52], Ferr-p. [7], **Ip.** [18], Kali-br. [7], Meph. [52]

Masern, bei: **Ant-c.**

Scharlach, bei: Ail. [8], *Bell.* [8]

zahnenden Kindern, bei: Calc., Bism., Hyos., Phyt. [34]

Zorn, nach: **Cham., Coloc., Nux-v.,** *Valer.*

zyklisch/periodisch, bei Säuglingen: Aeth. [92], Ars. [92], Ip.[92], Verat. [92]

ART DES ERBROCHENEN:

Haematin: Arg-n. [52], Chin. [52], Crot-h.[52], Kreos. [52]

Milch: Aeth., *Ars., Calc.,* Carb-v., *Iris, Jod.,* Kali-bi, Lach., Merc-c., *Merc-d.,* Phyt., *Podo,* Samb., Sep., Spong., Sil., Sulf.

geronnene Milch: **Aeth.,** *Ant-c.,* Ant-t., **Calc.,** Ip. [8], *Mag-c.* [8], Mag-m. [8], Merc-c., Merc-d. [8], *Nat-m.,* Nat-p., Podo. [8], Sabin., Sanic. [8], **Sil.,** *Sulf., Sulf-ac.,* **Valer.**

viel, sobald Milch getrunken wird: Aeth. [92], Calc. [92]

Schleim, durch Husten: Ant-t., Con., *Dros., Ip., Nit-ac., Puls., Sil.,* Thuj., *Verat.*

Speisen, durch Husten: Anac., Anan., *Ant-t.,* **Bry.,** *Coc-c.,* Dig., *Dros., Ferr.,* **Ip.,** *Kali-c.,* Laur., *Mez., Nat-m., Nit-ac., Ph-ac., Puls.,* Sep.

HEISSHUNGER AUF FLEISCH, TUBERKULÖSE BELASTUNG:

Mag-c. [2]

SCHLUCKAUF, SINGULTUS:

s. KK III 469

Säuglinge, der: Warme Windel auf die Magengegend [94, 103], Acon. [92], Aeth. [103], Arn. [103], Calc. [94], Cupr. [52], Hyos. [92], Ign. [104], Mag-p. [92,52], Nux-v. [92], Puls. [92], Teucr. [52, 103]

Gastroenteritis, bei: Aeth. [103]

Nahrungsaufnahme, nach der, Brustkinder: Teucr. [52]

Operation, nach: *Hyos.* [76]

schmerzhaft: Cupr. [52]

Weinen, nach: Arn. [103]

VERWEIGERT MUTTERMILCH, SÄUGLING:

Ant-c. (Abneigung), Ant-t. (Abneigung), *Bor., Calc.,* **Calc-p.,** Cina, Lach., *Mag-c.* [7], *Merc.,* Nat-c. (Abneigung), Rheum [3] (Abneigung), Sil., Stann. [7]

Beachte:

Die der Gesamtperson zuzuordnenden Eigenschaften: Abneigung, Verlangen, Unverträglichkeit von

Speisen und Getränken, ist in einschlägigen Repertorien und Arzneimittellehren ergänzend zu studieren. (SR II 216 ff.)

ABDOMEN

BAUCH, AUFGETRIEBENER, FLATULENZ:

Kinder: Bar-c., Calc., Caust., *Cina,* Cupr., Mag-p. (Säuglinge) [92], Senna (Säuglinge) [92], Sil., Staph., **Sulf.**

aufgetrieben, hart, heiß: Sil. [2]

Koliken, Kopfschuppen: Psor. [2]

Zahnung während, mißgelaunt: Staph. [2]

BAUCHDECKEN, DÜNNE HARTE: Calc., Sil. [52, 95]

BAUCHHAUT: Eruptionen,bei Abheilung Leberflecken hinterlassend, eher dünn als dick, sykotische oder syphilitische Diathese: Thuj. [2]

KITZELIG BEI UNTERSUCHUNG: Phos. [94]

LANGSAME VERDAUUNG [3A]: *Bar-c.,* **Calc.,** *Ip.,* Merc., *Nux-v., Puls.,* **Sulf.**

LEISTENBRUCH, KINDERN, bei (inguinal und scrotal): Ant-c. [92], **Aur.,** Bell. [104], Cham. [3A], Cina [30], Cocc. [92], Lyc. [92], *Nit-ac.,* [104], Nux-v. [92], *Sulf.* [3A], Verat.[3A]

links: Nux-v.

rechts: Aur., Lyc.

eingeklemmt, Säuglingen, bei: Nux-v. C 30! [94]
Die Verspannung der Bauchdecken muß sogleich verschwinden und die Reposition leicht möglich sein, sonst Klinikeinweisung!

schmerzhaft: *Alum.,* Aur. [16], Cic., Cocc., Phos. [16], *Sil.*

Schreien, vom: Aur. [104], Cham. [104], Cocc. [104], Nux-v. [104], Sulf. [104]; Verat-a. [104]

TRAGEN, MIT DEM BAUCH AUF DER SCHULTER BESSERT; MÖCHTE SO GETRAGEN WERDEN: Cina [98], Coloc., Podo. [98], Stann. [3, 7], (ICP-Kind) [94], Stram. [98]

VERGRÖSSERTER, BAUCH, KINDER: Abrot. [52], Alum. [3], **Bar-c., Calc.,** Calc-p. (schlaff) [52], Caust. [16], Cupr., Mag-m., Phos. [18], *Psor., Sanic., Sars.,* **Sil.,** *Staph.* [2], *Sulf.,* Thuj. [21]

Marasmus, bei: **Calc.,** *Sanic., Sars.*

Pubertät, bei Mädchen in der: Calc. [8], Graph. [8], Lach. [8], Sulf. [8]

NABEL

Absonderung (Neugeborene/Säuglinge): *Abrot.* [92, 104] (verzögerte Heilung [21]), *Calc., Calc-p.* [92, 104], Hyos. [92], *Kali-c.,* Lyc., Med. [35], **Nat-m.,** Nux-m., Phos. [104], Sil. [104], Stann.

blutig: Lokal Muttermilchtupfer [94], Abrot. [8, 76, 92, 104], *Calc., Calc-p.,* Crot-h. [104], *Lach.,* Lyc. [94], Nat-m. [104], Nit-ac. [104], *Nux-m.,* Phos. [104]

Haemophilie: Crot-h. [104], Phos. [104]

und Sepsis: Crot-h. [104]

Syphilitische Diathese: Nat-m. [104], Nit-ac. [104]

Entzündung des Nabels, Neugeborene: Hep. [92]

Granulom, feucht, überschießend: Calc.

Hernie: *Calc.!,* Calc-p. [94], Cocc. [104], *Lach.,* Lyc. [94], *Nux-m.,* **Nux-v.** [92], *Op.,* Plb. [12], Sulf. [92, 94]

Offener, Nabel, Urin sickert hervor: Hyos. [50]

Rötung, Ekzem: Calc. [94], Med., Merc- pr-r. [8], Sulf. [94]

REKTUM

vgl. KK III 603 f.

DIARRHÖ, KINDERN BEI: *Acon.,* **Aeth.,** *Agar.,* Agn., Ant-c. [3A], Apis, *Arg-n., Ars.,* Bar-c., Bell. [3A], *Benz-ac., Bor.,* **Calc.,** *Calc-p.,* **Calc-s.,** Carb.-v. [3A], **Cham.,** *Cina, Crot-t., Dulc., Ferr., Form.,* Gamb., Hell., Hep. [3A], **Ip.,** *Iris,* Kreos., *Mag-c.,* **Mag-m.,** Med. [76], **Merc.,** *Mez., Nat-m.,* Nux-m., Nux-v. [3A], Olnd., **Phos.,** [76], **Podo., Psor.,** *Puls.,* **Rheum,** Sabad., Samb., Sep., **Sil.,** Stann., *Staph.,* **Stram., Sulf.,** Sulf-ac., *Valer.,* Zinc.

Säuglingsalter, im, Diarrhö:

akute: Aloe [104], Ars. [104], Crot-t. [104], Merc. [104], Podo. [104], Sulf. [104]

Erbrechen, Durchfall auch mit: Ant-t. [104]

Exsikkose; Durchfälle, dünn, gelblich, stark stinkend, auch gärig, schmerzlos, reichlich, herausrinnend, herausschießend: Carb-v. [52] (Intoxikation), Cupr.-ars. [52], Podo. [1, 104], Verat [52]

Muttermilch, nach Trinken von: vgl. Stillprobleme S. 78

Schmerzen; mit heftigen Bauchschmerzen (bei epidemischer Virusenteritis): Cupr-ar. [104]

Nabelgegend, in der: Ip. [104]

Sommer, im:

Stuhlbeschaffenheit:

blutig tingierter Stuhl: Ip. [92]

dünn, hell gefärbt, nach faulen Eiern riechend: Calc. [92]

und scharf: Carb-v. [92] — dünn, . . .

grün: Calc-p. [104], Cupr. [92], Ip. [92], Mag-c. [92], Med. [104], Podo. [92]

grünlich, sauer und spärlich: Merc. [92]

Koliken mit; Stuhl von fauligem Geruch, weiß oder bräunlich und klumpig: Bry. [92]

scharf (nach Mitternacht): Ars. [92]

scharfe, schleimige Stühle mit häufigem Wasserlassen: Ant-c. [92]

unverdaute Teile enthaltend (nach der Mahlzeit): Chin. [92]

vergorene Stühle, mit flockigen Teilen oder mit Blutstreifen: Ip. [92]

Zahnung, während: s. S. 40

OBSTIPATION:

Neugeborenen, der: **Nux-v.** [76], **Op.** [76], *Sulf.* [76], *Zinc.* [76]

Stillkindern, bei:

Stühle hell, bröckelig: Mag-m. [52]

Mutter, der, geben 12 × alle 2 Stunden, für einige Tage: Puls. [101]

künstlich ernährten Kindern, bei (Flaschenkinder): Alum. [8], Bry. [4], Mag-m. [104], Mag-p. [104], Nat-p. [104], Nux-v. [8], Op. [8]

chronische: Alum. [4], Sulf. [4]

Säuglinge:

Angst vor dem Stuhlgang, Kind hat deswegen Schmerzen; oder die Schmerzen zwingen es, die ersten Anstrengungen zu unterlassen: Sulf. [92]

kraftlose Austreibung: Nux-v. [92]

Krampfschmerzen mit; wenn jeder Versuch durch schrilles Schreien angezeigt wird; viel Blähungen, große Mengen von Urin: Mag-p. [104]

Stuhldrang, wenn über Tage überhaupt keiner besteht. Keine Fähigkeit, den Stuhl auszutreiben. Wenn dann noch eine Anämie vorliegt, wirkt es sanft und sofort: Alum. [104]

Zahnung, während: **Bry.** [3A], **Nux-v.** [3A], Mag-m. [3A]

Stuhl:

groß, hart, trocken, Schwierigkeiten, ihn abzusetzen: Bry. [92, 104]

hart, trocken mit milchigem Urin: Med. [92]

Kleinkindern, bei: Acon. [76], *Aesc.* [8], *Alum.* [3A], Ant-c. [76], Apis [8], Bell. [8], *Bry.* [3A], Calc. [8], Caust. [8], Cham. [76], *Coll.* [8], Croc. [8], *Graph.* [76], *Hep.* [76], *Hydr.* [8], Kal-s. [21], **Lyc.** [3A], *Mag-m.* [8], Nat-m. [76], Nit-ac. [76], **Nux-v.** [3A], Nyct. [8], **Op.** [3A], *Paraf.* [8] (behinderte Kinder [99]), *Plat.* [76], *Plb.*[76], *Podo.* [8], *Psor.* [8], Puls. [21], Sanic. [8], *Sep.* [8], *Sil.* [8], Sulf. [3A], *Verat.* [3A]

Coecumreizung, chronische, rechte Fossa iliaca auffällig stark gefüllt: Thuj. [21]

Einnässen leicht, wenn verstopft: Sep. [21]

Schmerz zwingt Kind, Bemühungen aufzugeben: Ign. [8], Lyc. [8], *Sulf.* [8], Thuj. [8]

wohler fühlend sich — bei Obstipation: Calc. [21, 52]

ANUS

Intertrigo [3A], *Acon., Bor., Carb-v.,* Caust., **Cham.,** Graph., *Ign.,* Med. [52], Merc., Puls., Sep., Sil., Sulf.

rot: Aloe, Ars., Cham., Nat-m., *Petr.,* **Sulf.,** Valer., *Zing.*

Wundheit: s. KK III 631

STUHL

s. KK III 651 f.

BLUTIG, IN STREIFEN: Am-c. [16], Arn., Bry., Calc., Carb-an. [16], Cina, *Colch., Coloc.,* Con., *Kali-bi.,* Led., Mag-m., **Merc.,** *Nat-s.,* **Nit-ac., Nux-v., Podo.,** Puls., Scil., *Sulf.,* Sulf-ac. [16], Thuj., *Trom.*

verkohltes Stroh, wie: *Lach.*

FARBE:

gelb, wird grün beim Stehen: *Arg-n.,* Rheum

weiß, Zahnung während: Calc. [76]

GERUCH:

Eier, wie faule: Arg-n., *Ars.,* Asc-t., *Calc., Carb-ac.,* **Cham.,** Hep., Karl., Med., Olnd. [3], **Psor.,** *Staph.,* Sulf., Sulf-ac.

Blähungen, wie faule Eier: Ant-t., **Arn.,** *Cham.,* Coff., Fl-ac., *Hep.,*Nat-c. [16], Nat-m., Olnd., *Psor.,* Spig. [16], *Staph.,* **Sulf.,** *Tell.*

sauer riechend: Aeth., Arg-n., *Arn.,* Bell., **Calc.,** Camph., Carb-s., Cham., Colch., *Coloc., Colost.,* Con., Cop., *Dulc., Graph.,* **Hep.,** Iris, *Jal.,* Jatr. [96], Lyc., *Mag-c.,* **Merc.,** Mez., Nat-c., *Nat-p.,* Nit-ac., *Olnd.,* Petr. [3], *Phos.,* Podo., **Rheum,** Rob., Sep., Sil., **Sulf.,** Verat.

KONSISTENZ:

zuerst fest, hart, dann dünn, flüssig: Agar., Aloe, Alumn. [3], Am-m. [3], Asaf. [3], Bar-c. [3, 16], Berb. [3], Bor. [3, 16], **Bov.,** *Bry.* [3], **Calc.,** Calc-f., Calc-p., Carb-an. [3], Carb-s., Caust. [3], Chin. [3], Kali-bi [3], Lact., **Lyc.,** Mag-c. [3, 16], *Mag-m.* [3], Mur-ac. [3], Nat-c., *Nat-m.,* Nat-s., Pall. [3], Ph-ac. [3], Rheum [16], Sars. [3], Spig. [16], *Stann.* [3], Staph. [16], Sulf-ac., Sulf. [3, 16], Tarant.

zuerst hart, dann weich: Aeth., Alumn., Am-m. [16], Berb., Carb-an., Carb-v. [16], Caust., Graph. [16], Kali-c. [16], Mag-c. [16], Mag-m. [16], Mez. [16], Mur-ac. [16], Nat-c. [16], Ph-ac. [16], Sars. [16], Sep. [16], Spong. [16], Staph. [16], Sulf-ac. [16], Zinc. [16]

UNVERDAUT: Abrot., Acet-ac., Aesc., *Aeth., Aloe,* Am-m., *Ant-c., Apoc.,* Arg-m., *Arg-n., Arn.,* **Ars.,** Asar., Bar-c., Bor., **Bry.,** Cahin., **Calc.,** Calc-p., Calc-s., *Carb-s.,* Cham., **Chin., Chin-a.,** Cimic. [3], *Cina, Coloc.,* Con., Cop., Crot-t., Dulc., *Elaps.,* **Ferr., Ferr-ar.,** Ferr-p., *Gamb.,* **Graph.,** Hell. [3], *Hep.,* Ind., Ip., *Iris,* Jab., Jod., Kali-c. [16], Kali-p., Kreos., Lach., Laur., *Lept., Lyc.,* Lyss., *Mag-c.,* **Mag-m.,** *Mag-s.* [96], **Meny.** [3],

Merc., Merc-c., Mez., *Nit-ac., Nux-m.,* Ol-j., **Olnd.,** Ox-ac., *Petr.,* **Ph-ac., Phos.,** Phys., Phyt., *Plat.,* **Podo.,** *Psor., Raph.,* Rheum, *Rhod., Rhus-t.,* Rhus-v., *Sang.,* Scil., *Sec., Sil.,* Stann., Staph., Stram., *Sulf.,* Sulf-ac., Thuj., *Tub.,* Valer. [3], Verat.

morgens: Chin., Olnd.

nachts: Aeth., Am-m., Bor., Bry., **Chin.,** Coloc., **Ferr.,** Verat.

hart: Calc.

Milch, nach: *Mag-c.,* **Mag-m.**

Obst, nach: **Chin.**

Speisen vom vorigen Tag: Olnd.

WECHSELND, IN FARBE UND BESCHAFFENHEIT: Am-m., Berb., Cham., Colch., *Dulc.,* Mur-ac. [16], *Podo.,* **Puls.,** Sanic., *Sulf.*

WUNDMACHEND: Acon., *Aloe,* Alum., Am-c., Ang. [3], *Ant-c.,* Arg-n. [52], *Arn.,* **Ars.,** Ars-j., *Bapt.,* Bar-c., Bry., Calc., Cann-s. [3], Canth., Caps. [3], Carb-an., Carb-s., Carb-v., Caust. [3], *Cham., Chin.,* Colch., *Coloc.,* Colost., *Dulc., Ferr.,* Ferr-ar., Ferr-p., *Gamb., Graph.,* Hell. [3], *Hep., Hydr.,* Ign., **Iris.,** Kali-ar., Kali-c., Kali-p., Kali-s., Kreos., *Lach.,* Lept., **Merc.,** *Merc-c., Merc-d.* [3], *Mur-ac.,* Nat-c. [3], **Nat-m.,** *Nit-ac.,* Nux-m. [3], *Nux-v.,* Petr. [3], *Phos.,* Ph-ac. [3], Plan., Podo., **Puls.,** Sabin., Sars., Sel. [3], Sep. [3], Spong. [3], Stann. [3], *Staph., Sulf.,* Syph., Tab. [3], *Tub.,* **Verat.**

Vgl. Anus, Wundheit: KK III 631

WÜRMER: s. KK III 622

Kindern, bei [76]: Cic., **Cina,** *Gaert., Ign., Nux-m., Ruta,* **Spig.**

Konvulsionen: s. S. 76

Strabismus: s. Augen Seite 26

Verwurmung, chronische, Disposition: Calc. [96], Cina [21], Cupr. [96], Graph., [96], Nat-p.[96], Nat-s. [96], Sil. [96], *Spig.* [21], *Stann.* [21, 96], *Sulf.* [96]

Zahnung, schwieriger bei: **Sil.**

Zahnung, bei, mit Verstopfung: **Dol.** [76]

(Voegeli [95]: „In hartnäckigen Fällen, insbesondere bei Oxyuriasis, kann die Wirkung der homöopathischen Potenzen noch durch folgende Diätschaukeltherapie verstärkt werden. Man gibt während 3 Wochen vorwiegend Fleischkost mit Eiern, Teigwaren und Brot und hierauf 3 Wochen lang eine lactovegetabiltsche Kost (Milchprodukte, Kartoffeln, Gemüse und Früchte, wobei aber das Brot und alle Produkte der ersten Diät möglichst gemieden werden sollten). Diese Schaukeltherapie wird 2 bis 3 Monate lang fortgesetzt, worauf man zu einer mehr vegetarischen Dauernahrung übergeht. In vielen Fällen ist es zweckmäßig, die Würmer auch direkt anzugreifen mit den in der Schule bekannten Anthelminthicis. Diese Kur sollte aber nicht eher als 1 Monat nach Beginn der homöopathischen Kur eingeleitet werden, d. h. erst nachdem eine gewisse Widerstandskraft gegen die Würmer im Organismus geweckt wurde und besteht.")

HARNWEGE

ENTLEERUNG:

schmerzhaft:

Säugling schreit vor oder während Miktioin: Bor. [92], Lach. [92], Lyc. [92], Nux-v. [92], Sars. [92]

schreit, ehe Urin anfängt zu fließen, Kind: **Bor.**, Lach., *Lyc.*, *Nux-v.*, Sanic. [3], **Sars.**

am Ende des Urinierens: Sars.

tanzt durch das Zimmer vor wahnsinnigen Schmerzen: **Apis**, *Cann-s.*, **Canth.**, *Petros.*

tropfenweise:

Knaben, bei: *Rhus-t.*

unwillkürlich, Enuresis:
s. KK III 675 f.

HARNDRANG:

schmerzhaft:

Kind greift an die Genitalien und schreit auf: **Acon.**, Merc.

Kind schreit: **Bor.**, Lach., **Lyc.**, Nux-v., **Sars.**

vor, während und nach dem Wasserlassen: Canth. [52]

Kind springt auf und ab vor Schmerzen, wenn dem Drang nicht nachgegeben wird: Petros. (trampelt hin und her [52])

HARNVERHALTUNG:

Neugeborenen, bei: **Acon.**, *Apis*, *Ars.*, Bell. [92], Benz-ac., *Camph.* (riechen lassen [4]), Cann-s. [92], *Canth.*, *Caust.*, Erig., Hyos., Ip. [92], Lyc., Nux-v. [4], Puls.

Gemütserregung der Mutter, nach: *Op.*

wurde zu lange in kalter Windel gelassen: Puls. [92]

Konvulsionen, mit: Bell. [92], Ign. [92], Ip. [92], Hyos. [92]

schreit die ganze Nacht wegen Harnverhaltung: Acon. [1]

Singultus und Krämpfen, mit: Bell. [92]

Unterkühlung, nach; Kind schreit wegen H., Urin spärlich, rot und heiß: Acon. [30]

Zangengeburt oder schwieriger Geburt, nach; wenn Atemnot, Herzprobleme, Fieber auftreten: Acon. [1]

(bei der Mutter: Caust. [1])

Kindern, bei: *Acon.*, **Apis**, *Art.-v.*, Bell., *Benz-ac.*, Calc., *Camph.* [3A], *Caust.*, *Cop.*, *Dulc.*, Eup-pur., Ferr-p., *Gels.*, Ip., *Op.*, *Puls.* [3A]

jedesmal, wenn sich das Kind erkältet: **Acon.**, Cop., *Dulc.*, Puls., Sulf.

schreit die ganze Nacht wegen Harnverhaltung: Acon. [21]

URIN

s. KK III 715 f.

ACETONURIE: Aceton. [76], Ars. [8], Aur-mur. [8], *Calc-mur.* [8], Carb-ac. [8], *Caust.* [8], Colch. [8], Cupr-a. [8], *Euon.* [8], Ins. [76], Nat-sal. [8], Phos. [8], *Senn.* [8]

vgl. Mundgeruch S. 38

ALBUMIN, EIWEISS:

Scharlach, nach: **Apis.,** Ars., Asc-t., *Aur-m.,* Bell., Bry., *Canth.,* Carb-ac., Coch., *Colch., Con.,* Cop., Crot-h., Dig., Dulc., *Glon., Hell.,* Helon., *Hep.,* Kali-c., *Kali-chl., Kali-s., Lach.,* **Lyc.,** *Merc-c.,* **Nat-s.,** *Phos.,* Phyt., Rhus-t., *Sec.,* Senec., *Stram., Ter.,* Uran.

Ammoniumuraten, Disposition zur Ausscheidung von: Puls [2]

BLUTIG:

Kindern, bei: **Bufo** [76]

GERUCH DES URINS NACH AMMONIAK, SÄUGLINGEN, bei: Jod. [92]

WOLKIG:

Fieber, bei: Ars., Bell., Berb., Bry., Lyc., **Phos.,** Ph-ac., Puls., Rhus-t., Sabad., Sars., Sep.

ZIEGELMEHL:

während Fieber: Ferr-p. [94], *Lyc.,* Phos., Ph-ac. [94]

mit allgemeiner Besserung: Lyc. [94]

MÄNNLICHE GENITALIEN

s. KK III 731 f.

EREKTIONEN:

Kindern, bei: Aloe, *Lach., Merc.,* Ph-ac. [52], Sulf. [94], *Tub.*

schmerzhaft: Tub. [76]

HODEN:

Hydrocele:

angeboren: Abrot [104]!, Aur. [104], Bry. [104], Graph. [104], Nat-m. [104], Puls. [104], Rhod. [104]

Säuglingen, bei: Abrot [92], Apis [92], Arn. [92], Ars-j.[92], Aur. [92], Bry. [92], Calc. [92], Calc-s. [92], Dig. [92], Graph. [92], Jod. [92], Psor. [92], Puls. [92], Rhod. [92], Sil. [92], Sulf. [92]

Knaben, bei: *Abrot., Ars., Aur., Calc., Calc-s., Graph., Kali-chl.,* **Puls., Rhod., Sil.,** *Sulf.*

Adoleszenz: Aur. [96], Graph. [96], Jod. [96]

Kryptorchismus (Leistenhoden): vgl. KK III 744
Aur. [7, 12, 21], *Bar-c.* [96], (Hoden schwach entwickelt [76, 99]), Bar-chl. [96], Calc., Caps. (Hoden schwach entwickelt [95]), Chorion. [96], Con. [96], *Cupr.* [96], Hypo. [96], Lyc. [92], Psor. [7], Rhod. [103], Syph. [7, 96], *Test.* [96], Thyr. [96], Tub. [7], *Zinc.* [96]

links: Lach. [103]

rechts: Apis [103]

Schwellung, Entzündung:

Mumps, durch: Abrot., *Ars., Carb-ac., Carb-v., Jab.,* Merc., Nat-m., Nux-v., Phos., **Puls.,** Rhus-t., Staph.

vgl. Gesicht S. 36

PENIS:

Rötung der Penisspitze: Med. **[52]**

WEIBLICHE GENITALIEN

s. KK III 753 f.

FLUOR, LEUKORRHÖ BEI KLEINEN MÄDCHEN: Arist-cl. [103], *Asper.* [8], Bar-c. [3], *Calc.* [1, 3, 7, 8], Calc-p. [3, 6, 103], *Cann-s.,* Carb-ac. [8], Carb-v. [3, 6], Caul. [1, 2, 3, 8], *Chin.* [8], Cina [104], *Cub.* [8], Hydr. [8], Hyper. [2, 8], Kali-p. [1], Med. [7], **Merc.,** Merc-j-f. [1, 8], Mill. [2, 8, 12], Nat-m. [103], *Puls.,* Senec., **Sep.,** *Syph.* [1, 7, 8, 12], Viol-t. [2]

morgens: *Puls.*

gelblich, schlimmer nachts, kränkliche, nervöse Mädchen (angeborene Syphilis): Syph. [2]

JUGENDLICHEN, bei: Ferr. [103]

Kopfschmerzen und Schlaflosigkeit, begleitet von: Senec. [2]

Masturbation, nach: Calad. [103], *Orig.* [103], Zinc. [103]

Menarche, in der, milchig: Lam. [103]

milchig, scharf, erschöpfend, Jugendliche: Ferr. [103]

Oxyuren: Cina [103]

Profus, milchig, eitrig, mit Jucken und Brennen: Calc-p. [104]

Pubertät, in der: **Sep.**

wundmachend, ulzerierend: Merc. [103]

MENARCHE:

vorzeitige: Acon. [103], Alum. [53], Ambr., *Ant-c.,* Bell., Calc. [2, 3, 6, 8], *Calc-p.,* Canth., Carb-v. [3, 6, 8], *Caust., Cham.,* Chin., Cocc., Coc-c., Ferr., Goss. [7], Hyos., Ip., Kali-c., Lyc., Merc., Nit-ac., *Phos.,* Podo., *Puls.,* Rhus-t., *Sabin.,* Sec., *Sil.,* Sulf., Tub. [19, 41, 53], Verat. [3, 6, 8]

verzögerte: Acon., Agn., Alet., Am-c., Ant-c. [2], Apis, *Aur.,* Aur-s., *Bar-c.,* Bry., *Calc., Calc-p.,* Calc-s., *Carb-s.,* Cast., Caul., **Caust.,** Chel., Chorion [96], Cic., Cimic., Cocc., *Con.,* Croc., Cupr., Dam. [8], Dig., Dros., Dulc., *Ferr.,* **Graph.,** Guaj., *Ham.,* Helon., Hyos., **Kali-c.,** Kali-per. [8], *Kali-p.,* Lach., *Lyc., Mag-c.,* Mag-m., *Mang.,* Merc., **Nat-m.,** *Petr.,* Phos., Polyg. [8], Psor. [17], **Puls.,** Sabad., *Sabin.,* Sang. [3,6], Sars., **Senec.,** *Sep.,* Sil., Spig., Staph., Stram., Stront-c., *Sulf., Tub.,* Turnera [8], Valer., Verat., Vib. [3, 6], *Zinc.*

schwerer Durchbruch der 1. Periode: Kali-c. [103]

Achselschweiß stinkend, mit: Tell. [103]

METRORRHAGIE:

Pubertät, vor der: *Cina* [103]

HAUT

HAUTFARBE/KOMPLEXION:

Dunkel: Augen-, Gesichts-, Haarfarbe *Acon.* [1, 7, 52], Alum., Anac., Arn., Ars., Aur. [2, 6, 12], Brom. [12], *Bry.* [52, 94], *Calc.*, Calc-j. [6], Caps. [6], Carc. [98], **Caust.,** Cham. [12], *Chin.* [2, 12], Cina [3, 6, 7, 15, 52], Coff. [2, 12, 95], Con. [12], Dulc. [96], Graph. [12], **Ign.,** Jod. [6, 12, 21, 52, 96], **Kali-c.,** Kreos., Lac-c. [2], Lach. [3], Lyc. [12], Lycpr. [12], Mag-p. [6, 96], Mosch. [96], Mur-ac. [12], Nat-m., **Nit-ac.,** Nux-v. [52, 94, 96], **Phos.** [1, 7], Pic-ac. [12], **Plat.,** Plb. [96], **Puls.** [1, 7], **Rhus-t.** [7], Sang. [12], Sec. [6], Sep., Staph. [7, 96], Sulf., Thuj. [12], Viol-o. [12]

Bindehautentzündung, mit: Apis [2] (Allergie)

dunkelbraun, schwärzlich: Chin. [2], *Nit-ac.* [2]

Enuresis nocturna, mit: Caust. [2]

Erröten leichter, schwitzen leichter, fettige Hautbeschaffenheit: Nat-m. [21]

gelblich, dabei schlank (Ikterus calculosus): Calc. [2]

gelblich, besonders Gesicht, Akne Stirn und Kinn: Sep. [95]

reizbar: Alum. [2]

schmächtig, mager: Kreos. [2]

sieben von acht, einer blond: Lac-c. [2]

straffer Faser, mit: *Acon.* [2], *Anac.* [2], Arn. [2], *Ars.* [2], *Bry.* [2], *Caust.*, Kalm. [2], Nat-m. [2], *Nit-ac.* [2], **Nux-v.** [2], *Plat.* [2], Puls. [2], *Sep.* [2], Staph. [2], Sulf. [2],

Verstopfungsneigung, mit: Bry. [2]

olivbraun, traurig, düster, schweigsam: Aur. [2]

Augen, dunkle: Acon. [2], Aur., Graph., Guaj. [2], *Jod.* [2], *Lach.* [2], Lycpr., Mur-ac., Nit-ac.

Baby, mit Nasenbluten, jeden Morgen: Lac-ac. [2]

Schwerfälligkeit und Trägheit, Veranlagung zu: Lach. [2]

Sykosis: Sars. [2]

Augen, schwarz: *Caust.* [2], Mur-ac. [2], *Nit-ac.* [2]

Haare, dunkle: Acon. [2], Dulc. [2], Ferr. [2], Guaj. [2], Hyp. [98], *Ign.* [2], *Jod.* [2], *Kali-c.* [2], Mur-ac. [2], *Nux-v.* [2], *Sep.* [2]

etwas dunkel, fettes Kind, reaktionsträge, anschmiegsam, große Neigung zum Weinen, nach liebevoller Zuwendung verlangend: Puls. [2]

Gesicht, schlankes: Hyp. [98]

Haut empfindlich auf Kälte, bekommt Ausschläge von der Kälte: Dulc. [2]

Haut ölig: Thuj. [21]

hysterisch durch Änderungen im Leben: Ph-ac. [2]

schlaffer Faser, mit, zu Fettsucht neigend: Kali-c. [2]

starrer Faser, mit: Arn. [2], *Caust.* [2]

milder und nachgiebiger Veranlagung, bei: *Sep.* [2]

straffer Faser, mit: Bry. [2] (mehr sehnig als dick [52])

Haare, dunkle, und blaue Augen: Calc. [2, 94], Lyc., Nat-m., Sep.

Haare, schwarze: Aur. [2], *Caust.* [2], *Nit-ac.* [2]

dunkle Komplexion, blaue Augen, Rheumatismus: Calc. [2]

ruhelos: Jod. [21]

Verstopfungsneigung, mit: Bry. [2]

HELL: AUGEN-, HAUTFARBE, BLONDE HAARE: Agar., *Apis* [2], Aur. [12], Bell. [4, 6, 12, 52], Bor., *Brom.* [2, 96], Bry. [2], **Calc.** [2, 96], Calc-p. [76], *Caps.*, Cham. [12], Chel. [12], Clem. [12], Cocc. [6, 12], Coc-c. [96], Coloc. [12], Con. [12], Cupr. [12, 96], Cycl. [12], Dig. [12], Fl-ac. [21], *Graph.*, *Hep.* [2], Hyos., Ip. [4, 12], *Kali-bi.* [95, 96], Kali-br. [96], Kreos. [12], Lach. [96], Lob. [2], *Lyc.* [96], Lycpr. [12], *Merc.* [96], *Petr.* [2], Phos. [2, 52, 96], Psor. [96], **Puls.**, *Rhus-t.*, Sabad. [2], Sel. [12], Sep. [4, 12], *Sil.* [2], Spig. [12], **Spong.** [2], Stann. [96], Stann-j. [3, 6, 12], Sulf-ac. [12], *Sulf.*, Thuj. [12, 96], Tub. [96], Vario. [12], Viol-o. [12]

Haut, dünne weiße zarte, helle Haare und Augenbrauen, Neigung zu Kruppererscheinungen: Brom. [2]

Haut, feine: Sil. [2]

Haut, helle, hellhaarig, untergewichtig, schlank, zarte Knochen: Fl-ac. [21]

lymphathisch, Conjunctivitis, Aszites: Apis [2]

schlaffer Faser, mit: Agar. [7], *Bell.* [2], **Brom.** [2], **Calc.** [2], *Caps.* [2], *Cham.* [2], Clem. [2], Cocc. [2], Con. [2], Dig. [2], **Graph.** [2], Hyos. [2], *Kali-bi.* [2], Lach. [2], *Lyc.* [2], *Merc.* [2], *Rhus-t.* [2], Sil. [2], **Sulf.** [2],

wächst zu schnell (Tuberkulose): Calc. [2]

Augen, helle: Bell., Brom., Calc. [94], Caps., Lob., Puls., Spong.

Augen, graue: Med. [2], Tub. [18]

Haare, blonde: *Calc.* [2], Coloc. [2], Cycl. [2], Lyc. [74], Nat-m. [74], *Phos.* [2], Puls. [74], Sep. [74]

Asthma, mit: Phos. [2]

blassem Gesicht, mit, phlegmatisch: Graph. [2]

blauen Augen, mit, Kind, Nasenbluten: Puls. [2]

Mädchen, Ohrenschmerzen: Bar-m. [2]

blondsträhnig, braune Augen: Sulf. [94]

Hämorrhagien, mit: *Merc.* [2]

leukophlegmatisch, chlorotisch, zu keiner Arbeit geneigt, rasch erschöpft, insbesondere geschwächte Sinne oder aufgehobene Funktionen: Cycl. [2]

mildes Temperament, Genitalfluor [94]: *Puls.* [2]

reizbar, schwächlich: Cham. [2]

rotfleckige, skrofulöse Mädchen: Brom. [2]

Taubheit während Ohrenentzündung, nach typhoidem Fieber: Phos. [2]

Haare, helle: Agar. [2], Bor. [2], Brom. [2], Caps. [2], Clem. [2], Cocc. [2], Con. [2], Cupr. [2], Dig. [2], Hep. [2], Hyos. [2], *Kali-bi.* [2], Lob. [2], Merc. [2], Mez. [2], Op. [2], Petr. [2], Sabad. [2], Spong. [2], Spig. [2], Sulf-ac. [2]

Asthma, mit: Aur. [2]

dickem Haar, mit: Sulf. [21], (strähnig [94])

dünnem Haar, mit, zartes, feines, scheues, leicht errötendes, immer entgegenkommendes Kind: Puls. [21]

entkräftet, blaß; aufgeblähte Personen, klagen über Schwäche: Spig. [2] (Würmer? [94])

muskulös, eher: Lob. [2]

schlaffe Faser: Spong. [2]

schlaff, Haut und Muskeln: Agar. [2], Bor. [2], Merc. [2]

schlaffe Muskeln, Bedürfnis nach körperlichen Reizen, die richtig gewählte Arznei wirkt nicht (Reaktionsmangel [94]): Op. [2]

schwachem, schlaffem Muskelsystem, mit: Sabad. [2]

skrofulös: Aur. [2]

Haare, hellbraune, nervös, reizbares Temperament: *Cham.* [2]

Haare, rote: Calc-p. [15], Lach., Phos., Sep., Sulf. [7, 12]

hellrot, eher: Sulf. [18]

kupferrot, eher: Phos. [18]

Haare, sandfarbene: *Arn.* [2], *Phos.* [2], *Puls.* [2], *Rhus-t.* [2]

blaue Augen, blasses Gesicht, zu Kummer und Unterwürfigkeit neigend: Puls. [2]

Sommersprossen (Frauen): Lach. [2]

Haare, weiche: *Phos.* [2]

atrophische Kinder: Phos. [2]

glatt, eher; als kraus und gelockt: Nux-m. [2]

HAUT

HAUT: (außer Hautausschlägen) s. KK II 143 f.

BEHAARUNG AM RÜCKEN: Sep. [99, 94], Ign. [99), Tub. [76, 99]
vgl. haarige Haut: Med. [3], Sep. [74], Thuj. [3]

CYANOSE: Neugeborenen, bei: s. S. 70

GELBSUCHT: Neugeborenen, bei: s. Neugeborenenperiode: Gelbsucht S. 72

GERUCH:

Geruch sauer, ungeachtet sorgfältigem Waschen: Sulf-ac. [2]

HÄMANGIOM/CAVERNOM: s. Wucherungen S. 62

HYPERKERATOSEN, NEUGEBORENE: Sep. [103]

INTERTRIGO: s. KK II 172, vgl. Wundsein S. 62

LEBERFLECKE, MUTTERMALE, BRAUN: (die kleinen braunen Naevi): vgl. Neugeborenenperiode, Haut S. 73
Am-c., *Ant-c.,* Ant-t., *Arg-n.,* Arn., *Ars.,* Ars-j., *Aur.,* Bad., Bor., Bry., Cadm., Calc., Calc-p., Calc-s., Canth., Carb-s., *Carb-v.,* Carc. (Cafe-au-lait) [98], Caust., *Con.,* Cop., Cor-r., Crot-h., **Cur.,** Dros., *Dulc.,* Ferr., Ferr-j., Graph., *Hyos., Jod.,* Kali-ar., *Kali-bi.,* Kali-c., Kali-p., **Lach.,** *Laur.,* **Lyc., Merc.,** Merc-j-r., *Mez.,* Nat-a., *Nat-c.,* Nat-p., **Nit-ac.,** *Nux-v.,* Petr., *Phos., Plb.,* Puls., Ruta, Sabad., **Sep.,** Sil., Stann., **Sulf.,** Sulf-ac., Tarant., *Thuj., Tub.*

eiternd: Ferr. [16]

entzündet: Ferr. [16]

erhaben: Caust. [16]

fleckförmig: *Calc.,* Carb-v., Graph., Nit-ac., Petr., Ph-ac., **Puls.,** Sil., *Sulf.,* Sulf-ac., Tarant., *Thuj.*

juckend: Caust. [16], Lyc. [16], Sulf. [16]

NAEVI (NAEVUS FLAMMEUS): **Acet-ac.,** *Calc.,* Calc-f. [77], *Carb-v.,* **Carc.** (linsenförmig, weiche) [98], **Fl-ac.,** *Lyc.,* Nux-v., **Phos.,** *Thuj.,* Vac.

ÖDEM, SKLERÖDEM, NEUGEBORENEN, der: s. Neugeborenenperiode, Haut S. 73

PIGMENTANOMALIEN (BRAUNE FLECKEN AUF HELLER, WEISSE FLECKEN AUF DUNKLER HAUT): Nat-m. [94], Sep. [94]

Pigmentierung, umschriebene, nach ekzematöser Entzündung: Berb. [8], Lach. [8], *Lyc.* [8], Med. [8], Merc. [8], Merc-d. [8], *Nit-ac.* [8], Sil. [8], Sulf. [8], Ust. [8]

RISSE: vgl. KK II S. 143

SCHWELLUNG: s. KK II 166 f.

Wassersucht, Neugeborenen, bei: Apis [8], Carb-v. [8], Coff. [8], Dig. [8], Lach. [8],

SOMMERSPROSSEN: *Am-c., Ant-c.,* Ant-t., Bry., *Calc.,* Carb-v., Con., Dros., *Dulc., Ferr., Graph.,* Hyos., Jod., Kali-c., Lach. [2], Laur., **Lyc.,** Merc., Mez., *Mur-ac., Nat-c.* [95], Nat-p., *Nit-ac.,* Nux-m., Petr., **Phos.,** Plb., *Puls.,* Sec., *Sep.,* Sil., Stann., *Sulf.,* Thuj.

dunkle: Nit-ac. [16]

URTIKARIA: vgl. KK II 191 f.!

ausgelöst durch: [104]

Aspirin, Anacin, Kohle-Teer-Präparate: Antipyrin

Ausziehen: Nat-s., Rumx.

Baden: Bov.

Bettwärme: Apis, Bov., Caust., Led.

Chinin (chininhaltige Medikamente): Chin., Nat-m.

Erdbeeren: Bry., Chin., Ox-ac.

Erkältung: Apis, Ars., Chlor., **Dulc.**, Ign., Nat-m., Rhus-t.

Fette, reichhaltige Speisen: Puls.

Fisch, verdorbener: Ars., Carb-v., Chin.

Schellfisch: Terb., Urt-u.

Fleisch: Ant-c. [1], Puls., Ruta

Frühling, in jedem: Rhus-t.

Gebackenes Weizengebäck: Fago., Puls.

Insektenstiche: Apis, Arn., Led., Nat-m.

Krabben: Astac., Urt-u.

Luft, frische: Sep.

kalte, trockene: Acon.

Milch: Calc., Sep., Tub.

Obst, saures: Ars., Chin.

Pilze, vergiftete (infizierte): Absin.

Seereise: Ars.

Unruhe, mit nächtlicher: Syph., auch Bac. [20] (Zahnung), Chl.-h. [20], Pericarea urens [20]

Unvernunft, durch, in der Ernährung: Ant-c., Nux-v., Puls., Trios.

vergiftete Speisen: Ars.

Wetter, kaltes, feuchtes: Dulc.

Wetterwechsel: Dulc., Urt-u.

von trocken zu feucht, und besser in kalter Luft: Puls., Rhus-t.

Winter, im: Dulc., Psor., Rumx.

WARZEN: vgl. KK S. II 169 f. und 429 Eingehende Gesamtanamnese erforderlich:

Disposition: Calc. [96], Caust. [74], Dulc. [96], Med. [96], Nat-m. [74], Nat-s. [96], Nit-ac. [74], Sep. [74], Sulf. [74], Thuj. [96]

jungen Mädchen, bei: Sep. [34], Sulf. [34], Thuj. [34]

nur rechte Hand: Bar-c. [98]

wenige flache — oder Warzengruppen, kaum schmerzhaft, an den Fingern: Ant-c. [21]

weich, bluten leicht: Thuj. [21]

zahllose: Caust. [21]

WUCHERUNGEN:

Hämangiom/Cavernom: Ant-t., **Ars.**, Bell., *Calc.*, **Carb-an.**, *Carb-v.*, Clem., *Kreos.*, **Lach.**, *Lyc.*, *Merc.*, *Nat-m.*, *Nit-ac.*, Nux-v., **Phos.** (Finger, Oberschenkel), *Puls.*, *Rhus-t.*, Sep., **Sil.**, Staph., *Sulf.*, **Thuj.**

Extremitäten: *Phos.*, Sang.

hornig: **Ant-c.**, Mez., *Ran b.*, Sep., Sulf., Thuj.

rot: **Nat-s.**, Thuj.

WUNDSEIN: vgl. KK II 172!
Säuglingen, bei: s. Seite 73

Kindern, bei: *Acon.* [3A], Ant-c., Ars. (um den After) [52], Bar-c., *Bor.* [3A], Bell., Benz-ac. [52], *Calc.*, *Carb-v.* [3A], Caust. [3A], **Cham.** (Zahnung, Kind schreit [94]), *Chin.*, Graph. [3A], Ign., Kreos., *Lyc.*, Mag-c. (der Aftergegend, nach Durchfall) [21], Med. [52], Merc., Moni. (Soor) [94], **Nat-m.**, *Nit-ac.*, Puls., Ruta, Scil., *Sep.*, Sil., **Sulf.**

ungeschickt, widerspenstig, immer frostig: Caps. [2]

vgl. Stuhl wundmachend S. 53

Exkoriation: s. KK II 172, II 429, III 631 f., III 741, III 754

Intertrigo: s. KK 172

Mykose: **Nat-m.** [18], **Sep.** [18], Sulf. [18], **Tub.** [18]

HALTUNGS- UND BEWEGUNGS-APPARAT

RACHITIS-ZEICHEN:

vgl. Kopf: Craniotabes, Deformität, Fontanellen, offene, S. 20, 21

Brust: Brustkorb rachitisch deformiert, S. 46

Rachitis (allgemein indizierte Mittel): Abrot [96], Am-c. [3, 12], Arn. [96], *Ars.* [2, 8, 12], Ars-j. [8], **Asaf.**, *Aur.* [96], Bar-c. [3,96], *Bell.*, Bufo. [3], **Calc.** [2, 3, 8, 10, 12, 21, 96], Calc-hp. [8], *Calc-f.* [96], *Calc-p.* [2, 3, 6, 8, 10, 12, 96], Calc-sil. [8], Calc-s. [96], Caust. [3], *Chorion.* [96], Cic. [3], Cist. [96], Con. [2], *Cupr.* [96], *Ferr.*, *Ferr-j.* [2], Ferr-m. [2, 12], Ferr-p. [2, 8], *Fl-ac.* [8, 96], *Gran.* [96], *Guaj.* [2], Hekla [2, 8, 96], Hed. [12], *Hep.* [8], *Ip.*, Iris [8], *Jod.* [8], Kali-j. [3, 8, 12, 96], Lac-c. [2], *Lyc.* [2, 3, 6, 96], Mag-m. [8], Med. [8], **Merc.** [2, 3, 11, 12, 96], Merc-s. [8], Mez. [96], *Nit-ac.* [2, 3, 8, 12, 96], Nux-m. [2], *Ol-j.* [2, 96], Op. [11], Petr. [3], *Ph-ac.* [3, 6, 8, 10, 96], **Phos.** [2, 3, 8, 10, 12, 96] (mehr „Spätrachitis" [2], 4. Lebensjahr [52]), Pin-s. [8], Plb. [3], *Psor.* [2], *Puls.*, Rhod. [3], *Rhus-t.* [2], *Ruta* [96], Sacch. [12], Sanic. [8, 12], (nach Calc. zweitwichtigstes Mittel [99]), *Sep.*, **Sil.** [2, 3, 8, 10, 12, 96], *Staph.*, *Stront.* [96], *Sulf.*, Supraren-ext. [8], *Symph.* [96], Tarant. [11], Ther. [2, 3, 8, 12], Thuj. [2, 3, 8, 12], Thyr. [8], *Tub.* [8]

Appetit, unersättlicher: Ol-j. [2]

Bauch, großer (Verstopfungsneigung), schwächlich: Mag-m. [2]

bronchiale Erkrankung: Sil. [2]

Knochenentwicklung, späte: Calc. [1, 8], Calc-f., *Calc-p.* Sil.

Knochenerweichung: Calc. [8], *Calc-j.* [8], Calc-p. [8], , Guaj. [8], Jod. [8], Merc. [8], *Phos.* [8]

Knochen, sich krümmend: Am-c. [8], Calc. [4, 8], Calc-p. [8], Jod. [8], Sil. [8], Sulf. [4]

Otitis, mit Weichheit des Kopfes (Craniotabes): Kali-j. [2]

O-Beine: Bar-c. [7], Calc. [7], Calc-p. [94], Lach. [7], Lyc. [5, 94], Nit-ac. [5], Nux-v. [7], Sil. [94], Sulf [7]

X-Beine: (keine eigentliche Rachitisfolge und bis zum 7. Lebensjahr physiologisch): Bar-c. [7], Calc., Calc-f., Lach. [7], Lyc. [5], Nit-ac., Nux-v., Sulf. [5]

Vergrößerung des Femur: Calc-f. [8]

RÜCKEN:

Haltung:

gebeugt, nach vorn: Arg-n. [3], *Calc.* [5, 7], Calc-p. (knochig) [94], *Carb-v.* [3], Cocc. [3], Coff. [7, 12], Coloc. [3], *Lyc.* [5, 7], *Mang.* [3], Med. [7], Nat-c. [7], Nux-v. [7], Op. [7], **Phos.** [3, 6, 7, 12], *Sil.* [5, 7], **Sulf.,** Ter. [6, 7], *Tub.* [76], Verat. [3]

Stehen fällt schwer: Fl-ac. [21], Sep. [21], (Ohnmacht, Kopfweh, Müdigkeit [21]), Sil. [21], Sulf. (dünner Typ. [21, 94]
vgl. KK I 523

Verkrümmungen:

LWS-Lordose, verstärkte: Bar-c. [21], Calc. [94], Sulf. [21, 94]

Skoliose: Ammc. [4], *Bar-m.,* **Calc.** [4], **Calc-f.,** *Calc-p.,* **Calc-s.,** Carb-s., *Carb-v., Con.,* Hep. [4], *Lyc.* [4], *Merc.* [4], **Merc-c.,** Op., **Ph-ac.,** *Phos.* [4], Plb. [4], Psor., *Puls.* [4], Rhus-t. [4], **Sil.** [4], Staph. [4], **Sulf.** [4], Tarant., Thuj.

EXTREMITÄTEN:

Deformierungen:

Klumpfußanlage: Orthopädische Behandlung erforderlich. Man kann ergänzend behandeln mit: Nux-v. [8], , Phos. [8], Stry. [8],

Laufen = Einwärtslaufen (Coxa antetorta): siehe Knochen, Gehen S. 65

Spitzfußtendenz (Säuglinge/drohende ICP): Stry-p. [94]

Gebärden:

Anfassen, Kind muß alles: Cina

Greifen:

Mutter, im Schlaf nach der: **Bor.**

Nase, Lippen an die: *Arum-t., Cina*

Handgeben: Kleinkinder/Schulkinder:

Hand, feucht [18]: Sep., Sulf., Nat-m., Phos.

gibt die — nicht: Sulf. [94]

groß, fest, fleischig („ohne Knochen"): Calc. [94]

hart, fest, gespannt („Schraubstock"): Nat-m. [94]

warm, trocken: Lyc. [18]

weich: Puls. [98]

zarte, feine Hand, unsicher: Phos. [94]

Händewaschen: Coca [7], *Lac-c.* [7], *Med.* [7], Psor. [3], Syph. (allgemein)

Kleinkinder, ständig, auch im Sprechzimmer: *Phos.* (trocken-heiß), *Syph.*

Abneigung, Kinder gegen Waschen: Am-c. [99], *Sulf.* [2, 12]

Klatschen: mit den Händen: Bell., Cic., *Stram.,* Verat.

stampft mit den Füßen: Ant-c., Ant-t. [3], Dulc. [4, 6], *Stram.,* **Verat.** [1, 5]

Kinder im Schlaf: *Ign.*

wirft Gegenstände weg: Acon. [1], Ars., Bry., Camph., Cham., *Cina,* Coff., Coloc., Dulc., *Kreos.,* Lyss. [11], Prost. [14], **Staph.,** Stram. [2], Tarant., Thea.

morgens: Dulc., Staph.

Personen, nach: Agar., Bell., Lil-t. [1], Lyss. [11], Tub.[7], *beleidigen, die ihn:* **Staph.** [1, 7]

Gelenke:

abnorm schlaff und beweglich: Calc-f. [95]

überstreckbar: Calc-f. [52], Calc-p. [94], Phos. [94]

Finger überstreckbar: Phos. [94]

nicht überstreckbar,Ellenbogenwinkel unter 180 Grad, Arm: Calc. [95]

Haltung:

Fauststellung: Finger zur Faust geschlossen: Am-c., *Apis,* Arg-n., *Ars., Bell., Chin.,* Chin-a., Cic., *Coloc.,* **Cupr.,** *Glon., Hydr-ac., Hyos., Ip.,* Lach., *Laur.,* Lyc., *Med.,* Meny., *Merc., Nux-m., Nux-v., Oena.,* Op., Par., Phos., *Plat.,* Sang., Stram. [16], Stry., Stry-p. [94], Sulf-ac. [16], Ter.

häufiges Mittel bei Neugeborenen/Säuglingen mit drohender ICP: Cupr. [52, 94]

Ausstrecken des Armes, beim: Stry. (drohende ICP), Stry-p. [52, 94]

Ergreifen will, wenn er etwas: Arg-m. [16], Arg-n., *Dros.,* Stry-p. (drohende ICP) [52, 94]

Daumen eingeschlagen: Aeth., Apis., Ars., Art-v., Arum-t., Bell., Brach., *Bufo, Camph., Caust., Cham., Cic., Lach.,* Mag-p., **Merc.,** Oena, Phyt., Sec., Sep. [16], *Stann.,* Staph., Stram., Sulf., Viol-t.

drohende ICP: Cupr. [52, 94]

Fall auf den Kopf, nach: *Cupr.*

Schlaf, während: Viol-t.

Schreck, nach: *Ign.*

Haut: Risse: s. KK II 423 und 427

Kälte: s. KK II 467 f.

ein Fuß kalt, der andere heiß: Chel., Chin. [16], Con. [16], Dig., Ip.,**Lyc.**, *Puls.*

Knochen:

Gehen, lernt spät: s. Entwicklungsschritte S. 79

Einwärtslaufen/Kleinkinder (Coxa antetorta), Fußspitze einwärts: Bry. [5], Calc. [5, 94], Carb-v. [5], Colch. [5], Graph. [5], Led. [5], Lyc. [5], Nux-v. [5], Petr.[5], Rhus-t. [5], Sil. [5], Sulf. [5]

Krampf:

Choreatische Bewegungen: vgl. KK II 480 f.

Adoleszenz, nach der: Zinc. [21]

Begabung, trotz — es entstehen viele Scherben: Agar. [21]

Schreibkrampf (Musizieren): Alum-sil., Ambr. [96], *Anac.*, Arg-m. [96], Arg-n. [96], *Arn.* [96], Bell. [96], Calc. [96], *Caust.* [96], Cocc. [96], *Cupr.* [96], *Cycl.*, Euph., *Gels.* [96], (Zuschauen Anderer), Graph., Hep., Hyper. [96], Ign. [96], **Mag-p.**, Nat-p., Nux-v. [96], Phos. [16, 96], *Pic-ac.* [96], Plat., Ruta [96], *Sec.* [96], *Sil.* [96], *Stann.* [96], Sulf-ac. [96], *Sulf.*, Tab. [96], *Zinc.* [96]

Lähmung: s. KK II 499 f.
Entbindungslähmung, Typ Erb/Klumpke:

Erbsche Lähmung: Hyp. in aufsteigenden Potenzen [103]

vgl. Gesicht S. 71

Inkoordination: s. KK II 499

Nachschleppen der Beine: Bar-c., Con., Merc., *Nux-v.*, *Op.*, **Phos.**, Plb., Sec., *Sulf.*

Gehen, beim: Atro., Con., Merc., Naja., *Nux-v.*, *Op.*, *Plb.*, *Sec.*, Ter.

Ungeschicklichkeit:

Kindern, bei: *Caps.*

Hände, der: *Agar.*, *Apis*, **Bov.**, Carb-s., *Con.*, Graph., Kali-n., *Lach.*, *Manc.*, *Phos.*, Plb., Ptel., Rhus-v., Sep., Sil.

Ablenkung oder Reden, bei: **Hell.**, Nit-ac. [16]

Gegenstände, läßt — fallen: Abrot., Agar. [1, 3, 6], Aeth. [8], Alumn., **Apis** [2, 3, 6], Ars-s-r. [2], Bell., **Bov.** [3, 4, 6, 11], Bry., Colch., *Con.*, Cycl., Gins., Hell. [3, 6], Hyos., Ign. [8], Kali-bi., *Lach.*, Levo. [14], Mosch. [1, 2, 3, 6], Nat-m. [3, 4, 6], Nux-v., Plat., Sep., Sil. [16], Stann., Staph. [5], *Stram.*, Sulf., Tarant. [3, 6, 8]

Beine, der: **Agar.**, *Alum.*, **Caust.**, *Con.*, *Gels.*, *Nux-m.*, Sabad., *Sil.*, *Verat.*

stolpert beim Gehen: **Agar.,** *Calc.,* Caps., **Caust.,** *Colch., Con.,* Gels., *Hyos., Ign.,* **Ip.,** Jod., *Lach.,* Lil-t.,Mag-c., *Mag-p., Nat-m.,* Nux-v., Op., *Phos., Ph-ac.,* Sabad., Sil., Verat.

stößt an Gegenstände: Caps., *Colch.,* Hyos. [3, 4], Ip. [2, 4, 6], Kali-n. [16], Nat-m., Nux-v. [4, 5], Op., Sep., Vip.

unbeholfen, linkisch:

Hast, durch zu große: Alum., Ambr., Apis [6], *Mosch.* [1, 2], Nat-m. [21], Sulf.

Inkoordination der Bewegungen, durch: Bar-c. [21]

Schüchternheit, aus: Calc., Nat-c., Nat-m., Nux-v., Sil., Sulf.

Nägel: vgl. KK II 507 f. und KK II 412/413

eingewachsene Zehennägel: Alum., *Caust.,* Colch., **Graph.,** Kali-c., Kali-chl., **Mag-aust.,** *Nat-m., Nit-ac., Ph-ac.,* Plb., **Sil.,** *Sulf.,* **Teucr.,** *Thuj.,* Tub.

eiternd, Säuglinge: Sil. [94]

Geschwürsbildung, mit: *Nit-ac.,* **Sil.,** *Teucr.*

Granulationen, mit ungesunden („wildes Fleisch"): *Lach.* [18], Sang.

Halbmonde fehlend (Daumennägel werden nicht berücksichtigt): Calc. [18], Lyc. [18], Puls. [18], Tub.[18]

Nägelkauen: s. Mund S. 38

Umlauf, bei den Neugeborenen: Sil. [94]

weiße Flecken in den: Alum., Ars., *Nit-ac.,* Ph-ac., Sep., **Sil.,** Sulf., Tub.

Schmerzen:

sog. Wachtumsschmerzen/Unterschenkel: Acon. [11], Agar. [1], Ap-g. [8], Bell., Calc-p. [8,40], Caust. [21], Cimic., *Eup-per.,* Ferr-ac. [3], **Guaj.** [8], Hipp. [8], Kali-p. [40], Mag-p. [40], Mang. [40], Nat-p. [49], Ol-an., Phos. [3], **Ph-ac.** [8], Sil. [7]

nachts: Asaf. [52], Aur. [52], Calc-p. [52], Fl-ac. [52], Lues. [52]

Schwäche:

Knöchel: Umknicken, leicht: Calc. [21], Caust., [52], Carb-an. [52], Cocc. (Kniegelenke) [52], Nat-c. [52, 95], Nat-m. [18], Nat-s. [52], Sil. [52], Sulf. [18]

Kinder, die Gehen lernen, bei: **Carb-an.,** Nat-p.

Unruhe, Ruhelosigkeit: s. KK II 549 f. s. S. 91 f.

ENTWICKLUNGSSCHRITTE

FRÜHGEBURT: Calc. [94], Hell. [94], Lach. [94], Lyc. [94], Merc. [94], Phos. [94], *Sil.* [94, 98], Sulf. [94], Thuj. [98], Tub. [98]

Ammioninfektionssyndrom, mit Hyperexzitabilitätssyndrom als Folge, Zittern: Lach. [94]

Hirnblutung, Gefahr der (zur Prophylaxe C 30): Arn. [94, 103]

Schwangerschaft, infolge gestörter: Sulf. [94]

spastische Diparese, Gefahr der Entwicklung einer: Stry-p. [94]

Stirnrunzeln: Lyc. [94]

NEUGEBORENENPERIODE: „Wenn die Geburt normal und in jeder Hinsicht ohne Störung verlief: Aconit 1 Gabe; — aus Erfahrung; es wirkt wunderbar.“ [104]

Abdomen:

großer, harter Bauch mit Abmagerung des sonstigen Körpers: Ars. [92], Calc. [92], Nux-v. [92], Sulf. [92]

harte Stellen in der Haut des A. und der Oberschenkel, schnell zunehmend: Camph. [50]

tiefe Röte, die sich über das ganze A. ausbreitet: Camph. [50]
vgl. Erysipel S. 71

Abszesse: multiple A. am Daumen: Hep. [103]

Ammioninfektionssyndrom: s. Frühgeburt S. 67 o.

angeborener muskulärer Schiefhals, Kopfnickerhämatom:
s. äußerer Hals, S. 44

Anurie, nach Geburt: Acon. [103]
vgl. S. 54

Anus:

Wundheit des, trotz sorgfältiger Pflege werden A. und Umgebung rot und wund; Urin und Stuhl sind scharf. Das Baby hat gerne nackte Füße und strampelt sich ab; mag nicht gerne gebadet werden, lehnt Wasser trinken ab, es sei denn, es ist gesüßt; will vor der Zeit gefüttert werden, schreit die ganze Zeit vor Hunger und beißt auf seinen Fäustchen herum: Sulf. *[30, 104]*

feurig rot bald nach der Geburt, Verstopfung mit harten trockenen Stühlen; die Haut wird vom Urin wund, wie verbrüht: Med. [104]

Aphthen: s. Mund: Aphthen: S. 37

Apoplektischer Zustand: Nach langer, schwerer Geburt. Die Oberfläche des Körpers erscheint geschwollen; das Gesicht und der ganze Körper sind von violetter oder fast schwärzlich blauer Farbe; keine Muskelbewegungen; die Gliedmaßen bewahren ihre Beweglichkeit und der Körper seine Hitze; der Puls ist nicht wahrnehmbar oder sehr schwach (Nabelschnur, Puls, Herztätigkeit); die Atmung setzt nicht ein.

Acon: 1. Mittel [4]

Ant-t.: 2. Mittel, wenn nach 10 Minuten keine Besserung [4]

Op.: bei violetter Hautfarbe [4]

Appetitlosigkeit/Schwäche: Aven. [103]

Kind hört gleich auf zu trinken: Ars. [103]

Appetitanregern, nach, wie Vitaminsäften usw.: Calc-p. [104]

Appetit nachlassend, bei Kindern von lebhafter, heiterer, lustiger Art, die träge, gleichgültig und lustlos werden, die nicht wie gewohnt draußen spielen wollen: Ferr-p. [104]

Asphyxie: Acon., **Ant-t.,** *Arn., Bell.,* **Camph.,** Cann-i. [34], Carb-v. [21], Chin., Lach. [4], *Laur., Op.*

blaue Asphyxie: Laur. [21, 104]

wenn Asphyxie und Cyanose Folge einer schweren Geburt sind: Ant-t., A. H. Grimmer [104]

weiße Asphyxie: Carb-v. [21, 104]

1. Mittel: Chin. [4]

2. Mittel: Ant-t. [4] (nach 10 Minuten oder im Wechsel)

3. Mittel: Lach. [4]

Atmung:

Asthma, Säuglinge der: Aral. [104], Hep. [104], Ip. [4], Med. [104], Nat-s. [104], Samb. [4]

ängstlich, spasmodisch: Bell. [50]

Atemstillstand: vgl. Asphyxie
Abrot. [104], Acon. [50], Ant-t. [50], Ars. [50], Ip. [104], Lach. [104], Laur. [50], Op. [50]

Dyspnoe: Kind atmet ein, kann aber nicht ausatmen: Chlor. [92], Meph. [92], Samb. [92]

Erstickungsform: Ant-t. [50], Camph. [50]

ruckweise: Arn. [50]

schnappend: Ant-t. [50], Camph. [50], Laur. [50]

Augen:

Aussehen:

bewegungslos starrend: Bell. [50]

Bindehaut:

Absonderung:

reichliche, eitrige, rote Augen: Puls. [92]

sahnig-eitrige, die Bindehaut sieht aus wie rohes Rindfleisch: Arg-n. [92]

dunkel und matt aussehend; die Augen werden geschlossen gehalten: Euph. [92]

Entzündung:

Neugeborenen, der: Acon. [4], Apis [104], Arg-n. [92], Ars. [4], Bell. [4], Calc. [4], Cham. [4], Dulc. [4], Euphr. [92], Hep. [104], Hydr. [92], Kali-bi. [92], Kali-s. [104], Lyc. [4], Merc. [4], Nat-p. [104], Nit-ac. [104], Puls. [4], Sil. [4], Sulf. [4]

Anfang, ganz zu, 1. Mittel: Acon. [4, 92]

gefolgt von: Merc. [4, 92], Dulc. [92], Bell. [4], Cham. [4], Puls. [4]

wenn Puls oder Merc. versagen: Arg-n. [104]

wenn fortgeschritten/chronisch: Ars. [4], Calc. [4, 92], Lyc. [4], Sil. [4], Sulf. [4, 92]

Fremdkörper, ausgelöst durch: Acon. [104]

wenn die Wirkung nachläßt: Sulf. [104]

Licht, nach zu viel: Acon. [92]

injiziert: Bell. [50]

sehr rot, mit Blutung an den Augenlidern: Bell. [92]

vorgewölbt, bei geöffneten Lidern: Calc. [92], Lyc. [92], Nit-ac. [92], Rhus-t. [92]

Blindheit, angeborene: Sulf. [92, 104] Zinc-s. [92, 104]

Katarakt, angeborene: Euphr. [92,104], Lyc. [92, 104], Sulf. [92, 104], Zinc-s. [92, 104]

Kauterisation, Beschwerden nach K. mit Silbernitrat: Nat-m. [53]
(Die sog. Crede'-Prophylaxe zur Verhütung der Conjunctivitis blenorrhoica neonatorum ist laut Gesetz von jeder Hebamme nach wie vor durchzuführen. Ein Ersatz durch lokale Antibiotika entspricht nicht den Vorschriften.)

Lider:

Entzündung der Canthi, rot wie Blut, die Caruncula lacrimalis ist geschwollen und steht wie ein Stück rotes Fleisch vor; Gefäßinjektion vom inneren Canthus zur Cornea: Arg-n. [104]

geschwollene Lider; bluten und sind morgens durch gelbliches Sekret verklebt: Cham. [92]

Geschwüre, kleine gelbliche, entlang den Lidrändern, mit gelber Absonderung: Merc. [92]

verklebt, morgens: Med. [103]

Pupillen, erweiterte: Bell. [50]

Schielen: vgl. KK III 20

angeborenes, oder Krämpfe der Neugeborenen: Arn. [92, 104], Hep. [92, 104]

intestinale Störungen, durch; Würmer usw.: Nat-p. [104]

spasmodisch, mit Zucken der Augenlider: Mag-p. [104]

Aussehend, Alt:

Kreos. [2], Nux-v. [2], Op. [2]

ausgetrocknet, kränklich (Exsikkosegefahr): Arg-n. [2]

schwer zu erwecken: Kreos. [2]

Blässe: vgl. Gesicht, blaß: S. 32
Ant-t. [50], Ars. [50], Op. [50]

Blue babies: s. Cyanose S. 70

Blutverlust, nach, während der Geburt: Chin. [92]

Brustprobleme (bei Säuglingen)

Brustdrüsen:

geschwollen: **Arn.** [3A], Bell. [3A], Bry. [3A], *Cham.* [3A], Hep. [3A], Sil. [3A]

ausgedehnte Schwellung, Entzündung, Berührungsempfindlichkeit: Bell. [92], Bry. [92], Cham. [92]

rot: Bell. [4]

ausgedrückt wurde, wenn die Brustdrüse: Arn. [4, 92]

derb verhärtet: Ars. [4], Cham. [3A, 4]

Eiterung, drohende: Merc. [4], Hep. [4],
einsetzende: Sil. [4]

Cyanose: vgl. Asphyxie S. 68

Neugeborenen, bei: Arn., Ars. *Bor., Cact., Camph.,* Calc., *Carb-v., Chin.,* Cupr. [52], **Dig., Lach.** [92], **Laur.** [92], Merc. [104], *Naja.,* Op. *Phos.,* Psor., Rhus-t., Sec., Sulf., Verat [104]

Atelektase, bei: Ant-t. [29]

Beine, blaue: Cupr. [103], Op. [103], Rhus-t. [20]

Gesicht, blaues: Lach. [50], Laur. [50], Rhus-t. [20]

Herzfehler, bei angeborenem: Calc. [4], Dig. [4], Sulf. [4]

wenn trotz Intensivmaßnahmen keine Besserung eintritt: Laur. [29]

Schlaf, nach: Lach. [4]

Darmkoliken (auch Säuglinge):

ärgerliche Babies: Vib. [104]

Auftreibung des Bauches mit; das Kind schreit, krümmt sich und zieht die Beine an: Cham. [92], Coloc. [92]

und Verhärtung, abends: Chin. [92]

Fehlen von Stuhl oder weißlicher Stuhl oder solcher ähnlich Rühreiern: Chin. [4]

voller Luft: Senn. [104]

Blähungen, mit viel; Rumpeln, Empfindlichkeit des Bauches, schnellem Schaudern, blassem Gesicht, kein Durst: Puls. [4, 92]

„Dreimonatskolik": Anis. [2]

gefüttert werden, möchte ständig; und erbricht leicht. Bei jedem Versuch zu essen, beginnen die Bauchkoliken. Durchfall nach saftigem Obst: Calc-p. [104]

Neugeborenenkoliken, in fast jedem Fall hilfreich und sicher: Mag-p. C 30 [104] *roter Urin; muß sich zusammenkrümmen, Essen bessert:* Bov. [104]

Stühlen, mit grünlichen und wässerigen; anhaltendes Schreien, Auftreibung des Bauches, Auffahren der Gliedmaßen und kalte Füße: Cham. [4] (s. o.)

mit vergorenen, widerlich riechenden durchfälligen; und Kranksein, die Kinder äußern sich heftig und schreien durchdringend: Ip. [4, 92]

tägliche, gegen 17.00 Uhr: Kali-br. [92]

Verstopfung, mit: Nux-v. [92]

Sonstige Maßnahmen/Tees:
Anis: 20 g Anis-Samen in die Babynahrung einkochen. Oder: Anistee für die Mutter, verhindert ebenso die Koliken und fördert den Milchfluß. [104]
Apium graveolens: (?): Sellerie. 5 bis 10 Tropfen in heißem gesüßtem Wasser geben [104]
Asa foetida (?): Ein Kügelchen einmal täglich über eine Woche für die stillende Mutter [104]
Hopfentee: leicht gesüßt, teelöffelweise ¼ stündlich [104]
Zwiebeltee: teelöffelweise [104]

Diarrhö: vgl. Rectum S. 50

Hauptmittel: Ip. [4]

Erkältung, ausgelöst durch; oder nach kalter Luft: Dulc. [4]

sauer, Stuhl und das ganze Kind riechen: Rheum [4]

schläft viel, das Kind; der Schlaf ist jedoch ruhelos; blasses Gesicht, grünliche Entleerungen: Bell. [4]

Schreien, viel, Beine angezogen, häufiger Blähungsabgang: Cham. [4]

schwächlichen Kindern, bei: Ars. [4], Sec. [4]

Sommerhitze, ausgelöst durch: Bry. [4], vgl. S. 50

Zunge weiß oder gelb belegt: Ant-c. [4]

In hartnäckigen Fällen, wenn nichts helfen will: Calc. [4], Nux-m. [4], Sulf. [4]

Entbindungslähmung:

z. B. Facialisparese oder Erbsche Lähmung: Arn. [52], Hyper. [52] (beide für die erste Woche), Caust. [52], Gels. [52] (beide anschließend bis zur Ausheilung [52]), Phos. [94]

vgl. KK II 110, s. Extremitäten: Lähmung S. 65

Epilepsie:

Brustkindern, bei: Hell. [92], vgl. Konvulsionen S. 74

Erbrechen: vgl. Stillprobleme S. 78 und Magen, Erbrechen S. 47

Erysipel: bei Säuglingen, erweist sich als lebensbedrohlich, wenn es nicht verhindert wird. Es ist stets am Bauch lokalisiert, breitet sich vom Nabel über Bauch, Genitalbereich und Oberschenkelinnenseite aus. Die entzündeten Teile sind heiß, hart berührungsempfindlich; der Urin färbt die Windel gelb oder rötlich; das Fieber ist im allgemeinen hoch, mit frequentem Puls, trockener und heißer Haut, belegter Zunge: Bell. [4, 8], Camph. [8] (Neugeborene].

wenn dieses nicht hilft: Rhus-t. [4]

Verletzung, nach, 203: Apis [8]

Fieber, heftiges: Camph. [50], vgl. Anhang S. 201

Flatulenz: Mag-p.[104], Senn. [104]

Gehirnblutung: Hauptmittel Arn. [21], Lach. [104]
s. KK I 183, vgl. Anhang S. 219
vgl. Apoplektischer Zustand S. 67

Gelbsucht, Ikterus neonatorum: Lichttherapie. Acon., *Bov.,* Bry. [104], Card-m. [103], Cham. [21], Chel. [76], *Chin.,* Ip. [104], Lup. [21], Merc. [3A], Myric. [104], *Nat-s.,* Nux-v. [92], Op. [104], Podo. [92], Sep., Solid. [103]

Haut trocken und heiß ist, wenn die: Acon. [4]

Kälte (Unterkühlung) zum Zeitpunkt der Geburt, herbeigeführt durch: Acon [104], Merc. [104], Podo. [104]

prolongatus, Ikterus: Lyc. [94]

Stupor, mit: Phos. [104]

verzweifelten Fällen, in (drohender tödlicher Ausgang): Thyreoidin [104]

Gelbsucht der Säuglinge: Acon. [104]

nach Überfütterung mit Milch und Zukker, übersäuerter Magen: Nat-p. [2]

Geruch: „Saure Babies“: Hep. [104], Mag-c. [104], Psor. [104], Rheum [104], Sulf-ac. [104]

Gesicht: vgl. S. 31 f.

blau: Lach. [50], Laur. [50]

heiß, Körper kalt: Arn. [50], vgl. S. 35

sehr rot: Bell. [50]

verzerrt: Ars. [50]

Zuckungen der Muskeln des: Laur. [50]

Glieder:

steif, besonders die Knie: Ars. [50]

Tremor: Arn. [50]

Hals:

Schleimrasseln im: Ant-t. [50]

schwach, der H. ist so, daß das Kind den Kopf nicht hochhalten kann: Abrot. [92], vgl. KK I 194

Harnwege: s. Harnwege S. 54

Haut: vgl. S. 57, 59

Abdomen: s. S. 49

Abszesse: s. S. 67

Anus, wunder: s. S. 52

Blässe: Ant-t. [50], Ars. [50], Op. [50]

Cyanose: s. S. 70

Erysipel: s. S. 71

Gelbsucht: s. S. 72

Hautausschläge (Säuglinge)

ausgedehnte, gelbe Haut: Merc. [92]

Hitzepickel: Acon. [92], Ars. [92], Cham. (bei Fieber) [92], Rhus-t. [92], Sulf. [92]

plötzlicher (rash): Acon. [104], Bry. [104], Camph. [104], Ip. [104]

Diarrhö, bei: Ip. [4]

Fieber, bei, Haut trocken, frequenter Puls: Acon. [4]

Verstopfung, bei und Darmblähung: Bry. [4]

Pusteln, rote

auf dem Körper, ausgelöst durch mangelhafte Pflege: Rhus-t. [92], Sulf. [92]

auf dem Kopf: Rhus-t. [92]; vgl. Milchschorf S. 22

Hyperkeratosen: Sep. [8, 103]

Intertrigo: vgl. Haut S. 62 Wundsein (Säuglinge)
Benz-ac. [52], Cham. [92], Lyc. [92], Med. [52], Merc-s. [92], Sulf. [92], Thuj. [52]

Hauptmittel: Sulf. [4]

wenn es nicht hilft, Baby schreit: Cham. [4]

wenn Cham. versagt: Carb-v. [4]

Zahnung, während: Caust. [35]

Mund, wunder: Bism. [104], Bor. [104], Hydr. [104], Kali-bi. [104]

Ohren, Wundsein hinter den: Calc. [4], **Graph.** [4], Kali-c., Nit-ac., **Petr., Psor.,** Sanic., Sulf. [4]

ausgedehnt, wunde Stellen, Kind sieht gelb aus: Merc. [4]

zarten empfindlichen Stellen, Wundsein an: Carb-v. [92], Cham. [92], Merc. [92], Sulf. [92]

Milchschorf: s. Kopf S. 22

Muttermale, Naevi: vgl. Haut: Leberflekke S. 60

Neugeborenen, bei: Calc. [4], Calc-f. [104], Carb-v. [4], Fl-ac. [104], Plat. [4], Sep. [4], Sil. [4], Sulf. [4], Thuj. [104], Zinc. [4]

Pemphigoid: Rhus-t. [103], Eigenblut [52]

Pyodermien: Tub. [103]

Rash: s. Hautausschläge S. 73

Sklerödem: Apis. [8, 52], Solid. [103]

(Verhärtung des zellulären Gewebes an verschiedenen äußeren Stellen: Acon. [4, 92], Bry. [4, 92], Sulf. [4, 92]).

Strophulus, während Zahnung: s. S. 41

trocken wie Pergament: Ars. [50]

Urticaria: s. Haut S. 61

Wassersucht: Apis. [8], Carb-v. [8], Coff. [8], Dig. [8], Lach. [8]

Wundsein: s. Intertrigo S. 62, 73

heiß, Neugeborenes sehr: Acon.[50]

Hernien:

Hydrocele: s. Hoden S. 55

Leistenbruch: s. Abdomen S. 49

Nabelbruch: s. Abdomen S. 50

Hoden: Deszensus nicht erfolgt: s. Hoden S. 55
Aur. 200 bis XM [104]

Hüftluxation: Sulf. [4] und Calc. [4] Hauptmittel. Bell. [4], Merc. [4], Rhus-t. [4]

Husten: erstickungsartiger, Kind ganz steif und blau im Gesicht: Ip. [104]

Hydrocele: s. Hernien

ICP (Infantil cerebral palsy) drohende: s. Anhang S. 210 f. und S. 227 f.

Ikterus neonatorum: s. Gelbsucht S. 72

Katarakt: s. Augen S. 69

Kephalhämatom: s. Kopf: Bluterguß S. 20

Klumpfuß: s. Haltungs- und Bewegungsapparat: Beine, Füße S. 63

Konjunktivitis: s. Augen S. 24

Konvulsionen, Krampfanfälle (auch Säuglinge): vgl. KK I 417 f. und SR II 97 f.

Vorbeugung, zur — nach schwerer Geburt: Cupr. [103]

Akut: Reiben mit einem mit Campher benetzten Finger an der Oberlippe unterhalb der Nase unterbricht die meisten Krämpfe. [4]

Neugeborenen, bei: Adon. [103], *Art-v., Bell.* [2, 4], Cina [103], *Cupr.* (Hauptmittel [52]), Nux-v. [4], Stry-p. [103]

Zwischen Geburt und Ende des ersten Monats; als Folge eines Hirntraumas: Bell., jede halbe Stunde einige wenige Dosen; dann Arn. stündlich [92]

Bauch hart, gebläht und vergrößert. Aufstoßen, Wasser im Mund, Fieber, Erschöpfung nach jedem Anfall: Merc. [4, 92]

Berührung, die leiseste ruft einen Krampfanfall hervor; wird begleitet von cerebralen Symptomen wie Schwindel, Funken vor den Augen, Bewußtlosigkeit usw.: Bell. [92]

Brustbeklemmung, Aufstoßen, Übelkeit, Würgen, Erbrechen oder Durchfall, mit oder dem Anfall vorausgehend; Tetanische Streckung der Gliedmaßen: Ip. [4, 92]

Brustkinder, Epilepsie bei: Hell. (92, 104] (Es ist wertvoll zu wissen, daß Kinder, die aus einem stuporösen Zustand erwachen, Anfälle von Schwitzen oder Durchfall aufweisen können, daß sie anfangen, wegen heftigem Hautjucken zu schreien und sich herumzuwerfen. Wenn solche Ereignisse auch beunruhigend sind, sind sie dennoch Hinweise auf die Heilwirkung und sollten nicht durch Behandlungsmaßnahmen gestört werden. Sie müssen von selbst vergehen. [104).

Cyanose des Gesichtes, mit, und Krämpfen des Brustkorbs und Kehlkopfs: Acon. [92], Ip. [92], Samb. [92]

Fäusten, nagt an seinen, während Konvulsionen: Acon. [92]

Fieber:

Fieberfrost, während: *Ars.*, Camph. [2], Merc., Nux-v.

Fieberhitze, bei: Acon. [4], Ars. [3], Bell. [2, 3], Camph. [3], Carb-v. [3], *Caust.* [2], *Cic.*, *Cina*, Cur., *Ferr-p.* [2], *Hyos.*, Ign. [2], *Nat-m.* [2], **Nux-v.**, Op., Sep. [3], **Stram.**, Verat. [3]

Hautausschlägen, Folgen von unterdrückten: Agar., Am-c. [92], *Ant-c.* [2], Bell. [92], *Bry.* [92], *Calc.*, *Camph.* [2], *Caust.* [2], *Cupr.*, Cupr-a. [2], *Hyos.* [2], *Ip.* [2], *Kali-m.* [2], Psor. [8], *Stram.*, *Sulf.* [92], *Urt-t.* [2], *Zinc.* [92]

beim Nichtherauskommen von: *Ant-t.*, **Cupr.**, **Zinc.**
vgl. KK I 420 Exanthem

Impfung nach: **Sil.**

Nabelinfektion, als Folge einer: Bell. [92], Merc. [92]

rezidivierende, konstant, trotz Behandlung: Sulf. [4]

Schlaf, plötzlich aus dem S. erwachend mit Schreien und Zittern, Krämpfe einzelner Muskeln an verschiedenen Körperstellen; der Anfall kommt täglich zur gleichen Zeit: Ign. [92]

Schreck, als Folge von; der Körper zittert, Arme und Beine werden herumgeworfen; das Kind schreit ohne Bewußtsein; mit Stupor. Blähbauch, Verhaltung von Stuhl und Urin: Op. [4]

schwächliche Kinder, passend für; ohne Begleiterscheinungen: Coff. [4]

Stillen, während

Schreck der Mutter, nach: Acon. [92], Op. [92]

Zornanfall der Mutter, nach: Cham. [92]

Zahnung, während: s. S. 40

Zeit, jeden Tag zur gleichen Z. ohne ersichtlichen Grund: Ign.[4]

Zucken der Gliedmaßen, der Gesichtsmuskeln und der Augenlider, mit; ständiges Bewegen des Kopfes von Seite zu Seite, Augen halb geschlossen, eine Wange rot, die andere blaß: Cham. [4]

Zucken und Rucken der Muskeln in der Oberschenkel- und Leistengegend, mit: Am-c. [92], Bell. [92], Bry. [92]

Wurmsymptomen, mit: Cina [4,92], Ign. [4], Indg. [6], Sulf. [4]

Krämpfe des Brutkorbes, gefolgt von Steifheit der Gliedmaßen: Cina [92]
vgl. S. 64

Kopf, Erscheinungen am: s. Kopf S. 20

Lippen, entzündete: Bry. [92]

Lues, angeborene, der Säuglinge: s. [104] Seite 20, 25, 26
Ars-j. [104], Bacil. [104], Kreos. [104], Merc. [104], Merc-c. [104], Podo. [104], Syph. [104]

Schnupfen: Aur-j. [104], Cinnb. [104], Kali-bi. [104], Merc-ac. [104], Merc-j-f. [104], Merc-j-r. [104]

Lungenentzündung, Pneumonie (auch Säuglinge): vgl. KK II 214
Acon. [92], *Ant-t.* [92], *Bry.* [92], Carc. [98], *Ferr-p.* [92], *Ip.* [92], *Kali-c.* [92], *Lob.* [92], *Lyc.* [92], *Merc.* [92], *Nux-v.* [92], *Op.* [92], *Phos.* [92], Sulf. [1]

Ip. [104]: Spastische Atmung und Keuchen wie bei Spasmus der Lungen; schnelle Atmung, schwierige anstrengende Dyspnoe; drohender Verschluß der großen Bronchien mit entzündlichem Schleim; grobblasige oder feinblasige Rasselgeräusche; spastischer Husten, Übelkeit; das Gesicht ist blau oder blaß. Hyperämie des Gehirns ohne Schläfrigkeit (Sopor); Konvulsionen

Ferr-p. [104]: Erste Phase der Säuglingspneumonie, insbesondere, wenn ausgelöst durch stockende Atmung an einem heißen Sommertag. Sehr vorzüglich. Sollte tief gegeben werden.

Ant-t. [104]: Schwächliche Konstitution; unfähig, die Nahrung zu verdauen infolge Verdauungsschwäche; hoffnungslos krank wegen Schwäche und mangelhafte Reaktion auf Arzneien. Ip., das Ant-t. am nahestehendste Mittel hat versagt oder nur für kurze Zeit gebessert. Kann dann lebensrettend wirken. (Atmung aussetzend! KK III 351! [94]
Wirkt Ant-t. bei einem typischen Bild nur zögernd, eine Gabe Sulf.

Acon. [104]: Bei Pneumonie und Pleuritis, eine Dosis gefolgt von Sulfur, eine Dosis.

Phos.[104]: Zwar hat Arsen den Zustand gebessert, aber wirkt selten heilend, ohne daß eine Dosis Phos. oder Sulf. folgen. [1]

Marasmus: vgl. S. 87

Mekoniumretention: Acon. [92], Bry. [92], Nux-v. [92], Sulf. [92]

Meteorismus: Carb-v. [103]

Milchunverträglichkeit: s. Magen S. 47, 78

Mißbildungen, kongenitale Auswüchse, Tumoren usw. (Haut), verschwinden manchmal von selber mit dem Wachstum, daher nicht zu früh operieren. Sulf., nach 6 Wochen Calc. [4]. vgl. Muttermale S. 60, 73

Morbus Down, Mongolismus: Kali-br. [92], Med. [92], Sulf. [92]

Nabelstörungen: s. Abdomen S. 49

Naevi: S. Muttermale S. 60, 73

Nasenstörungen: s. Nase S. 29 f.

Nystagmus: s. Augen S. 24

Ohren, Beschwerden an den: s. Ohren S. 27 f.

Ototits, Otalgie, Säuglinge: Bell. [4], Cham. [4] (1. Mittel), Merc. [4], Puls. (2. Mittel) [4], Sulf. [4]

Obstipation: s. Rectum S. 50 f.

Pemphigoid: s. Haut. S. 73

Poliomyelitis: Weiterführende Literatur: [92, 104]*

Pulslosigkeit: pulslos oder nahezu: Acon. [50]

Pylorospasmus: Apom. [103], Cupr. [52], Morph. [103], Nux-v. [103]

Pylorusstenose, angeborene: Abrot. [21], Arg-n. [92], Ars. [92], Atrop. [92], Cupr. [92, 103], Phos. [92]

Verhärtung des Pylorus: Sil., vgl. KK III 469

Pyodermien: s. Haut S. 73

Rektumprolaps: Ferr. [92], Ham. [92], Ign. [4], Merc. [92], Nux-v. [4], Phos. [92]

Rhinitis: s. Nase S. 31

Scheintod: Chin. [92], Lach. [92]
vgl. Apoplektischer Zustand, Asphyxie

Schlaflosigkeit: Bell. [92], Cham. [4], Coff. [4], Ip. [92], Nux-v. [92], Op. [4], Puls. [92], Ran-b. [4], Syph. [104]

Blähungen, mit: Cham. [4]

Gesicht, mit rotem (Kopfkongestion): Op. [4]

Wachsein, mit, ohne Unruhe: Ran-b. [4]

Schluckauf, Singultus: s. Magen S. 48

Schniefen, Schnupfen: s. Nase S. 29 f.

Schreckfolgen: Acon. [1]

Schreien: s. S. 99

Soorstomatitis: s. Mund S. 38

Steißlagekinder: Toxopl. [103]

Stillprobleme: s. S. 78 und Magen S. 47 f.

Strabismus: s. Augen S. 26 und S. 69

Stridor congenitus laryngealis: s. Kehlkopf S. 45

Tetanus neonatorum: Passiflora [12, 104]

Verhärtung der Gewebe: s. Haut s. 73

Verkrümmte Gliedmaßen: s. Rachitis S. 62 f.

Verstopfung: s. Rectum, Obstipation S. 51

Wassersucht: Apis [8], Carb-v. [8], Coff. [8], Dig. [8], Lach. [8]

* Repertorium Bhatia (Bhatia, V. R.: Poliomyelitis and it's homoeopathic treatment, Verlag Jain-publisher's Homoeden Buch-Versand BB 2061)

Wundsein: s. Intertrigo S. 62, 73

STILLPROBLEME:

Muttermilch:

Muttermilch: *Cina* [3], Mag-c. [52], Mag-m. [52], Mag-p. [52],Nat-c., **Sil.**

Abneigung: Ant-c., Ant-t. [13], *Cina,* Lach., Merc., Nat-c. [13], Rheum [3], **Sil.,** Stann., Stram.

Kind verweigert: *Bor., Calc.,* **Calc-p.,** Cina, Lach., *Mag-c.* [7], *Merc.,* **Sil.,** Stann. [7]

Schreien und Ruhelosigkeit beim Stillen: Cham. [104], Coff. [104]

getröstet, Baby ist nur, wenn es in Mutter's Armen gestillt wird: Phos. [92]

Erbrechen, Muttermilch, nach: Acet-ac., *Ant-c.,* Calc., Mag-c. [52], *Nat-c.,* Nux-v. [103], *Ph-ac., Sanic.,* **Sil.,** *Valer.*

Ärger nach — der Mutter: Valer. [8, 103]

atonisches: Cupr. [103]

gleich nach dem Trinken, in Massen: Aeth. [103]

Nahrung kommt durch die Nase: Gels. [103]

sauer: Cina [92], Mag-c. [52]

Gastroenteritis: Aeth. [103]

nach Stillen: Teucr-m-v. [103]

nach Weinen: Arn. [103]

Singultus: s. Magen S. 48

spastisch, nach jeder Mahlzeit: Calc. [103]

Diarrhö, nach Trinken von: Aeth. [103], Ant-c., Calc-p. [95], *Crot-t., Nat-c., Nux-v.,* Sil. [103]
vgl. S. 50

Obstipation: s. Rectum S. 51

(Gesprungene Brustwarzen vom Stillen, Mutter: Cham., Crot-t., Graph. [8], Lyc., Nit-ac., Petr., Phyt., Puls., Rat. [8], Sep. [8], Staph., Sulf.)*

SÄUGLINGSALTER: Krankheiten im: s. KK I 518 und SR II 393
Spezielle Angaben finden sich im Kapitel Neugeborenenperiode Seite 67 f. und verteilt im Repertorium entsprechend der Lokalisation.

Entwicklungshemmung (allgemein): Agar., Aur. [96], Bac. [8], *Bar-c.* [1, 3, 8], Bor. [1], Calc. [8], Calc-p. [3, 8], Calc-s. [95], Caust. [8], Chin., Cupr. [11], Des-ac. [14], Hypo. [96], Kali-c., Kreos. [8], Lac-d. [8], Med. [8], Nat-m. [1, 3, 8], Nep. [14], Ph-ac. [3, 8], *Phos.,* Pin-s. [8], Sil. [3, 8], Sulfa. [14], Sulf.,Thyr., Vip. [11], Zinc. [21]

Entwicklung langsam, Symptom des Kopfnickens: Sep. [21]

---

* aus „Homoeopathy for Mother and Infant" by Douglas M. Borland. Vgl. Brust, Mammae: KK II 234 f. und II 254/5/Vgl. 103.)

Entwicklung zu langsam oder zu schnell, Nasenbluten: Croc. [2]

Gehen, lernt langsam; Statomotorische Retardierung: Abrot. [52], *Agar.*, Aur. [52], *Bar-c.*, Bell., **Calc.** [2], **Calc-p.** [2], **Caust.** [2], Lyc. [6], Merc. [6], **Nat-m.** [2], Nux-v., *Ph-ac.* [6], *Phos.* [6], Pin-s. [6], *Sanic.*, *Sil.* [2], *Sulf.*

unfähig zu laufen: Mang. [2] (ICP?)

geistig zurückgeblieben, retardiert: Agar. [76], *Alum.* [96], Ambr. [95], Anac. [96], *Arg-m.* [96], Arg-n. [96], Ars. [96], Aur. [21, 52, 96], Bar-c. [21, 96], Bar-m. [95, 96], Bor. [21], Bufo [95, 96], *Calc.* [96], Calc-p. [96], Calc-s. [96], Carb-s. [95], *Caust.* [96], *Chorion.* [96], *Cupr.* [96], *Fl-ac.* [96], Hell. [95, 96], Kali-br. [96], Lach. [96], *Lyc.* [96], *Mang.* [96], Med. [52, 96], Merc. [96], *Nat-m.* [96], Ph-ac. [96], Plat. [96], *Plb.* [96], Puls. [95], Sil. [95, 96], *Stann.* [96], Stram. [95], Sulf. [95, 96], *Syph.* [76, 96], Thuj. [96], Tub. [76, 96], Verat. [95], *Zinc.* [21, 96]

körperlich zurückgeblieben, retardiert: s. S. 87 f.

Sprechen, lernt langsam; sprachliche Retardierung: Bei der Beobachtung oder Erörterung eines solchen Problems ist stets das Hörvermögen zu beachten bzw.zu untersuchen!

Agar., Bar-c., Bell. [5], Bor. [1], Calc. [1, 3, 6], Calc-p., Caust. [3, 5, 6], **Nat-m.**, Nux-m., Ph-ac. [1], Phos. [7], Sanic., Sil. [3, 6], Sulf. [3, 6]

Artikulationsschwierigkeiten: Nat-m. [21]

grimassiert dann, leicht nach Anstrengung: Ign. [21]

geistiger Entwicklung, infolge von schlechter: Bar-c. [21]

SCHULKINDER:

dumm: Bar-c. [96], Bufo [96], Calc. [96]

faul: Graph. [96]

Legasthenie: Lach. [99], Lyc. [99], Thuj. [99]

müde: Chin. [96], Ph-ac. [96], Pic-ac. [96]

Neinsager: Tub. [96], vgl. S. 96

Schreiben: Med. [96]

Sprachen: Tub. [96]

Rechnen: Syph. [96]

Versprechen: Psor. [96]

Zahnung, langsame: s. S. 41

KINDERN, ERKRANKUNGEN bei: siehe KK I 505 und SR II 64
Spezielle Angaben befinden sich verteilt im Repertorium und im Textteil.

Erkältlichkeit, große: *Calc.* [2]

bei jedem Wetterwechsel: Sep. [2]

Katarrh, mit großer nervöser Erregung, Schlaflosigkeit und Spasmen: Sumb. [2]

Rachitis: s. S. 62

rheumatischem Fieber, Tendenz zu, Kinder unter 7 Jahren; endemisch während des Winters: Stram. [2]

Skrofulose (lymphatisch-exsudative Diathese): Am-c. [2], Ant-c. [2], Bar-c. [2], Bell. [2], Calc. [2], Calc-p. [2], Camph. [2], Cina [2], Cur. [2], Dig. [2], Jacea. [2], Ph-ac. [2], Sil. [2], Sulf. [2]

abscheuliches, verkehrtes Verhalten: Hep. [2], Lyc. [2]

Askariden und sonstige Würmer: Spig. [2]

Bauch, großer, Kopfschweiße, chronisches Reizfieber: Sil. [2]

Bindehautkatarrh: Merc-d. [2]

blaß, entzündete geschwollene Tonsillen: Chen-a. [2]

Diarrhö: Sec. [2]

gefolgt von Schwäche: *Nux-m.* [2]

Enuresis, syphilitische Diathese: Kali-j.[2]

Hydrozele: Rhod. [2]

Hydrocephalus, subakut bis chronisch, Erguß langsam zunehmend: Sulf. [2]

Impetigo, einige Wochen nach Geburt: Ip. [2]

Indurationen: Carb-a. [2]

Karies des Femur: Stront. [2]

mesenteriale Erkrankungen, Zähne krank, irreguläre Anordnung im Unterkiefer: Phos. [2]

Spasmen (Hydrocephalus): Sulf. [2]

syphilitische Diathese, Enuresis: Kali-j. [2]

Zahnstellung, schlechte, im Unterkiefer, mesenteriale Erkrankungen: Phos. [2]

Zervikaldrüsen verhärtet und geschwollen: Con. [2]

JUNGEN:

Enuresis; dicker, hellhaariger Junge: Arg-n.[2]

nachts, helle Komplexion: Sep. [2], vgl. S. 58

Epistaxis, Hydrocele: Abrot. [2]

schwere, plötzliche: Cop. [2]

Harnträufeln, ständiges: Caust. [2], Rhus-t. [2]

Ohrenschmerzen, Neigung zu, besonders Jungen: Zinc. [2]

schmächtig, wenig lebhaft, schlechtes Gedächtnis: Aur. [2]

skrofulös, keuchender Husten nach Impfung: Thuj. [2]

Tabak, Beschwerden nach: Arg-n. [2]

Übergroß, schwache Brust: Jod. [2]

PUBERTÄT: Beschwerden in der: *Acon.* [2, 12], *Agar.* [3, 96], *Ant-c.* [3], Apis. [96], Apoc. [12], *Aur.* [6, 12, 96], Bar-c. [96], Bell. [3, 12], *Calc.* [2, 6, 96], Calc-p. [3, 6, 12, 96], Caul. [96], Caust., Chorion. [96], Cimic. [3, 96],

Croc., Cupr. [6, 96], *Ferr.* [96], *Ferr-p.*, **Gels.** [2, 12], *Graph.*, Guaj. [3], Hell. [3], Helon., Ign. [12], Jod., Jug-c. [96], *Jug-r.* [3, 6, 96], Kali-br. [3, 96], *Kali-c.*, *Lach.* [3], *Mag-c.*, Mag-p. [12], Mill. [12], *Nat-m.*, *Ph-ac.*, **Phos.**, Plat., *Psor.* [96], **Puls.** [3, 4, 6, 12, 96], **Senec.** [3], Sep. [12, 96], Sil., Stram. [12], Ther. [4], *Tub.* [96], Verat. [12], Viol-o. [3], *Zinc.* [96]

Jungen und Mädchen, jungen Leuten, bei:

Abscheu im allgemeinen: Ant-c.

anämisch: Absinth. [2], Ars. [2], *Ferr.* [2], Phos. [2]
skrofulös: Ars. [12]

Anstrengung, geistige: Calc-p., Kali-p.

Asthma durch Bronchialkatarrh — nach jedem Wetterwechsel: Nat-s. [2]

Aussehen, sehr altes, frühreif, syphilitische Dyskrasie: Fl-ac. [2]

blondes Haar, blaue Augen, feine Haut, schlanker Habitus, mit kachektischem Husten, Diarrhö, häufigen erschöpfenden Schweißen, Erregung des Blutes: Phos. [2], vgl. S. 58

Chorea, in der Pubertät: Agar. [6], Asaf. [8], Caul. [1, 2, 8], *Cimic.*, Ign. [8], Puls., Zinc. [21]

Empfindlichkeit, in der Pubertät: Acon., Ant-s-aur., Ant-t., *Bell.*, Calc., *Cham.*, *Kali-p.*, *Phos.*, *Puls*, *Staph.*, *Teucr.*

Fettleibigkeit: s. S. 85

Fieber, heftige Gelenkschmerzen, Kongestion, Schwellung der Glieder: Sil. [2]

Gelenkrheumatismus, beim Auftreten des ersten Anfalls: Colch. [2]

Gleichgültigkeit: Bar-c., Lach., Ph-ac. [6]

sich härmen, sich grämen: Aur. [96], Hell. [2], Lyc. [96], Nat-m. [96], Tub. [96]

Katarakt, mit Kopfschmerzen, Schwindel und Ohrgeräuschen: Sec. [2]

Konvulsionen: Caul. [2, 6], Caust., Cupr. [1, 6], Hypoth. [14], Lach. [3], Puls. [3, 6], Zinc. [6], Zinc-val. [3, 6]

Kopfschmerzen, neuralgisch und rheumatisch, kräftig, Funken vor den Augen: Mag-p. [2]

kräftiger Körperbau, Lungenentzündung: Bell. [2]

(Krebs: Kali-p. [2])

Längenwachstum, zu schnelles: s. S. 89

Jugendlichen, bei: **Calc.** [19], *Calc-p.* [19], Hippoz. [2], Kreos. [12], *Ph-ac.* [2, 12], **Phos.** [2]

bronchitische, subakute Anfälle: Phos. [2]

Chorea: Hippoz. [2]

Diarrhö von Säuren: Ph-ac. [2]

gebeugte Haltung: Phos. [2], s. S. 63

Husten, Hämoptyse, typhoides Fieber, Diarrhö und Nasenbluten: Längenwachstum zu schnell oder zu langsam: Croc. [2]

Müdigkeit und Unausgeschlafenheit morgens trotz ausreichenden Schlafes: Mag-c. [21]

Rumpeln im Bauch: Ph-ac. [2]

Schwäche, mit allgemeiner: Hipp. Ph-ac.

Schwäche der Brust, mit: Jod. [2]

vermindert, hat altersgemäße Größe nicht erreicht, rheumatische Symptome, Schlaflosigkeit: Kali-j. [2]

Wachstumsschmerzen: s. S. 66, 89

lymphatisch, chronischer Bronchialkatarrh mit mehr oder weniger profusem Auswurf, auch Asthmazustände (kalte Jahreszeit) > warmem Wetter: Phel. [2]
vgl. Skrofulose s. S. 80

Magenkatarrh, akuter: Sep. [2]

mürrisch: Cina [7], Ph-ac. [6]

nervöses sanguinisches Temperament, frostig, mangelhafte Vitalreaktion, fröhliche Veranlagung, launenhafte Stimmung: Verat. [2]

phthisisch, floride: Ferr-p.[2],Nat-p. [2]

Haemoptyse: Phos. [2]

plethorisch: Acon. [2], *Stram.* [2]

Reizbarkeit: Phos.

religiöse Gemütsbewegungen: Ars., Calc., Lach., Sulf.

skrofulös: Carb-a. [2], vgl. Skrofulose S. 80

Mumps: *Merc.* [2]

variköse Venen: Ferr-p. [2], Ham. [2]

Wachstumsschmerzen: Ph-ac. [2], vgl. S. 66, 89

Traurigkeit: Ant-c. [8], *Ars.*, Aur. [6], *Calc.*, Caust., *Graph.* [6], *Hell.* [2, 7,8], Helon. [6], *Lach.* [7], Manc. [7,8], *Nat-m.* [3, 6, 7], Rhus-t., Sulf.

Mädchen (Pubertät: Beschwerden in der:): *Aur.* [2, 12], *Bar-c.* [2], *Bell.* [2], *Calc-p.* [1, 2, 12], *Ferr.* [2], Fil. [2], Hypoth. [14]; **Lach.** [2], *Phos., Puls.* [2]

Akne: Arist. [103], Calc-p. [103], Jug-r. [103], potenziertes Menstrualblut [103]

Gesicht: Puls. [2]

Backfischmittel — schwärmend: Apis [103]

Bauch, vergrößerter: Calc. [9], Graph. [8], Lach. [8], Sulf. [8]

Blasenschwäche: Rhus-t. [2]

blaß, chlorotisch, anämisch, mit exzessiver, muskulärer Schwäche: Phos. [2]

blond, blaß, sanft (Pneumonie): Chel. [2]

rotwangig, skrofulös: *Brom.* [2]

Brüste unterentwickelt: Agnus —D 4 [103], Sabad. —D4 [103]

Chlorose: Alet. [2], *Ferr.* [2], Phos. [2]

floride Phthise, eiterndes Stadium: Puls. [2]

retardiert: Ferr. [2]

unverdaulichen Dingen, Verlangen nach: Alum. [2]

Chorea: Zinc. [103]

Erythema pudendum, starkes Erröten vor Anderen: Ambr. [103], Glon. [103], vgl. Gesicht S. 33

gastrische Affektionen: Bry. [2]

Gesicht, Flecken im: Cimic. [103]

Herzklopfen: Aur-m-n. [103]

chronisch: Lach. [2]

nervöses: Puls. [2]

hysterisch: Hyos. [2], Zinc. [103]

Anfälle, hysterische: Tarant. [103]

— erotomanisch: *Plat.* [2]

— unregelmäßige Menses, Magenschmerzen: Mill. [2]

Katarrh des Pankreasganges: Puls. [2]

Kopfschmerzen, bei Schulmädchen: Acon., Bell., *Calc.,* **Calc-p.** [2], Croc. [103], *Lac-c., Nat-m.* [2], **Ph-ac.** [2], *Puls.,* Tub.

Diarrhö, mit: *Calc-p.* [2]

nervöse, bei jeder Periode: Verat. [2]

Krankheiten verschlechtern sich in der Pubertät: Agar. [103], Cimic. [103], Puls. [103], Senec. [103]

Leukorrhö: s. S. 56

Liebeskummer, Folgen von: Ph-ac. [103]

Menarche: s. S. 56

Menses, schwache: Nat-m. [2]

unregelmäßige, Dysmenorrhö: Mill. [2]

Müdigkeit, hochgradige — und Unausgeglichenheit am frühen Morgen trotz ausreichender Nachtruhe: Mag-c. [21]

Nasenbluten:

Mädchen, hochgewachsene, schlanke: Phos. [2]

Menses, während: Sep. [2]

Pubertät, in der: Croc. [103], Nat-m. [103]

nervös: Senec. [2]

keuchender Husten: Viol-t. [2]

Komplexion, helle — groß, lang, dünn, mild, leicht beeindruckbar, tuberkulös: Viol-t. [2]

Phthisisch, krampfartiger Husten, wenn Drosera versagte: Meph. [2]

Psychose, während Pubertät: Hyp. [103]

Pubertät verzögert: Zinc. [21]

Rhinitis chronica junger Mädchen: Puls. [103], Thuj. [103]

romantisch, empfindlich: Cocc. [2]

Skrofulös, empfindlich, wassersüchtig: Seneg. [2]

Sommersprossen: *Puls.* [2], vgl. S. 31 u. S. 37

Traurigkeit vor der Pubertät: *Ars.* Calc-p., *Hell.*, *Lach.*

Vulvitis, akute: Puls. [103]

wassersüchtig, Anemorrhö: Senec. [2]

zarte Veranlagung bei übermäßig verzögerter Pubertät; die menstruellen Funktionen laufen mangelhaft oder unregelmäßig ab: Puls. [2]

zierlich, rasch wachsend, Beginn der Pubertät: Calc-p. [2]

SEXUALITÄT:

Knaben und Mädchen

vgl. Genitalien S. 55, 56
vgl. Pubertät S. 80 f.

Frühreife: Calc. [1], Lyc. [76], Merc. [99], Phos. [76], *Tub.* [76]

körperlich aber schwach: *Lyc.* [19], *Tub.* [19]

Genitalien:

Kind faßt an die: *Acon.*, Hyos. [104], Med. [104], *Merc.*, *Stram.*, *Zinc.*

geistig retardiert, spielt mit den: Bufo [95]

Husten, bei: *Zinc.* (Keuchhusten)

Spasmen, bei: Sec., Stram.

reißt am Penis (Kinder mit Harngrieß): Canth. [15]

Jüngling, pastös, feminin wirkend: Calc. [21]

Jungfrau, pastös, zu frühe, zu starke Regel: Calc. [21]

Liebeskummer, Folge von, Mädchen: Ph-ac. [103]

Masturbation:

Kindern, früh, bei: Bell-p., *Carc.* [98], Lyc. [52], *Med.* [7, 99], Orig. [99, 103], Phos. [52, 96] (Säuglinge und Kleinkinder [52]), Plat. [99], *Scirr.*, Stann. [7], Stram. [7, 52, 96], Tarant. [52]

geistiger Behinderung, bei (allgemein): Bufo, Med., Orig.

Junge: Abusus sexueller Kraft, Melancholie, Apathie, geistig abwesend, Selbstverachtung, allgemeine Schwäche, häufige Pollutionen: Agn. [2]

Kindheit, seit der: Hyos. [2]

Mädchen, junge: Bufo [103], Calad. [103], Murx. [103], Orig. [103], Staph. [103]

Leukorrhö durch: Calad. [103], Orig. [103], Zinc. [103]

Pruritus vulvae, wegen: Calad. [8], Calc. [74], *Orig.* [8], Zinc-m. [8]

Warzen mit: Sep. [2]

Verlangen, sexuelles, bei Kindern: Bar-c.

vermännlichte Mädchen: Carb-v., *Nat-m.*, Petr., Plat.

Verwurmte Kinder: Calad. [98]

KÖRPERLICHE MERKMALE

DICK, ADIPÖS, FETTLEIBIG/ALLGEMEIN:

Kindern, bei: *Ant-c.* [2, 8, 21, 52, 95], *Bad.* [2], Bar-c. [6, 8, 52, 95], Brom. [21], Bry. [95], **Calc.** [1, 3, 7, 8, 12, 21, 95], Caps. [1, 8, 21, 52, 95], *Ferr.* [8, 95], Graph. [21, 52, 95], Kali-bi. [2, 8, 12, 52], Kali-c. [95], Kali-s. [21], Lyc. [94], Nat-m. [95], Nat-s. [95], Nux-v. [95], Phos. [95], Puls. [21, 95], Sacch. [8, 12], Seneg. [12], Sep. [94], Sulf. [21]

dick (ziemlich übergewichtig), bleich, eigenartige Rötung um die Augen, oft feuchte Ekzeme hinter den Ohren, reizbar, furchtsam, gefräßig: Ant-c. [21, 52]

gut genährt und gewachsen, dicke helle Haare, rauhe Haut: Sulf. [21]

hellhäutig und meist blond (zu fett), heiter, freundlich, glücklich, aber leicht aus der Fassung, mit hitziger Röte, depressiv traurig, Dunkelangst im Freien, Sonnenhitze nicht vertragend, Aknepickeln Gesicht, Schulter, Rücken: Brom. [21]

Jugendlichen, bei: *Ant-c.* [2, 4, 6, 7], Calc-a. [6, 7], Lach. [6]

Keuchhusten: Bad. [2], Seneg. [2]

pausbackig, schlaff, gedunsen, Anfälle endigen mit Niesen: Seneg. [2, 52]

lasch, verstopft, plumpe Bewegungen, rote Backen (nicht immer), stets ausgeprägt vergeßlich: Caps. [21]

Mädchen, besonders bei, während und nach der Pubertät, Brüste: Nat-m. [95]

pausbäckig, kurznackig, veranlagt zu kruppösen Entzündungen: Kali-bi. [2]

plump, entwicklungsretardiert: Bar-c. [52]

rundlich, blond: Calc. [2]

Reaktionsträge, dicklich, Neigung zu weinen, anschmiegsam, liebevolle Zuwendung verlangend, hitzeempfindlich, frostig, Widerwille gegen Schweinefleisch: Puls. [21]

schlaff: *Calc.* [2], Calc-br. [52], Kali-bi. [52]

nervös: Calc-br. [52]

tiefliegende Augen: Kali-bi. [52]

schwer, bleich, immer frostig, ständig verstopft, ausgeprägte Hauterscheinungen, auffallend müde, träge, zögernd antwortend, ängstlich, defaitistisch, sommersprossig, ausgeprägte Abneigung gegen Fisch: Graph. [21, 52]

träge, dicklich, sitzt gern herum, meist verstopft, eigensinnig, halsstarrig, Mangel an Selbstvertrauen, arbeitsabgeneigt, schnell ermüdbar, gelblich belegte Zunge: Kali-s. [21]

überfüttert, chronische Diarrhoe: Sec. [2]

weich, hell, frostig, träge, sieht überraschend gut aus, trotzdem aber wenig geistige und körperliche Energie: Calc. [21]

BETROFFENE KÖRPERTEILE:

Gesicht: Bry. [95], Phos. (Vollmondgesicht) [95]

pausbäckig, Keuchhusten: Seneg. [2]

und Rumpf, besonders aber: Calc. [95]

Kinn, Wangen: Puls. [95]

Doppel-, Dreifachkinn: Ant-c. [5], Bar-c. [5], Calc. [5], Lyc. [18], Nux-v. [5], Op. [5], Puls. [5], Sulf. [5]

Kinn, Hals, Rücken, Becken, Hüften, Gesäß, Hände, Finger: Bar-c. [95]

Kinn, Hals, Hüften, Gesäß, Bauch, Brüste, aber Extremitäten mager: Nux-v. [95]

Kinn, Gesäß, Hüften: Ant-c. [95]

Wangen: Calc. [5], Puls. [5], Sulf. [5]

Wangen, Brüste, Bauch: Sulf. [95]

Bauch:

dick, Extremitäten dünn: Calc. [52], Sanic., Sil., Sulf. [52]

dick, zu: Calc. [5], Nat-m. [5], Nux-v. [5], Puls. [5]

Brüste, Hüften, Gesäß, bei Magerkeit der Glieder, besonders der unteren: Graph. [95]

Rumpf und Gesicht, besonders aber: Calc. [95]

Extremitäten:

Hände: Bar-c. [5], Calc. [5], Merc. [5], Sulf. [18]

zarte Hände und Füße, Flatulenz: Lyc. [18]

Beine dünn, aber: Am-m., Ant-c. [3], Graph. [95]

Hüften: Fettansatz um die, unzufrieden, unverträglich, frostig, Folgen von kalter Durchnässung: Thuj. [52]

Gesäß: Nux-v. [5]

Gesäß, Hüften, Kinn: Ant-c. [95]

Gesäß, Bauch, dagegen magere Glieder: Sil. [95]

Gesäß und Becken: Ant-c. [5], Bar-c. [5], Calc. [5], Merc-cy. [5]

Gewicht schwankt stark und nimmt zu bei Feuchtigkeit, Regen, Aufenthalt an Seen und Flüssen: Nat-s. [95]

DÜNN, ABGEMAGERT, KINDER, ALLGEMEIN:

Abrot., Alum., Ambr. [96], Ant-c., Arb. [96], *Arg-n.*, **Ars.**, **Ars-j.**, Aur. [96], Bac. [8], *Bar-c.*, *Bar-j.* [1, 7], **Calc.**, *Calc-j.* [6], **Calc-p.** [2], *Calc-sil.* [8], Graph. [95], *Hydr.*, **Jod.**, Kali-c., *Kreos*, Lach. [95], *Lyc.*, *Mag-c.*, *Mang.* [96], **Nat-m.**, *Nat-p.* [96], Nit-ac. [95], *Nux-m.*, *Nux-v.*, *Ol-j.*, *Op.*, Petr., *Phos.*, *Podo.* [8, 96], *Psor.*, *Puls.*, Sanic. [8], *Sars.* [96], **Sil.**, Stict. [96], *Sulf.*, Sulf-j. [1], Thyr. [8], *Tub.* [8], Tub-m. [95], Verat. [95]

ausgetrocknet: Arg-n. [2]

dickem Bauch, mit, und Durchfallneigung, evtl. im Wechsel mit rheumatischen Schüben: Abrot. [21, 52]

Ekzemneigung und unverdauten Stühlen, mit: Olnd. [52]

trockener Haut, mit sehr trok kener Haut und trockenen Schleimhäuten: Alum. [95]

Marasmus bei Kindern: *Abrot.*, **Acet-ac.** [2, 7], Aeth. [2], Alum., Ant-c., *Apis.* [2], *Arg-n.*, Arn. [4], **Ars.**, **Ars-j.**, Ars.-s. [8], Ars-s-f. [12], **Arum-t.** [2], Aur. [3], Bac. [8], Bar-c., Bell. [4], **Calc.**, **Calc-p.**, *Calc-sil.* [1, 7, 8], *Carb-v.*, Caust., Cham. [4], Chin., Cina, Coca. [12], Con. [7], *Ferr.* [1, 2, 4], Hekla [7], Hep. [4], *Hydr.*, **Jod.**, Kali-c., Kali-j. [12], *Kreos.* [2], *Lyc.*, *Mag-c.*, Med. [1], **Nat-m.**, *Nux-m.*, *Nux-v.*, *Ol-j.*, *Op.*, Petr., *Phos.*, *Plb.*, *Podo.* [2, 8], *Psor.*, *Puls.*, Sanic. [7, 8], Sars., *Sep.*, **Sil.**, *Staph.* [2], Sulf-j. [1], *Sulf.*, Ther. [2], Thyr. [8], *Tub.* [7, 8]

Ei: Koche ein Ei steinhart, zerbröckele das Eigelb und gib es dem Kind. Jederzeit gut für das Baby. [104]

Flaschenkind, geschwollenes Abdomen, vergrößerte Leber, Koliken nach der Mahlzeit, Magen enthält unverdaute Nahrung: Nat-p. [2]

Heißhunger, bei (allgemein): *Abrot.*, Ars-j., *Bar-c.*, Bar-j., **Calc.**, *Calc-p.*, *Caust.*, *Chin.*, **Cina**, **Jod.**, *Kali-j.* [76], *Lyc.*, *Mag-c.*, **Nat-m.**, *Nux-v.*, Petr., *Sil.*, *Sulf.*

Abmagerung / schlank:

fortschreitend: *Arg-n.* [53]

rasch: Ars. [19], Jod. [8], Kreos. [2], Nat-sil. [1], Plb-m. [8], Samb. [8], *Thuj.* [8], *Tub.* [8]

Magenstörung: Kreos. [2]

mit kaltem Schweiß und Schwäche: *Ars.* [8], *Tub.* [8], *Verat.* [8]

von oben nach unten: Calc. [1, 7], Cench. [1], Lyc. [8], Nat-m. [8], Psor. [1], Sanic. [3, 6], Sars.

von unten nach oben: Abrot. [8], Arg-n.

Geisteskrankheit, mit (allgemein, ICP?): Arn., Ars., Calc., Chin., Graph., Lach., Lyc., Nat-m., Nit-ac., Nux-v., Phos., Puls., Sil., Sulf., Verat.

Haut, gelbliche „dicke", langer Wuchs, manchmal auch dicker Bauch: Lyc. [21]

Haut, schrumpelige (Cyanose): Sec. [2]

Husten, bei chronisch trockenem Husten, abgemagerte Knaben: **Lyc.**

Kachexie (miliärer Scharlach): Nit-ac. [2]

Körpersäften, durch Verlust von: **Chin., Lyc., Sel.**

Kummer, durch: Petr., Ph-ac.

Knaben: Aur., Lyc., Nat-m., Tub.

progressiv muskulär: Ars. [8], Carb-s. [8], Hyp. [8], Kali-hypophos. [8], *Phos.* [8], *Pbl.* [8], Sec. [8]

schmalbrüstig, spindelige Beine, dicker Bauch: Sulf. [21]

so schwach, kann Kopf nicht hochhalten: *Abrot.* [8], *Aeth.* [8], Calc-p. [8]

untergewichtig, hellhaarig, hellhäutig, zarte Knochen: Fl-ac. [21]

zart, blond: Thuj. [21]

Jugendliche:

Entkräftung, im Zustand der: **Aur., Lyc.,** *Nat-m., Ph-ac.* [2], **Tub.**

Jünglingen, bei hochgeschossenen, mageren, liebeskranken Jünglingen: **Aur., Lyc.,** *Nat-m.,* **Tub.**

Mädchen, bei hysterischen (Anorexia nervosa): **Ars.** [76], **Chin.** [76], Ign. [18], Nat-m. [18], Puls. [76], Sep. [18], Staph. [85], *Sulf.* [76], Verat. [76]

weigert sich zu essen (Anorexia nervosa): Ars., Bell., Caust., Cocc., Croc., Grat., **Hyos.,** *Ign.,* **Kali-chl.,** Kali-p., Op., **Ph-ac.,** *Phyt.,* Plat., Puls., Sep., **Tarant., Verat., Viol-o.**

zierlich, anämisch: Lyc. [2]

skrofulös, syphilitische Diathese, chronisch rezidivierende Phlyktänen: *Syph.* [2]

KÖRPERTEILE:

einzelne Teile: Bar-c. [3], Bry., Calc., Caps., Carb-v., *Caust.* [3], Con., Dulc., Graph., *Jod.,* Led., *Mez.,* Nat-m., Nit-ac., Ph-ac. *Plb.* [3], *Puls.* [3], Sec. [3], *Sel.,* Sil., *Sulf.* [3]

leidende Teile: *Ars.,* Bry., Calc. [3], *Carb-v., Caust.* [8], Cupr. [16], Dulc., **Graph., Led.,** *Lyc., Mez.,* Nat-m., *Nit-ac.,* Nux-v., *Phos.,* Ph-ac., *Plb.,* **Puls., Sec.,** Sel., Sep., Sil. (ICP?)

Gesicht: Sel. [103]

Hände, Füße, Beine, einzelne Körperteile: Sel. [8]

begleitet von bleicher Gesichtsfarbe, alt aussehend: Chin. [95]

eingefallen: *Verat.* [95]

faltiges, schrumpeliges: Abrot [8], *Arg-n.* [8], Calc. [5], Carb-v. [5], Fl-ac., Ign. [5], Kreos. [8], Op. [8], Puls. [5], Sanic. [8], Sars. [8], Sil. [8, 73], Staph. [5], Sulf. [5,8]

vgl. Gesicht S. 32, vgl. KK II 76

, Wangen: Ars. [5], Chin. [5], Ferr. [5], Ph-ac. [6]

, *Wangen, Hände, Finger, auch ganzer Körper:* Ars. [95]

Hals: vgl. S. 44

äußerer Hals: vgl. S. 44
Calc., Jod., *Lyc.*, **Nat-m.**, *Sanic.*, *Sars.*, Sep. [5], Sulf. [5]

Nacken, schlaffe lockere Haut: Abrot. [8], Calc-p. [8], Jod. [8], *Nat-m.* [8, 103], *Sanic.* [8], Sars. [8]

Rumpf, ganzer Körper, Kinn: Sep. [95]

Brust, Becken, Glieder, Gesäß, Hüften, aber gleichzeitig aufgetriebener großer Bauch: Sil. [95]

Schlüsselbeinregion: Lyc., Nat-m.

Rücken, Gesicht: Lach. [95]

Extremitäten:

Glieder, hingegen Hals, Brüste, Bauch zu fett: Nux-v. [95]

Arme: Graph. [5]

Hände: Alum. [5], Ars. [5], Lyc. [5], Sulf. [5]

Daumenballen: **Plb.** [11, 18 (ICP?)]

Beine, der: Abrot. [2, 8, 103], *Aur-m.* [8], *Arg-n.* [8], Jod. [8], Pinis-silv. [8], Sanic. [8], Tub. [8]

des schmerzhaften Beines: *Plb.* [18]

Bauch mit dickem: Abrot. [52]

Becken, Hüften, Gesäß, ganzer Körper: Mag-c. [95]

Hüften, Gesäß: Graph. [5], Ign. [5], Lyc. [5], Sil. [5], Sulf. [5]

besonders: Hüften, Gesäß, Gesicht, Hände, Finger: Lyc. [95]

Rumpf, Hals, Hüften, Glieder: Sulf. [95]

GROSS, LANGWÜCHSIG, AUFSCHIESSEND, GRAZIL (allgemein): Ars. [96], Brom. [96], *Calc-p.* [96], Ferr-p. [96], Jod. [96], Nat-m. [96], Ol-j. [96], Ph-ac. [96], **Phos.** [96], Puls. [96], *Tub.* [96], Zinc. [96]

Längenwachstum, zu schnelles, Kinder: *Calc.* [7, 8], *Calc-p.* [8], Ferr. [3, 19], Ferr-a. [6, 8], Jod. [3, 6], Irid., *Kreos.* [8, 19], *Ph-ac.* [2, 3, 4, 6—8, 12], Phos. [1, 3, 6—8, 12]

dünn: Ph-ac. [21]

Jugendlichen, bei: **Calc.** [19], Calc-p. [19], Hippoz., Kreos [12], Nat-m. [18], *Ph-ac.* [2, 12], **Phos.** [2], Sulf. [1]
vgl. S. 81, 89: **Junge Leute**

Haltung, gebeugte: s. S. 63

(Wachstumsschmerzen: Acon. [11], Agar. [1, 3], Apium-gr. [8], Bell., Calc-p. [1, 3, 8, 21], Caust. [21], *Ferr-a.* [3, 6], *Guaj.* [3, 6, 8, 12], Hipp. [8], Mang. [3, 8], Ol-an. **Ph-ac.** [2, 3, 6, 8], Phos. [3, 6], Sil. [7]

Tibia: Mag-salze [21]

Unterschenkel, in: Bell., *Calc-p.* [7], Cimic., *Eup-per.*, **Guaj.**, Kali-p. [7], M-aust. [7], Mag-p. [7], Mang. [7], **Ph-ac.)**

KLEIN, MINDERWUCHS, ZWERGWUCHS: vgl. Entwicklungshemmung S. 78 (Diagnostische Abklärung!) Ambr. [3, 96], Aster. [14], *Aur.* [96], Bac. [12], **Bar-c.** [2], *Bar-m.*, Bor. [7], *Calc.*, **Calc-p.**, *Carb-s.*, Carc. [9], Caust. [96], *Chorion.* [96], Cob. [96], *Con.* [3, 96], Cupr. [96], Fl-ac. [96], **Hypoph.** [96], Jod., Lyc. [18], Mag-m. [3, 6, 96], Mang. [96], **Med.** [96], *Merc.* [96], Merc-pr-a. [12], *Nat-m.* [7, 96], *Nat-s.* [96], Nep. [14], *Ol-j.*, Op. [3, 96], Ph-ac. [7, 96], Phos. [96], Psor. [96], Sec., *Sil.*, Sulfa. [14], **Sulf.** [18], **Syph.** [1, 2, 3, 7, 96], *Thuj.* [96], Thyr. [12], *Tub.* [2, 7, 96], *Vip.* [96], *Zinc.*

debil erscheinend, träge, entwicklungsrückständig, adenoid, Pavor nocturnus, scheu, ängstlich, bekommt Angst, wenn er vor der Haustüre ist: Bar-c. [21]

Wachstum (Förderung): Aur. [96], Bar-c. [96], Calc. [96], Carl. [96], Epiphy. [96], Hyphoph. [96], Thyr. [96]

GEISTIG-SEELISCH BEDINGTE VERHALTENSWEISEN

Es gibt bei der Beobachtung insbesondere von Kindern Situationen, die mehr oder weniger nach einem bestimmten Muster ablaufen, deren Ursprung jedoch eindeutig im emotionalen bzw. geistigen Bereich liegt. Bei strenger Betrachtung sind solche Beobachtungen nicht Gegenstand eines Zeichenrepertoriums. Da sie aber sehr augenfällig sind und gehäuft vorkommen, wurden die wichtigsten psychisch unterlegten Verhaltensmuster in entsprechenden Rubriken zusammengefaßt und im folgenden Abschnitt angefügt.

Es ist bei der Beurteilung dieser Rubriken allerdings unbedingt erforderlich, in der Anamneseerhebung nach Motivation oder Verursachung zu fahnden und vergleichend die einzelnen Arzneimittel in entsprechenden Arzneimittellehren usw. dem Fall entsprechend zu studieren.

(Beispiel: „Kind will getragen werden" — Aus Bewegungsfreude? — Wegen Atemnot? — Wegen Schmerzen? — Zahnen? — Aus Angst? — Vor Fremden? — Pavor nocturnus? — Zum Trost? — usw.)

VERHALTEN

BEWEGUNGSFREUDIG: vgl. SR II 375

geschaukelt zu werden, Verlangen (Baby): Cham. [7]

getragen werden, Kind möchte: Acet-ac., Acon., Ant-c. [2], Ant-t. [8], *Ars.* [8], Aspar. [7], Bell. [96], Benz-ac. [8], Bor. [3, 7, 76, 96], Brom., Carb-v., **Cham.** [2], Chel. [3, 7, 12, 76], *Cina*, Coloc. [6, 96], Ign., Ip. [8], Jal. [96], *Kali-c.*, Kreos. [3, 7, 76, 97], *Lyc.*, Med. [94] Merc. [6, 96], Puls., Rheum. [96], *Rhus-t.*, Sanic., Staph., Sulf., Vac. [2], *Verat.*

Abneigung, bei Kindern: Ant-c. [52], **Bry.** [2, 19, 53], Coff. [7]

bessert nicht: Cina [19]

Fallen, Kind hält sich an der Mutter fest, aus Furcht vor dem: Gels. [2]

gerade sitzend: Ant-t.

Krupp, bei: Brom.

langsam: Puls.

Liebkosungen, und verlangt: Kreos., Puls.

schnell: **Ars.,** Bell., Brom., Rhus-t., Verat.

Schultern, auf den: Cina [98], Podo [98], Stann., Stram. [98], vgl. Bauch S. 49

VERLANGEN NACH BEWEGUNG (allgemein): Acon., Agar., Aloe [96], *Alum.* [3, 4, 96], *Ambr.*, Am-c., *Am-m.* [96], Anac. [96], *Arg-m.* [96], Arg-n., *Arn.* [3, 4], *Ars.* [96], *Ars-j.* [1], Asar., *Aur.* [96], Aur-ar. [1], Bar-c. [96], *Bell.* [3, 4], Bell-p. [10, 14], Bism., Bor., Brom. [96], Bry. [3, 4], Calc. [3, 4], Calc-f. [96], Canth., Caps. [96], Caust. [96], Cench. [1], **Cham.** [3, 4], **Chin.** [3, 4], Coff., Coloc., *Con.* [96], *Cupr.*, Dulc. [96], Euphr., **Ferr.** [3, 4], Ferr-ar. [1], Ferr-j. [1], *Fl-ac.*, Hyos., Ign., Ip., Jod. **Kali-j.** [1, 96], Kali n. [96], Kali p. [96], **Kali** o. [96], Kreos., *Lyc.* [3, 4, 11, 96], Macro. [11], Mag-c., *Mag-m.* [96], Mang., Med. [96], Merc. [3, 4, 96], Mosch., Mur-ac., Nat-c., Nat-m. [96], Nat-s. [96], Nit-ac., Nux-m., Nux-v., Op., Petr. [11], Ph-ac., Phos., *Plat.* [96], **Puls.** [96], Ran-b., Rhod., **Rhus-t.,** Ruta, *Sabad.* [96], Samb., Sec., *Sep.* [96], Sil., Scil. [3, 4], Stann., Staph., Stront-c., Sulf-j. [1], *Sulf.* [1, 3, 96], *Tarant.* [96], *Teucr.*, Thuj., *Tub.* [1, 96], **Valer.** [96], Verat., *Zinc.*

RUHELOSIGKEIT, SÄUGLINGEN BEI: Kali-p.

herumgetragen werden, beim: Ant-t., Ars., *Cham.*, Cina, Kali-c.

Kindern, bei: Absin. [7], Acon. [52], Ambr. [7, 12], Ant-t., Ars. [4, 52], Bor. [52], Calc-br. [12], Calc-p. [52], Carc. [98], *Cham.*, Cina [52], Hyos. [52], Hyosin. [12], Ip. [7], *Jal.*, Kali-br. [52], Kali-c. [4], Med. [52], **Merc.** [7], Rheum, **Rhus-t.** [1, 7], Sulf. [12], Tarant. [52, 98], *Tub.* [7], Tub-a. [52], Tub-k. [52], Tub.-m. [52], Val. [52], Zinc. [52], Zinc.-v. [52]

Angst, mit: vgl. KK I 83
Acon. [52], **Ars.** [52], **Bism.**

Auf- und Abgehen, dunkle Komplexion, plötzliche Impulse zu intensiver Körperbewegung: Jod. [21, 95]

behinderte Kinder: Agar. [52], Bufo [98], Calc-hypophos. [52], Verat. [98]

bewegen, muß sich ständig: Apis., Ars., Bell. [4, 6], Canth. [1, 7], Cimic. [6], Hipp., Ign. [4], *Jod.* [5, 7], *Kali-br., Kreos.,* **Rhus-t.,** Trom.

Eile, Hastigkeit: vgl. KK I 26 f.

extrem, geht unzufrieden von einem zum anderen: Cham. [21]

Fieberhitze, bei: *Acon.,* Acon-l. [11], Am-c., Ant-t., *Apis* [2], *Arn.,* **Ars.,** Ars-s-f. [1], Atro., Bapt., *Bar-c.,* Bell., Calc., Calc-ar. [1], Caps., *Carb-v., Cham.,* Chin., Chin-ar., *Chin-s.,* Cina, Clem. [11], Cob-n. [9], Coloc. [11], Con., Cub., *Eup-per.* [6], *Ferr., Ferr-ar.,* Ferr-p., *Gels.,* Hyper., *Ip.,* Kali-ar., Lachn., *Lyc., M-arct.* [4], Mag-c., Mag-m., Merc-c., Mosch., *Mur-ac.*, *Op.* [1], Plan., **Puls.**, Rheum, **Rhus-t.**, Rhus-v., Ruta [4], Sabin., Sec., Spong., Staph., Stram., *Sulf.* Thuj., Valer.

nach: Ph-ac., Puls., Sep.

Fieber, bei septischem – wechselt ständig den Platz: Ars. [95]

immer, was zu tun, hat: Ars. [21]

Juckreiz, durch – dauerndes Scheuern und Kratzen: Psor. [21]

Krach zu machen, sucht: Bell., Merc., Op., Verat.

krankhafter Lauftrieb: s. S. 92 re.

neugierig: Agar., Hyos. [5], Lach., Lyc. [5], Phos., Puls. [5], Sep. [5], Sulf. [5], Verat. [5]

rennt im Sprechzimmer herum, erforscht alles, ohne etwas kaputt zu machen („Jagdhundtyp"): Sulf. [*Hänni/Stübler)* [94]

schwerfällig, ungeschickt, neigt zu Hastigkeit: Nat-m. [21]

Sitzen, im: Alum., Cact., Carc. [98], *Caust.*, *Ferr.*, *Jod.*, Lipp. [11], **Lyc.**, Mag-c., Merc. [6], Nat-m., Plan., *Sep.*, *Sil.*, Sulf.

Arbeit, bei der (Schulaufgaben): **Graph.**

Stereotyp: Verat. [98]

unbeständig in allem, Furcht vor Tieren, Hunden; Neigung, heftige Ausdrücke zu gebrauchen: Tub. [95]

unstet, reizbar: Cham. [21, 52]

einzelne Teile: vgl. Haltungs- und Bewegungsapparat S. 63 f.

Hände: vgl. KK II 550, Hauptmittel: Tarant. [98]

Säuglinge, Kratzspuren im Gesicht: Kali-br. [52]

Beine, Füße: vgl. KK II 551

krankhafter Lauftrieb: All-s. [11], Bell. [11], Cann-i. [11], Glon. [11], *Jod.*, Mez. [11], *Orig.* [11], Phys. [11], Tarant. [11], **Tub.** [7]

BEWEGUNGSSCHEU: ABNEIGUNG GEGEN BEWEGUNG: vgl. *SR* II 374
Faulheit (allgemein): vgl. KK I 34

Kindern, bei: Bar-c., Calc., Lach., Sulf.

der Arbeit abgeneigt: Kal-s. [21]

geistig schwach, initiativelos; gibt sich, alles strenge schrecklich an: Aur. [21]

geistig träge: Carbo-v. [21]

intelligent, obgleich sehr (allgemein): Alum., Am-c., Con., *Graph.*, *Petr.*

schlapp: Brom. [21], Calc. [21], Graph. [21], Kali-s. [21], Sulf. [21]

– *bei warmem Wetter:* Kali-s. [21], Petr. [21], Puls. [21]

träge: Calc. (21), Carbo-v. [21], Graph. [21], Kali-s. [21], Puls. [21], Sep. [21], Sulf. [21]

benommen: Brom. [21]

Lässigkeit, gleichgültig, negativ: Sep. [21]

nörgelig, alles mißfällt, findet sich nicht ausreichend gewürdigt, dick: Sulf. [21]

verstopft, gerne herumsitzend: Graph. (21], Kali-s. [21]

zögert zu antworten: Graph. [21]

unordentlich, egoistisch, vergeßlich, ängstlich für andere, z. B. die Geschwister: Sulf. [95]

wohlgenährt, hell, frostig, fett: Calc. [21]

Gleichgültigkeit: vgl. Teilnahmslosigkeit KK I 102

Fieber, während: *Arn.,* Chin., **Con., Op.,** Phos., **Ph-ac.,** *Puls., Sep.,* Stram., Verat., Viol-t.

Froststadium, im Fieber, während: Arn., Con., Ign., **Op., Phos., Ph-ac.,** Puls., Sil., Verat.

geliebte Personen, gegen: Acon., Ars., *Fl-ac.,* **Hell.,** Merc., Nat-p., **Phos.,** Plat., **Sep.**

unsauber, extrem: Am-c. [104]

Wohlergehen anderer, gegen das: SR I 622

Langsamkeit: s. KK I 68

antwortet langsam (allgemein): Acon. [6], Agar-ph., *Anac.,* Ars., Ars-h. [2], Ars-s-f. [1], *Carb-v.,* Carb-h., *Cocc., Con.,* Cupr., Cupr-a. [11], Gels. [3,7], Hell. [1, 7], *Kali-br.,* Lyc. [3, 6], Med. [3], **Merc.,** *Nux-m.,* Op., Ox-ac., **Ph-ac., Phos.,** Plb., Rhod. [3, 7], *Rhus-t.,* Sep., Sulf-ac., *Sulf., Thuj.,* Zinc.

An- und Ausziehen, beim: Calc. [94], Phos. [94]

Auffassung, langsame: Phos. [94], Merc. [95], Zinc. [21]

und Antwort: Zinc. [21]

schlechtes Gedächtnis: Merc. [95]

Bewegung, der: Anac., Calc., Con., Crot-h. [1], **Phos.,** Puls., Sep.

Denken, im; lange Reaktionszeit: Carb-v. [21]

Essen, beim: Acon.

Rechnen, beim: Calc.

Schule, in der — lernend: Calc. [21]

Spielen, beim. Calc. [21]

Abneigung zu spielen: *Bar-c.,* Bar-m., *Cina, Hep., Lyc.,* Merc. [5], **Rheum,** *Sulf.*

sitzt in der Ecke: Bar-c., Bar-m.

Sprechen: vgl. antwortet langsam: Aeth. [1], Agar-ph. [11], Ant-c., *Arg-n.,* Ars., Atro., Bell., Caj. [11], Carb-an., Caust. [5], Chin-s., Chlf. [11], Cocc., **Hell.,** *Kali-br.,* **Lach.,** Merc., Mez. [11], Morph., Nat-c., Nat-m. [5], Nux-m., *Op.,* Petr., *Ph-ac., Phos.,*

Phys., Plb., Rhus-t., *Sec., Sep.,* Syph., *Thuj.*

überlegt lange: Anac., Cocc., Cupr., Grat., **Hell.,** *Nux-m., Ph-ac.,* **Phos.** [1, 7]

ruhig: Calc. [52], Caps. [52], Graph. [52], Thuj. [52]

Schwäche: Ferr-p. [2], Sulf. [2]

Ermüdung (jedes Alter), von körperlicher Arbeit, zu müde zum Essen oder Schlafen: Sac-l. [50]

erschöpfenden Krankheiten angezeigt, nach: Carb-v. [2]

kränklich, chronische Diarrhöe: Staph. [2]

Muskeln, schwache: Calc. [2]

weiche, mit Schwäche: Podo. [2]

reizbar: Coff. [2]

ruhelos: Apis [2]

wohlgebildetem Kopf, mit, aber kümmerlichem, schwächlichem Körper: Lyc. [2]

zierlich, feine Haut: Caust. [2]

FREUNDLICH, ZUGÄNGLICH:

Säugling:

lebhaft, aber gut zu haben, spielt: Sulf. [94]

liegt oder sitzt da, lächelt freundlich, spielt: Calc. [21], Phos. [94]

nachahmen, will alles: Calc. [21]

Kind:

fröhlich: s. KK I 37 und 38 f. (allgemein), Brom. [21]

Blitz und Donner, bei: Carb. [7], Lyc. [18], Sep.

Fieberfrost, bei: *Cann-s.,* Nux-m., Phos., *Puls.,* Rhus-t., Verat.

Fieberhitze, bei: Acon., Mosch. [4], *Op.,* Sabad. [4]

Krankheit, vor: Nux-v. [99], Psor. [86, 99]

Schmerzen, trotz der: Spig.

herzlich, extrem, zeigt sich in Küssen und Umarmen: Puls. [2]

Lachen, allgemein: s. KK I 66 f.

Kindern, bei: Aloe [2], Cypr. [6]

redselig, geschwätzig (allgemein): s. KK I 56

Kinder: Coff. [52], Lach. [52], Lyc. [94]

Fieberhitze, bei: Bry. [95], Coff., *Gels.* [2], *Lach.,* M-arct. [4], Ph-ac. [2], *Podo.,* Stram., **Teucr.,** *Tub.*

Fieber, bei septischem: Pyrog. [95]

Spielen:

Verlangen zu: Ars. [5], Bell. [5], Calc. [5], Caust. [5], Chin. [5], *Con.,* Lyc.

[5], Merc. [5], Nux-v. [5], Sulf. [5], Tarant. [2, 11], Verat. [5]

nachts: Coff. [52], Cupr. [7], Cypr. [52], Med. [2]

um Geld zu gewinnen: Bell. [5], Calc. [5], Lyc. [5], Mag-m. [5], *Merc.* [5], *Nat-c.* [5], Plat. [5], Puls. [5], Staph. [5], Sulf. [5]

VORSICHTIG, SCHÜCHTERN, ÄNGSTLICH, ZAGHAFT: Das Studium der einzelnen Rubriken im *Kent*, Synthetischen Repertorium und in Arzneimittellehren wird empfohlen. Siehe auch „Weinen“ S. 101

Kinder:

Abneigung, die eigenen Freunde treffen zu wollen: Bar-c. [21], Sep. [21]

abwehrend, mit Weinen, dann spielt es in der Ecke: Bar-c. [21]

bedecken ihr Gesicht, sehen aber durch ihre Finger: Bar-c.

beißen auf allem herum: Calc. [99]

eigenwillig: Calc. [2]

Finger am Mund beim Antworten, haben: Cic. [98]

getragen werden, wollen: s. S. 90

Händchen halten, wollen: *Bism.* [76], Calc. [94], Ign. [52], Lyc. [98], Phos. [52], Puls. [52], Stram. [52]

Pneumonie, bei: Phos. [98]

klammert sich an die Mutter: Ign. [52], Lyc. [76], Phos. [52], Puls. [52], Staph. [98]

an andere: Ars., *Camph.* [2], Op. [5], Phos. [3]

wacht entsetzt auf, kennt niemand, schreit und klammert sich an die Umstehenden: **Bor.** [7], *Stram.* [1, 7]

Kommen in das Bett der Eltern: Ars. [52], Calc. [99], Caust. [99], Lyc. [99], Med. [99], Phos. [99], Puls. [99], Stram. [99], Sulf. [94], Tub. [99]

Krabbeln, wollen unter den Tisch: Calc. [99]

lächelt vorsichtig, froh, wenn man ihm nicht wehtut: Calc. *(Dorcsi)* [94]

Menschenfurcht: Bar-c. [21]

Menschengedränge macht nervös und unruhig: Petr. [21]

Menschen suchend, Angst, krank zu werden: Ars. [21]

Menschen, — verletzbar, feinfühlig gegen fremde: Thuj. [21]

resignierend, sich in sich selbst zurückziehend (steckt gerne die Hände in die Taschen und gibt lieber das Spiel auf): Calc. [21]

Rockzipfel, hängt am: Puls. [52], Staph. [98]

schüchtern: s. KK I 149
Calc-p. [52], Carc. [52], Phos. [52], Puls. [52], Sil. [52]

kleiner Gesellschaft, in: Ambr. [95], Coca. [95], Puls. [95]

öffentlichen Anlässen, bei, z. B. Vortrag halten: Gels. [95] (vorher Durchfälle)

Es geht aber stets besser, als er glaubte: *Sil.* [95]

proben, vor oder während Examen: Gels. [95], *Arg-n.* [95], Hell. [95]

sitzt viel auf Mutters Schoß: Staph. [98]

ungeschickt: Caps. [104]

Verlangen während der Konsultation aufs Klo: Phos. [83]

verstecken, Verlangen sich zu: Ars., *Bell.*, Camph., Chlol., *Chlor.* [2], Cupr., Eug. [4], *Hell.*, Hyos., *Ign.* [2], Lach., *Puls.*, Staph. [5], *Stram.*, Tarant.

Kind glaubt, alle Besucher lachen es aus und versteckt sich hinter Möbeln: *Bar-c.*

verstecken sich: Aur.

vor Freunden: Bar-c.

Furcht, aus: *Ars.*, *Bell.*, Cupr.

angegriffen zu werden: Tarant.

Sprache, bezogen auf die: vgl. KK I 96 f. u. I 76 f.
vgl. Langsamkeit S. 93

Antworten, Abneigung gegen: s. KK I 10 f.

antwortet, aber schaut dabei die Mutter an: Chin. [76, 99], Phos. [18]

„nein" oder „ich will aber nicht" auf alle Fragen: Crot-c., Hyos., Kali-br., Tub. [7, 76]

zögernd, auf Fragen, immer: Graph. [21]

fragt ständig, da er nicht alles versteht (wirkt debil): Bar-c. [98]

, *ängstlich nach:* „Was macht man jetzt?": Caust. [98]

Sprechen, Abneigung zu: s. KK I 76

findet Worte schwer: Thuj. [21]

Hitzestadium im Fieber, während: Bell. [95], Cham., Lyc., Nux-v., *Puls.*

stotternd: s. KK III 208

ABWEHREND, UNFREUNDLICH, UNZUGÄNGLICH:

Vgl. S. 64

abwehrende Wut: Nat-m. [21]

ärgerlich, wenn die Mutter über ihren Zustand berichtet: Nat-m. [52]

alleingelassen werden, will: Ant-t. [7], Aur., Caj., Hell., Helon., Hipp., *Jod.*, Lil-t., *Sulf.*

angefaßt werden, will nicht: *Acon.*, **Agar.**, **Ant-c.** [2], *Ant-t.*, **Arn.** [1, 7], Ars., Asar. [14], *Bell.*, *Bry.*, Calc., Camph., **Cham.**, *Chin.*, *Cina*, Cocc., Coff., Colch., Cupr., Gels. [6], Hell. [1], Jod., **Kali-c.**, *Kali-j.*, *Lach.*, Mag-c., *Med.*, Merc., Mez., Nux-v., Plb., Sanic., *Sil.*, Stram., **Tarant.**, *Thuj.*, Verat.

Angst, angefaßt zu werden: Ant-c., Arn., Cina, Hep.

will nicht liebkost werden: Cina

angesehen werden, will nicht: Ambr. [3], *Ant-c.*, *Ant-t.*, **Ars.**, *Cham.*, *Chin.*, *Cina*, Hell. [11], *Jod.*, Kali-br. [2], Mag-c., Nat-m. [1], Nux-v., Rhus-t., Sil. [3, 6], Stram., Sulf., Tarant. [3], *Tub.* [7]

angesprochen werden, will nicht: Agar., Am-c., Anh. [10], Ant-c. [3, 6], Ant-t., Arn., *Ars.*, *Ars-j.*, Ars-s-f. [1], Aur., Aur-ar. [1], Aur-s. [1], Caj., Calc-sil. [1], Camph., *Carbn-S.*, **Cham.**, Con., Cur. [3], Cyn-d. [14], Elaps., Fago., *Gels.*, *Graph.*, Ham., Hell., Helon., *Hipp.*, Hist. [10], *Hyos.*, Ign., **Jod.** [1, 7], Kali-p., Kalm., Lil-t., Lyc. [1], Mag-m., Myric., Nat-m. [52], *Nat-s.*, Nit-ac. [5], Nux-v., Op. [3], *Ph-ac.* [1, 3, 6], Plan., Plat., Plb. [3], Puls-n., Rhus-t. Sep. [3], Sil., Sin-n. [3], Staph., Stram., *Sulf.*, *Tarant.*, Tep., Teucr., Verat., Zinc.

beißen: s. KK I 15

Baby, beißt ins Glas beim Füttern: Ars. [76], Bell. [76], Cham. [76], Cina [76], Cupr. [76], Puls. [76], Verat. [76]

Kindern, bei: **Bell.**, Bufo [8, 52], *Calc.*, *Canth.* [8], Carc. [98], *Hyos.*, **Stram.**

geistig behindert oder retardiert, Wut: Bufo [52]

spuckt, bellt und beißt (allgemein): *Calc.*

beobachten aus einer Ecke, vorher abwehrende Wut: Nat-m. [21]

Berührung:

bedeutet emotionale Belastung, unter Umständen bis zur Ohnmacht: Ant-c. [21]

sehr empfindlich gegen: Ars. [21]

überempfindlich gegen: Caps. [21]

beschäftigt, will nicht, daß man sich mit ihm: Ant-c. [52], Nat-m. [52]

boshaft: s. KK I 20 f.

Geschwister, gegen: Tub. [76]

Eifersucht unter Kindern: Ars., Nat-m., Nux-v., Sep.

machen Sachen extra kaputt: Tub. [76] vgl. Zerstörungssucht SR I 397

entfliehen, versucht zu: s. KK I 29 (z. B. Kinder wollen aus dem Sprechzimmer weglaufen)

erregbar:

Magenreizung: Nux-v. [2]

nervös, schwach: Ambr. [2], *Anac.* [2]

unfreiwilliges Einnässen (Enuresis): Coff. [2]

Fußtritte, gibt: *Bell.*, Lyc., Stram.

Erwachen, beim: Lyc. [76]

Schlaf, im: *Bell.*, Cina, Phos.[16], *Sulf.*

gewaschen werden, mag nicht: Am-c. [2], Sulf. [2]

grämlich: Calc-p. [2], *Cham.* [2]

stößt jeden zornig von sich: Lyc. [2]

ungesund aussehend, übler Körpergeruch: Psor. [2]

wechselhafte Stimmung, blaß und frostig: Puls. [2]

kratzt: Bell. [7], Stram., Tarant.

Sohn zerkratzt seines Vaters Gesicht: **Stram.**

liegt am Boden und trampelt: Cham. [52]

mürrisch, mißmutig: *Ant-c.* [2, 4], *Ant-t.* [2], Ars. [4], Bor. [4], Calc. [1], **Cham.** [2], *Cina*, Graph. [4], Hep. [12], *Puls.* [2, 4], Psor. [12], Sil. [1, 4]

angesprochen, wenn: Nat-m.

Berührung, schreien bei: **Ant-c.**

Fieber, bei: *Acon.*, *Aran.*, Asar., Bor., Cic., *Ferr.* [2], Ip. [2], Lyc., M-aust., Mosch, Petr., Sulf. [2]

getragen zu werden, Verlangen: Benz-ac., Cham.

handhaben, schwer zu — wenn krank: Lyc. [2]

Hustenanfall, vor: Ant-t. [6], Asaf., Bell.

Keuchhusten, bei: *Bry.*, Cupr.-a.

liebkosen verschlimmert: Chin.

paßt auf, was jeder einzelne ißt: Sulf. [2]

Pubertät, in der: *Cina* [7], Ph-ac. [6]

Wurmbefall, bei: *Carb-v.*, **Cina,** *Fil.*

Zahnen, beim: **Cham.**

reizbar: Lyc. [2]

empfindsam, zeitweise schlaflos: Gels. [2]

schlagen: s. KK I 86 und SR I

Kindern, bei: **Cham.,** Chel. [11], **Cina,** Lyc. [12]

umstehende Personen (Mutter): Anac. [52], **Bell.,** Bor. [21], Bry. [52], Cham. [52], Chen-a., Cina [52], *Hyos.*, Ign. [52], Lyc. [52], Nux-v. [52], Stram. [52]

brüllt: Cupr. [52]

schimpft: Lac. [52]

Wurmbefall, bei: *Carb-v.*

Verlangen nach Dingen, die er ablehnt oder wegwirft, wenn angeboten (Launenhaftigkeit): Ant-t. [8], Arn. [3, 5], Bry. [1, 4], **Cham.** [1, 2, 3, 5, 8], Cina [2, 4, 7, 8], Coloc., Croc., *Dulc.* [2, 4], *Hep.* [11], Ign. [4, 5], *Ip.* [4, 6, 8], Kali-c., Kreos. [1, 3, 6, 8], *Puls.* [3, 5], **Rheum.** [2, 4, 8], **Staph.** [2, 3, 7, 8]

am frühen Morgen: Staph. [2]

Schüler wirft Schulbücher in die Gegend bei Nichtgelingen der Arbeit: Nit-ac. [52]

Wut, mehr Tränen der Wut als aus Furcht: Nat-m. [21]

Wut, Tränen der Wut über Geräusche – Kleinkind: Ign. [21]

zerreißt Sachen (allgemein): Agar. [8], **Bell.,** *Camph.,* Canth., *Cimx.* [7, 8], Cupr., Gink-b. [14], Hyos., Ign., Jod., *Kali-p.,* Merc., *Nux-v.* [1, 5], *Oena.* [2], Op. Phos., **Stram.** [1, 7], Sulf., Tarant. [8], *Verat.*

Zureden <: Calc-p. [99], Nat-m. [52]

SCHREIEN UND WEINEN:

Schreien: vgl. KK I 87

Säugling: Acon. [4], Ant-t. [4], Arn. [4], Ars. [92], Bell. [4], Bry. [92], Cham. [4], Coff. [4], Ign. [4], Jal. [92], Lyc. [103], Nux-v. [103], Op. [4], Syph. [104]

Auftreibung des Bauches, mit; Schreien ist gefolgt von Krämpfen mit Steifwerden des Körpers, Kopfbohren nach hinten: Cham. [4]

Bett, wenn die Mutter das Kind in's Bett legt: Bor. [21]

freundlich, Kind ist über Tag, aber ist unruhig schreiend und sehr lästig bei Nacht: Jal. [52,92]

geschaukelt wird, hört nur auf, wenn es: Ars. [92]

Gesicht rot ist, wenn das: Acon. [4], Bell. [4]

gestillt werden, beim: Bor. [7,17,41]

getragen, wenn es wird: Cham. [92]

Krämpfen, gefolgt von, tonisch: Cham. [4]

Schlaf, schreit auch während, und erwacht wie erschreckt durch einen Traum; das geringste Geräusch verursacht Angst (klammert sich an die Mutter); Kopf, Mund und Hände sind heiß, der Säugling wird blaß oder erdfarben, der Tonus wird schlaff: Bor. [92]

Schreck vor: Bell. [4], Ign. [4], Op. [4]

schreckt plötzlich auf aus dem Schlaf und schreit heftig: Bell. [92]

sauer riechend, Kind: Rheum. 82]

sofort, wenn die Windel voll ist: Ars. [94], Cham. [94]

ständiges Schreien des Kindes: Acon. [92], Bell. [92], Bry. [92], Cham. [92], Coff. [92]

Tages, während des –, schläft nachts gut: Lyc. [92]

unruhig ist, wenn das Kind mit brennender Haut: Acon. [4], Coff. [4]

Stillen, beim: Cham. [104], Coff. [104]

wütend, werden, wenn sie sich selbst treten und verletzten: Ant-t. [4]

Zorn, aus: Acon. [4], Arn. [4], Cham. [4]

Kleinkind:

denkt, anderen werde wehgetan (z. B. das Geschwister wird geimpft): Caust. [21]
vgl. KK I 71: mitfühlend

Empfindlichkeit, aus übermäßiger: Kali-p. [2]

heisere Stimme vom Schreien: Cham.

kommt schreiend in die Sprechstunde: Acon. [52], Ars. [52]

lacht und, abwechselnd, unbeständig: Sanic. [21]

Strampeln, sich herumwerfen bei Störungen: Cham. [21]

Zureden, alles — hilft nicht: Calc-p. [99], Cham. [52], Lyc. [52], Nat-m. [52], Nux-v. [52]

hemmungslos laut, je mehr man auf es einredet: Calc-p. [99]

läßt sich schließlich untersuchen: Bell. [52], Nat-m. [18]

Kindern, bei (allgemein): *Acon.* [96], Aeth. [2], Ail. [1], *Alum.* [96], Anac., Ant-c. [96], *Apis.,* Ars. [96], Asaf. [96], *Aur.* [96], Bell., Benz-ac., **Bor.,** *Bry.* [96], **Calc.** [96], *Calc-p.,* Calc-s. [96], Camph. [5], Caust. [96], **Cham.** [96], *Chin.* [96], **Cina** [96], Coff., *Coloc.* [96], Con. [96], Croc. [96], Cupr., Dor., Dulc., *Glon.* [2], *Hell., Hep.* [96], *Ign., Ip.* [96], *Jal., Jod.* [96], Kali-br., *Kali-c.* [96], Kali-j. [96], *Kali-p.*[2], Kali-s. [96], *Kreos.,* **Lac-c.,** *Lyc.* [96], **Mag-c.,** Med. [96], Merc. [96], Nat-c. [96], *Nat-.m* [96], Nat-s. [96], *Nit-ac. [96],* **Nux-v.** [2, 5, 96], Petr. [96], Ph-ac. [96], *Phos.* [96], Plat. [96], Psor. [96], Puls. [96], *Rheum,* Sars. [96], *Senn., Sep.* [96], *Sil.* [96], Spig. [96], Stann. [96], **Staph.** [96], Stram., Sulf-ac. [96], **Sulf.** [96], Syph. [12], *Tarant.* [96], *Thuj.* [96], **Tub.** [7], Verat. [96], Zinc. [96]

Tag und Nacht: Calc.

abends: **Cina,** Cinnm., Zinc. [6]

nachts: *Cham., Chlol.* [5], *Kali-p, Lac-c.,* Psor. [2, 7]

abdominellen Krämpfen, bei (allgemein): Cupr., *Jatr.* [2], *Lyc.* [2], *Mag-p.* [2, 7], Plb. [6]

Berührung, bei: Ant-t.

Erwachen, beim: Bor. (vgl. allgemein Rubrik KK I 88)

Kolik, mit: *Cham., Nux-v.*

Schlaf, im: **Apis.,** *Arn.,* Bell., Bor., *Calc-p., Ign.,* Inul., *Lyc., Psor.* [7], **Puls, Sulf.,** *Tub.*
vgl. allgemeine Rubrik KK I 88

Schmerzen, vor (allgemein): **Acon.** [1, 7], *Ars.,* **Bell.,** Bry. [1], **Cact., Cham.** [1, 7], Cic. [3, 6], **Coff.** [1,

7], *Coloc.*, Gels. [3, 6], Ign. [3A], Ip. [3A], Lat-m. [9], Mag-m. [7, 76], Mag-p. [7, 76], Op., **Plat.** [76], Plb. [3, 6, 11], Podo. [3, 6], Puls. [3A], **Rheum** [3A]

spricht, wenn man zu ihnen: Sil.

Stuhldrang, bei: **Rheum**

Stuhlgang, beim: *Kreos.*, **Rheum** [2]

Trost <: Bell.

Urinieren, vor dem: **Bor.**, Lach., **Lyc.**, Nux-v., *Sars.*

Weinen und: Cham., Nux-v.

Zahnen, beim: *Apis.*, *Kreos.*, *Rheum.*, Ter.
vgl. Dentitio difficilis S. 39

Weinen, allgemein: s. KK I 143 f.

Säuglingen, bei: Bell., Bor., Calc., *Cham.*, Coff., Ip., Jal., *Rhod.*, Senn.

den ganzen Tag, schläft die ganze Nacht: **Lyc.** [19], Psor. [19]

Kindern, bei: Ars., *Bell.* [2, 4], *Bor.* [2, 4], Camph., Caust., **Cham.** [2, 4], Chin., Cina, *Coff.*, *Graph.* [4, 5], *Hyos.*, *Ign.*, *Jal.*, *Kali-c.*, *Lyc.*, Nit-ac., *Puls.*, **Rheum** [2, 4], *Seneg.*, Sil.

nachts: Arund. [2, 11], *Bor.*, *Lac-c.*, *Psor.* [2, 7]

schreit die ganze Nacht und ist unruhig, artig am Tage: Jal.

schläft die ganze Nacht brav; tagsüber weinend: **Lyc.** [19], Psor. [19]

angeschaut wird, wenn es nur: Ant-c. [73], Nat-m. [52]

angesprochen wird, wenn es freundlich: *Jod.*, *Sil.*

Depression, Schwermut, Traurigkeit: Abrot. [7], *Ars.*, *Calc.*, Caust., *Lach.*, Rhus-t., Sulf.

Ermahnungen, wegen: Bell., *Calc.*, Chin., Ign., *Kali-c.*, *Lyc.*, Nat-m., Nit-ac., Plat., Staph.

Essen, beim: Bell., Staph.

Froststadium im Fieber, während (allgemein): Acon., Ars., *Aur.*, Aur-ac. [1], **Bell.**, **Calc.**, Cann-s., *Carb.v.*, **Cham.**, Con., Hep., Ign., Kali-c., **Lyc.**, Merc., Nat-m., *Petr.*, Plat., **Puls.**, Sel., Sil., Stram., Sulf., Verat., **Viol-o.**

Geschwisterchen leidet, wenn das (z. B. Impfung): Caust. [21], Phos. [94], Puls. [94]
(s. „mitfühlend" KK I 71)

getragen wird, nur ruhig, wenn es: **Cham.**, Cina

getragen oder festgehalten wird, schreit erbärmlich, wenn es: *Cina*, Sil. [7]

Hitzestadium im Fieber, während: **Acon.**, *Anac.* [2], Ant-c. [2], Apis., **Bell.**, Bry., Calc., *Caps.*, Cham., Coff., Cupr., Graph., Ign., Ip., *Lyc.*, *Petr.*, Plat., **Puls.**, *Spig.*, **Spong.**, *Stram.*, Sulf., Til., Vac. [2], Verat.

Husten:

vor: Ant-t., *Arn.*, **Bell.**, Bor., **Bry.**, **Hep.**, Phos. [16]

während: Ant-t., Arn., Ars., *Bad.* [2], *Bell.*, *Cain.*, Cham., Chin., *Cina*, **Hep.**, Ip., Lyc., Osm., Ph-ac., Samb., Sep., Sil., Spig., Sulf., Verat.

nach: Arn., Bell., Caps., Cina, Hep., Op.

Keuchhusten, beim: Ant-t., Arn., Bry. [8], *Caps.* [8], *Caust.*, Samb. [8],

Anfall, vor dem: Arn. [52], Bell. [52]

,nach dem: Arn. [52], Meph. [52]

, *(Tränenfluß: Caps., Graph., Nat-m.* [8])

laut, weint, schreit; wegen Ohrenschmerzen: Cham. [94]

leicht, große Neigung zum Weinen: Alum. [5], Arg-m., Aster., *Bell.*, *Calc.*, **Caust.** [2, 5], Chin. [5], Coff. [5], *Kali-br.*, Lyc. [5], *Nat-m.* [2, 5], *Op.* [5], **Puls.** [21, 52], Rhus-t., Staph. [5]

schmutzig, wenn, will sauber gemacht werden: Ars. [95]

reinliche Kinder: Ars. [99], Lyc. [99], Sep. [99], Sil. [99]

Schwermut, Kinder: s. Depression

tapfer, weint vor sich hin, bei Ohrenschmerzen: Puls. [94]

Traurigkeit, Kinder: s. Depression

Trost, sucht >: Carc. [52], Calc-p. [52]; Ign. [52], *Phos.* [3, 6, 7, 52], **Puls.** [1, 52], Sil. [52]

Trost aggraviert: vgl. KK I 108

Unannehmlichkeit, bei Verdruß, bei der geringsten: **Caust.**, Lyc., Nit-ac., Tub. [7]

wälzen sich die ganze Nacht: *Rheum* [76], *Psor.* [76]

Willen nicht bekommen, wenn sie ihren: **Cina**

Wut wegen Geräuschen, aus: Ign. [21]

Zahnen, durch erschwertes: *Phyt.*
vgl. Dentitio difficilis S. 39

Wimmern, Ächzen, Stöhnen:
vgl. KK I 99

Kindern, bei: Bor., *Cham.*, Cina, Phyt., *Podo.*, Sacch. [12]

Getragenwerden, beim: Puls.

Gewünschte nicht haben können, mitleiderregendes, weil sie das: **Cham.**

Keuchhusten, bei: *Cupr-a.*

Zahnen, beim: **Cham.**, Phyt., *Podo.*

4. Die Wahl der richtigen Potenz und die Darreichungsform

„Die Frage der Potenzierung ist der strittigste Punkt in der Homöopathie“.. *(E. Wright-Hubbard)*

In der Tat wird bei vielen wissenschaftlichen homöopathischen Tagungen immer wieder heftig über die Höhe der Potenz diskutiert, ohne daß der Zuhörer zu einem schlüssigen brauchbaren Ergebnis kommt.

Enttäuscht zieht oftmals gerade der Anfänger ab und versucht in seiner Praxis eigene Erfahrungen zu machen.

Auch beim Studium der Literatur begegnet man durchaus unterschiedlichen Meinungen.

Um dem Leser in dieser schwierigen Frage klare Richtlinien zu geben, seien die folgenden Regeln widergegeben und zur Nachahmung empfohlen. Sie sind das Resultat der langjährigen Beobachtungen von *Kent* und *Künzli.* Sie beziehen sich nicht ausschließlich auf das Kindesalter, sondern sind für den gesamten Bereich der Homöopathie, also ebenso für das Erwachsenenalter anwendbar.

1. Bei Organläsionen sind höchstens Potenzstufen von C 30/C 200 angezeigt.
2. Bei Kindern kann man sonst ruhig mit C 200 anfangen.
3. Man folge bei der Verordnung der C-Potenzen den *Kent*schen Regeln über die Mindestwirkungsdauer der einzelnen Potenzstufen:

   C 30, 200, M, XM = 35 Tage
   CM = 3 Monate
   MM = 1 Jahr
4. Vorteilhaft ist es, die einzelnen Potenzen nach der Kentschen Skala zu verabreichen, also:

   C 30 — 200 — M — XM — CM

Wenn eine Potenz außerordentlich gut, d. h. mehrere Monate lang gut gewirkt hat, kann man diese nochmals wiederholen. In der Regel wird jede Potenzstufe je zweimal verabreicht. Wurde so innerhalb der chronischen Kur die Kentsche Skala regelrecht durchlaufen, kann man wieder mit C 30 bis zur Heilung beginnen. Dieses Vorgehen hat den Vorteil, daß man dann aus dem Verlauf genaue Beobachtungen machen kann, die uns erlauben,

a) prognostische Schlüsse zu ziehen
b) Aussagen darüber zu machen, ob ein Mittel richtig gewählt wurde
c) den genauen Zeitpunkt für die zweite Verschreibung zu wählen.

Die folgenden Ergänzungen stammen vom Verfasser.

5. Q-Potenzen (§ 270) sind bei akuten wie chronischen Krankheiten gut anwendbar. Besonders Kinder mit Neurodermitis oder Krampfkinder, die auf Antikonvulsiva eingestellt sind, reagieren gut auf diese Potenzen. Es ist für die gute Wirkung der Arznei von großer Wichtigkeit, „daß der Potenzgrad jeder Gabe von dem der vorgängigen und nachgängigen Gaben um etwas abweicht". (§ 246—248). Dies gilt für sämtliche Potenzstufen.
6. Für das Kindesalter haben sich die Streukügelchen als Darreichungsform bewährt.
7. § 281, Organon, Fußnote 1:
   „Bewunderswürdig hilfreich ist die Kraft der Arzneien auf den Säugling durch die Milch, welche die Mutter oder die Amme ihm reicht. Jede Krankheit des Kindes weicht der, für dasselbe richtig gewählten, homöopathischen, von der Amme in sehr mäßigen Gaben eingenommenen Arznei und wird auf diese Art weit leichter und sicherer bei diesen neuen Erdenbürgern ausgetilgt als je in späterer Zeit geschehen könnte."

S. Hahnemann: „Die chronischen Krankheiten", Band I, S. 173: „Säugenden Kindern selbst wird nie Arznei eingegeben; bloß die Mutter oder Amme nimmt das Mittel an ihrer Stelle ein; durch ihre Milch wirkt es sehr schnell aufs Kind, mild und heilkräftig."

Diese Aussage *Hahnemanns* konnte ich bei Behandlungen mit D 12, C 30, C 200 und C 1000 immer wieder bestätigen.

Die Wirkung des für den Säugling richtigen homöopathischen Mittels ist, über die Muttermilch verabreicht, von sehr guter Wirkung.

Allerdings habe ich ebenso prompte Reaktionen bei direkter Verabreichung an den Säugling beobachtet.

Wird die Mutter selbst homöopathisch behandelt, empfiehlt es sich, das für den Säugling indizierte Mittel diesem sogleich zu verabreichen.

5. Prognose aus der Reaktion auf die erste Gabe und die zweite Verschreibung

Uns ist allen bekannt, wie schwierig es ist, die Beobachtungen nach der ersten Gabe richtig zu beurteilen. Hier kann man viele Fehler machen. Um aber dem Therapeuten zu helfen, möglichst Fehler von Anfang an zu vermeiden, hat Herr Kollege *Künzli* dankenswerterweise sein über Jahrzehnte bewährtes Konzept zum Abdruck freigegeben.

A) Beobachtungen auf die erste Gabe

0.					keine Reaktion
1.	<	<	<	†	lange Verschlimmerung bis zum Tod
2.	<	<	>	>	lange Verschlimmerung, dann Besserung
3.	<<		>	>	kurze heftige Verschlimmerung, dann Besserung
4.	>	>		>	Besserung ohne Erstverschlimmerung
5.	>>		<	<	anfängliche Besserung geht Verschlimmerung voraus
6.	>	>	/	<	zu kurzes Andauern der Besserung
7.	Sy	>	>	>	Besserung der Symptome
	A7	=	=	=	ohne allgemeine Besserung des Patienten
8.	AMP				Arzneimittelprüfung bei Überempfindlichen
9.	AMP-G				Arzneimittelprüfung an Gesunden

10. bedeutende neue Symptome
11. Rückkehr alter Symptome
12. falsche Richtung der Symptome (Umkehr der 1. und 2. *Hering*schen Regel)

Spezialfälle

13. Restsymptome
14. Wechsel der Krankheitsdiathese, des Miasmas
15. Eingreifende Krankheiten in der Anamnese des Patienten oder seiner Familie hemmen die Wirkung gut indizierter Mittel.

B) Die Folgerungen auf die gemachten Beobachtungen

0. nach 6 Wochen keine Reaktion

1. *Mittel falsch* –> Simile suchen
2. *richtiges Mittel* –> repetieren in derselben Potenz
3. *langsam reagierender Pat.* (z. B. Lyc.)
   langsam wirkendes Mittel (Sil., Nat-m.)
   –> dasselbe Mittel, dieselbe Potenz nach 6 Wochen, wenn danach kein Effekt
   –> 3. Verschreibung desselben Mittels, höhere Potenz

4. *Störfaktor* (Kaffee)
– > Störfaktor ausschalten und nach 6 Wochen dasselbe Mittel, dieselbe Potenz
5. *falsche Potenz* – > höhere Potenz

1. < < < † Verschlimmerung bis zum Tod

Procedere: *1. Vorbeugen:* Bei schweren Endzuständen oder Krankheiten mit organischen Veränderungen
- C 30, C 200, nicht darüber
- pflanzliche Mittel bevorzugen (Bry., Nux-v.)
- keine mineralischen Mittel (Sulf.)

2. Antidotieren

physikalisches Antidot: heißes Fußbad
Kamillenwickel
Heublumenbad
Arnikabad
Alkoholwickel
Essigwasser
Massage

chemisches Antidot: Kaffee
Alkohol
Kampher (antidotiert *alles!)*
Spiritus nitri dulcis
(süßer Salpetergeist)
Pflanzensäure: bei allen pflanzlichen Mitteln
Zitronensäure

dynamisches Antidot: Auswahl nach den Symptomen 200/M
(Cave mineralische Mittel)

2. < < < > lange Verschlimmerung, dann Besserung

Procedere: Nach 35 Tagen warten so lange es bessert, auch wenn es ein Jahr geht.
– > gleiches Mittel, gleiche Potenz (evtl. niedere Potenz)
Solche Patienten neigen bei jeder erneuten Gabe dazu, wieder eine lange Verschlimmerung zu machen. Es liegen deutliche Gewebsläsionen im Anfangsstadium vor.

3. < < > > Kurze heftige Verschlimmerung, dann Besserung

Idealfall: Fehlende Strukturveränderungen in lebenswichtigen Organen. Aggravation der Symptome normalerweise um. 8.—10. Tag herum. (Abszesse + eiternde Drüsen sind manchmal Teil der Verschlimmerung = gutes Zeichen, nicht unterbrechen)
Besserung dauert meist länger als 35 Tage.
Procedere: Warten, bis alte Symptome (deretwegen der Pat. gekommen ist) zurückkehren, dann
– > gleiches Mittel, gleiche Potenz

4. > > > Besserung ohne Erstverschlimmerung

Die Störungen gehören mehr zu den funktionellen, nervösen als zu solchen, in denen Gewebsveränderungen drohen. (Obwohl nur ein rein nervöser, funktioneller Krankheitszustand vorliegt, gibt es da, wo unsere Potenz nicht paßt, eine Verschlimmerung, nämlich dann, wenn die Potenz zu nahe dem Rohzustand oder zu hoch ist). In Kuren ohne Aggravation war der Potenzgrad gerade der richtige, passende. Wenn dann die Symptome in bestimmter Ordnung *(Hering)* vergehen und der Patient die Gesundheit zurückfindet, wissen wir auch, daß wir das richtige Mittel getroffen haben.
Procedere: Warten bis alte Symptome zurückkehren, dann
– > gleiches Mittel, gleiche Potenz.

5. > > < < Anfängliche Besserung, dann folgt Verschlimmerung

a) typische Palliativwirkung: Verstopfung – > Abführmittel
Müdigkeit – > Kaffee
Palliativmittel werden häufig verordnet, wenn zu sehr auf Lokalsymptome geachtet wird.
Procedere: – > Mittelwechsel, Simile suchen, evtl. warten, bis ursprüngliches Bild (vor Palliativmittel) wieder erscheint.

b) richtiges Mittel wird zu schnell verbraucht z. B. bei schweren akuten Fällen (Typhus, Meninigits, Encephalitis)
Procedere: – > solange auf der gleichen Potenz bleiben, bis es keine Reaktion mehr gibt.

c) unheilbarer Fall, z. B. Krebs – > palliativ behandeln.

6. > > / < zu kurzes Andauern der Besserung

30 — XM Minimum 35 Tage
CM Minimum 3 Monate
MM Minimum 1 Jahr

a) richtiges Mittel wird durch Störfaktoren gehemmt z. B. psych. Konflikte, Kaffee, Impfungen (94 –> eliminieren. Eingreifende Krankheiten in d. Anamnese –> Nosode

b) schweres Leiden:
   - Wenn in *akuten* Krankheiten die Besserung zu kurz dauert, so dann, wenn hochgradige Entzündungsprozesse vorhanden sind, daß Organe in ihrem Bestand bedroht sind.
   - Wenn bei *chronischen* Krankheiten eine zu kurze Besserung aufs Heilmittel konstatiert wird, so bedeutet das strukturelle Veränderungen (Organe zerstört oder auf dem Weg zur Zerstörung oder mindestens in prekärer Situation).

Cave: dauert die 2. Gabe gleicher Potenz eines Mittels kürzer als die 1. Gabe –> Potenzwechsel nach 6 Wochen
Mittel repetieren 6 Wochen nach der 1. Gabe

7. Sy > > > Besserung der Symptome
A7 = = = ohne allgemeine Besserung des Patienten

Latente organische Schäden.
Patienten, denen ein wichtiges Organ fehlt: Hysterektomie, Strumektomie, Entfernung endokriner Drüsen (Gallenblase nicht so wichtig; Sterilisation aber ungünstig)
Diese Patienten sind nur bis zu einem gewissen Grad heilbar, oft nur *palliativ.*
Procedere: Abwarten bis sich Symptome verschlimmern, dann 2. Verschreibung

8. AMP Arzneimittelprüfung bei Überempfindlichen

Es gibt Patienten, die zur Hysterie neigen, die übernervös, überempfindlich in *jeder* Hinsicht sind. Hyperthyreotische. (Allergiker, Hypochonder, Anaphylaktiker sind nur für gewisse spezielle Einflüsse empfindlich).

Die eine Dosis Hochpotenz ergreift ganz Besitz von ihnen, genau wie eine Krankheit (also Prodromalstadium, Wachstumsstadium, Abklingen). Hypersensible sind nicht so unheilbar. Heilung wohl möglich.

Procedere: nur 30/200 Potenz verwenden
nicht vor 35 Tagen repetieren
wenn eine M-Potenz verordnet wurde, geht man bei der 2. Gabe zurück auf 30/200.
Keine Q-Potenzen verwenden.

9. AMP-G Arzneimittelprüfung bei Gesunden

Gesunden Prüfern tut eine richtig geleitete AMP stets wohl. § 141 Organon.

10. Bedeutende neue Symptome

D. h. wir haben ein falsches Mittel verordnet. Wenn z. B. Menses-Symptome von der Norm abweichen.
(*Cave:* alte Symptome, an die sich der Patient nicht mehr erinnert. Wenn sich objektive Symptome bessern, ist alles gut).
Procedere: 2. Verschreibung in akuten Fällen: nach 3 Tagen
in chronischen Fällen: nach 35 Tagen, wenn wirklich bedeutende neue Symptome – > nach 14 Tagen
Das Homöodot muß vor allem die neuen Symptome decken.

11. Rückkehr alter Symptome

Bestätigung für die Richtigkeit des Mittels.
Procedere: — Symptome spontan ablaufen lassen
— Wenn sehr lästige Symptome auftreten – > dasselbe Mittel, dieselbe Potenz.

12. Falsche Richtung der Symptome

(Umkehr der 1. und 2. Heringschen Regel)
Falsches Mittel – > Similie suchen.
Homöodot

13. Restsymptome, rezidivierende akute Krankheiten

Alles ist besser außer einem Restsymptom, ein lästiges Lokalsymptom z. B. Pruritus ani
Procedere: Komplementärmittel

Rezidivierende akute Krankheiten, die mit akuten Mitteln behandelt werden, verlangen ein chronisches Konstitutionsmittel.

Procedere: Komplementäres chron. Mittel zu dem akuten Mittel z. B. Belladonna – > Calc. c. (nach *Kent)*

14. Wechsel der Krankheitsdiathese, des Miasmas

Haben wir einen sykotischen Fall behandelt – > dann kommen häufig psorische Symptome zum Vorschein.

Das sind aber jahrelange Entwicklungen.

Nach Sykosis kommt praktisch immer Psora hervor, weil fast alle Leute psorisch sind.

Procedere: Antipsorika

15. Hemmung der Wirkung auf gut indizierte Mittel wegen eingreifender Krankheit in der Anamnese des Patienten oder seiner Familie

Beschwerden seit einer Impfung
seit einer Krankheit
z. B. Eltern mit Gonorrhöe
Kind mit Durchfällen – > Med.
z. B. Tbc der Tante – > Tub.

Procedere: zuerst immer Konstitutionsmittel geben
Nosoden XM (wenn keine pathologischen Veränderungen vorliegen).

Kernsätze zur 2. Verschreibung

1. *Wiederholung:* Nie in eine Besserung repetieren.
2. *Potenz:* Solange eine gegebene Potenz immer noch schöne lange Wirkung zeigt, bleibt man auf der gleichen Potenz. 30, 200, M, XM, CM, wenn die Kentsche Skala einmal durchlaufen wurde, kann man, wenn nötig wieder von vorn beginnen.
3. *Mittelwechsel:* Nie vom einmal verabreichten Mittel abgehen, solange das Mittel heilende Wirkung hat; auch wenn nicht mehr die typischen Symptome vorhanden sind, die anfangs vorhanden waren.

4. Verschlimmerung: Bei Verschlimmerung nach Mittelverabreichung, wenn möglich zu warten

- 3 Tage bei akuten Krankheiten
- 35 Tage bei chron. Krankheiten (evt. 14 Tage, wenn kritisch)

5. Anzeichen für die Repetition ist die Wiederkehr alter Symptome

5.1 Alte Symptome, deretwegen der Patient zur Konsultation kam. Deren Wiederkehr deutet den Zeitpunkt für die zweite Verschreibung an, z. B. *Gastralgie* + *Kopfweh* (Sekundärsymptome nach überdrückter Gonorrhöe (Primärsymptome).

5.2 Alte Symptome, welche ganz am Anfang der Krankheit standen (Go) *(Hering).*
Kehrt die Urethralsekretion zurück, muß man sich hüten, zu repetieren, denn hier haben wir es mit der Rückkehr der Primärsymptome zu tun, die man ungestört ablaufen lassen muß.

6. Stillstand (Kent)

Kommt die Besserung zum Stillstand, die ursprünglichen Symptome kehren aber nicht zurück, sollte man *warten,* da eine Besserung oft zyklisch verläuft und die Wirkung des Arzneimittels wieder von selbst neu beginnen kann. Selbst wenn der Patient einem sagt, daß er sich schlechter fühlt, sollte man *warten* und beobachten, bis die ursprünglichen Symptome wiederkehren, bevor man wiederholt!

7. Anzeichen für falsche Mittelwahl

- Änderung des Zyklus (wenn es gegen die Norm geht: richtiges Mittel)
- Schlafstörungen nach 8 Tagen weiterbestehend
- Gemütssymptome werden schlechter, mehr als 3 Tage
- Umgekehrte Heringsche Regel

Die Heringschen Regeln lauten:

1. Regel: Symptome verschwinden von oben nach unten.
2. Regel: Symptome gehen von innen nach außen bzw. von wichtigen zu weniger wichtigen Organen.
3. Regel: Symptome verschwinden in umgekehrter Reihenfolge ihrer Entwicklung.

II. Die homöopathische kinderärztliche Praxis

Einleitung: Die häufigsten und somit wichtigsten homöopathischen Arzneien für den Kinderarzt

Es gibt in der Kinderheilkunde einige wenige homöopathische Arzneien, die besonders häufig zur Anwendung kommen. Wie kommt das? – Es hängt im Grunde mit der noch geringen Differenzierung der Lebensäußerung im Säuglings- und Kleinkindesalter zusammen. Der noch in der Entwicklung befindliche Mensch ist eben nur zu einer eingeschränkten Anzahl von Verhaltensmustern in der Lage, und dies erlaubt uns eine Einschränkung auf eine geringere Anzahl homöopathischer Mittel.

Bitte, liebe Leser, fassen Sie diese Äußerung nicht so auf, als ob die Homöotherapie im Kindesalter nur aus etwa 10–20 Mitteln bestehe, nein, sie kommen lediglich häufiger als andere Arzneien zur Anwendung.

Die vom Säugling oder Kleinkind geäußerten Wesenszüge, die deutlich wahrnehmbaren Zeichen und einige charakteristische Symptome stehen als Beobachtungsgut ergänzend oder neben den eigentlichen Krankheitssymptomen, weswegen der Patient uns vorgestellt wird; sie sind auch in „gesunden Tagen" an den kleinen Kerlchen zu entdecken.

Da aber alle diese Zeichen und Symptome als Äußerung der Gesamtperson sowie als Ausdrucksform auch vergangener Generationen gelten, bekommen sie für uns großen Aussagewert und können, ja mussen zur Arzneiwahl mit herangezogen werden. Sie geben nicht selten bei unklarer akuter Symptomatik den Ausschlag für dieses oder jenes Mittel. (vgl. Kapitel 3, S. 18).

Solche Überlegungen führen leicht zu den Begriffen „Konstitutionstyp", „Konstitutionsmittel", „konstitutionelle Behandlung" usw., die man jedoch mit Vorsicht gebrauchen soll. Denn letztlich behandeln wir einen einzelnen Menschen mit seiner Gesamtheit an Lebensäußerungen (§ 7 Organon) und seinen individuellen Zügen (§ 153 Organon), und nicht die Konstitution.

Die häufigsten Mittel für den Kinderarzt sind Calcium carbonicum H., Sulfur, Lycopodium, Calcium phosphoricum, Silicea, Pulsatilla, Phosphor, Natrium muriaticum, Sepia und Dulcamara.

Diese 10 Mittel werden, eingeteilt nach Wesensmerkmalen, Zeichen und Symptomen sowie nach Alterstufen, dargestellt. Am Schluß steht jeweils eine Zusammenstellung des Arzneimittelbildes nach Fällen aus der eigenen Praxis, d. h. die häufigsten immer wieder zu beobachtenden und wichtigsten Merkmale, *bestätigte und neue Zeichen und Symptome.*

1. Calcium carbonicum H.

Calcium carbonicum ist im frühen Kindesalters das am häufigsten angezeigte Arzneimittel und verdrängt insofern Sulfur, *Hahnemanns* Hauptmittel gegen die Psora, vom ersten Platz. (s. *Illing*, Band 4).

Die deutlichsten *Wesensmerkmale* von Calcium carbonicum sind die Angst — man könnte von Urangst sprechen — das *Bedürfnis, Schutz zu suchen,* der *Mangel an Selbstvertrauen* und die *Schwäche.* Diese Wesenszüge wirken sich in den einzelnen Altersstufen unterschiedlich aus.

1. Lebensjahr

Das *Frühgeborene, Neugeborene* und der *Säugling* sind natürlicherweise auf *Schutzbedürftigkeit* angelegt, und dies allein kann den Arzt veranlassen, an Calcium carbonicum zu denken. Es ist hier zwar nicht routinemäßig anzuwenden, sondern bei den Babies, die friedlich, duldsam, brav in ihrem Bettchen liegen, die „essen, wenn sie essen sollen, schlafen, wenn sie schlafen sollen, lachen, wenn sie lachen sollen“ (*Stübler*).

Das Morbus-Down-Kind, das Mitgefühl in uns weckt — und das sind die meisten — wird mit Calcium carbonicum gut gefördert werden können (*Dorcsi*).

Als weiteres Merkmal in diesem frühen Alter fallen uns Zeichen der *Schwäche* auf. Der Muskeltonus ist hypoton, jede Leistung erfordert einen größeren Kraftaufwand, dem diese Kinder nicht gewachsen sind. Sie schwitzen bei jeder Anstrengung, etwa am Kopf beim Trinken, sind rasch erschöpft durch Anstrengung, geben auf, bleiben passiv liegen. Die statomotorische Retardierung ist die Folge.

Die Schwäche besteht hauptsächlich im Rumpf und in den Beinen, die Hände sind frei, die Entwicklung der Manipulation ist meist ungestört, während sich das Drehen, Kriechen, Aufsetzen, Sitzen mit geradem Rükken, Krabbeln, Aufstehen, Stehen und Laufen verzögert entwickeln. Ebenso ist das Zahnen und Sprechen verlangsamt. Der Stuhlgang kann nicht herausbefördert werden, doch ist das Baby unbekümmert und freundlich dabei, lediglich die Mutter ist beunruhigt.

Die das Wesen des Calcium-carbonicum-Säuglings besonders prägende Schutzbedürftigkeit, Schwäche und Passivität findet in einigen *Zeichen* ihren deutlichen Ausdruck. Die Haare sind am Hinterkopf abgewetzt oder der Hinterkopf ist (rechts) abgeflacht, die Kinder nehmen eine Schräglage (nach rechts) ein und verharren in ihr. Dies sind ebenso Zeichen einer *rachitischen Veranlagung.* Dazu gehören auch der große Kopf, die weit offenen Fontanellen, die Kraniotabes, die isolierten Schweiße, die rachitische Thoraxdeformität, die Entwicklung von O- oder X-Beinen, sowie Kyphose der Lendenwirbelsäule, später die Skoliose.

Weitere häufige Zeichen sind: blasses oder auch gesundes, rosiges Aussehen. Es sind oftmals große Kinder mit kräftigem Knochenbau, guten Fettpolstern und weichem Bindegewebe. Ausgeprägte Lippenpartie, besonders die Oberlippe, Finger im Mund. Schlanker, kurzer Hals, großer vorspringender Bauch, Nabelbruch, Nabelgranulom, seröse oder blutige Absonderung. Kalt-feuchte Händchen und Füßchen.

Den von *Charette* beschriebenen zweiten Typ findet man seltener. Dieser ist eher mager an Hals und Extremitäten, hat jedoch auch einen dicken Bauch, neigt zu Durchfällen und Dystrophie.

Die Calcium-carbonicum-Säuglinge können an den verschiedensten Störungen und *Krankheiten* leiden, die sich durch einige charakteristische *Symptome* auszeichnen.

Infektanfälligkeit in der kalten Jahreszeit.

Neugeborenen- bzw. rezidivierende Säuglingskonjunktivitis mit eitriger Absonderung und morgens verklebten Lidern.

Säuglingsschnupfen mit Schniefen und verstopfter Nase. Niesen ohne Absonderung. Frühzeitig adenoide Vegetationen?

Säuglingsbronchitis mit trockenem Husten nachts, spastische Rasselgeräusche.

Herauslassen der Milch, häufig sauer riechend und geronnen.

Singultus. Mundsoor.

Dyspepsie mit grünen, wässerigen sauer riechenden Stühlen.

Milchschorf mit Schorfen, Krusten, nässend, seltener eitrig. Wenig Juckreiz, besonders auf dem behaarten Kopf und im Gesicht lokalisiert.

Sonst trockene Haut mit feinen weißen Schuppen. Soor im Windelbereich flächenhaft rot mit feinen Schuppen.

Es bestehen Probleme mit der Milch, gleichgültig ob Muttermilch oder Kuhmilch; ebenso werden Karotten schlecht vertragen.

Alle diese Erkrankungen heilen sicher mit Calcium carbonicum aus, wenn die Typenbeschreibung für den betreffenden Säugling zutrifft.

Im **Kleinkindesalter** beginnt die Auseinandersetzung mit der Umwelt und das Calcium-carbonicum-Kind mit seiner Schwäche merkt im Grunde, daß es diesem Lebenskampf schlecht gewachsen ist. Es versucht in der Babyrolle zu verharren und sucht Schutz bei der Mutter.

Beim Arzt, etwa bei der Begrüßung geben sie vorsichtig die Hand, diese ist feucht und weich („ohne Knochen"). Dann sitzt das Kind ruhig auf dem Schoß der Mutter, lächelt vorsichtig, hört geduldig zu oder will bei der Untersuchung Händchen halten.

Sie entwickeln *Ängste:* Vor dem Alleinsein, in der Dämmerung, in der Dunkelheit, aber vor allem sind sie — im Unterbewußtsein — *darauf bedacht, daß niemand ihr Unvermögen bemerkt* (KK I 41 !). Sie gehen vielleicht ungerne in den Kindergarten oder halten sich an den größeren Bruder. Sie behaupten ihre Position durch braves, fügsames Verhalten. Sie machen lieber mit und überlassen anderen die Führungsrolle. Sie können auch eine gewisse Sturheit entwickeln und geschickt andere für ihre Pläne einsetzen, oder sie warten einfach ab, bis jemand anderer die Initiative ergreift.

„Weint und wartet, bis etwas passiert".

Ein auffallendes Interesse an Dingen, die mit dem Tod zu tun haben, kann auf Calcium carbonicum hinweisen. Selbst kleine Kinder befassen sich lange und immer wieder etwa mit dem Ableben einer Person in der Nachbarschaft.

Die Kopfschweiße bei Anstrengung und beim Einschlafen, evtl. sauer riechend, die Neigung zum Dickwerden und Infektanfälligkeit im Winter, besonders bei feuchtkalter Witterung sind bestehen geblieben. Lymphknotenschwellungen am Hals, offener Mund infolge großer Tonsillen, nächtliches Schnarchen wegen der „Polypen", außerdem rezidivierende Ohrenentzündung evtl. gefolgt von Hörproblemen können beklagt werden.

Vielleicht sind die Hoden noch nicht deszendiert, oder es besteht ein nächtliches Einnässen jenseits des vierten Lebensjahres, was diesen Kindern peinlich ist.

Vielleicht entdeckt man Sommersprossen im Gesicht, kariöse Zähne oder blaue Skleren. Die meisten Calcium-carbonium-Kinder haben blonde

Haare und blaue Augen, doch sind dunkle Haare und braune Augen keine Gegenindikation.

Pavor nocturnus: erregende Träume, angstvolles Aufschrecken aus dem Schlaf, Zähneknirschen oder Reden im Schlaf. Diese Störungen bestehen besonders bei Vollmond.

Abends im Bett haben die Kinder kalte Füße, aber nachts werden diese dann aus dem Bett gestreckt.

Der Appetit ist in der Regel gut. Die Kinder bevorzugen Dinge, die man nicht so kauen muß: Süßigkeiten, Schokolade, Eis, gekochte Eier, Kartoffeln, Kartoffelpüree. Dagegen Fleisch und Milch weniger (nicht obligat). In seltenen Fällen entdeckt man Verlangen nach unverdaulichen Dingen — Nägelbeißen.

Schulalter: Trotz der naturgemäßen weiteren Differenzierung in der weiteren Entwicklung bleiben die Grundzüge erhalten: die Angst, daß die Umgebung ihr Unvermögen, ihre Unsicherheit, ihre Schwäche bemerkt.

Aufgrund der langsamen Auffassung und Arbeitsweise, speziell in Mathematik, sowie der raschen Erschöpfbarkeit durch geistige und körperliche Anstrengung bekommen diese Kinder Probleme in der Schule. Sie werden mit dem Streß nicht fertig, finden die Schule blöde und gehen ungern hin. Schon morgens beim Anziehen geht alles langsam. In der Schule selbst treten Kopfschmerzen auf, die Leistungen lassen zu wünschen übrig. Sie melden sich nicht aus Angst, etwas falsch zu sagen oder ausgelacht zu werden.

Vielleicht flüchten sie sich auch in Tagträume, sind nicht da, wenn man sie aufruft.

Bei Sport und Spiel kommen sie leicht in Dampf, sind im Grunde ungeschickt, tapsig, langsam, finden wenig Gefallen daran und geben bald auf. Schwimmen hingegen macht ihnen viel Spaß. Im Klassenverband machen sie alles mit, sind gemütlich und gesellig.

Für Dinge, die sie interessieren, — praktische Aufgaben, Basteln, Sammeln, Musik machen — können sie bemerkenswerte Ausdauer entwickeln.

Die Mädchen in der Pubertät haben vielleicht Probleme mit dem Gewicht, neigen zu Schwindel beim Autofahren oder leiden an einem lästigen, meist milchigen Genitalfluor. Die Menarche kann verzögert sein, die monatlichen Blutungen sind stark.

Calcium carbonicum H.

Arzneimittelbild nach eigenen Kasuistiken
Häufig bestätigte und weiterhin zu bestätigende Zeichen und Symptome (– > zu bestätigen)

A) Säuglinge

Allgemein
Wesen: brav, duldsam, freundlich ruhig, „pflegeleicht"
– > Stur beim Abstillen.
Aussehen: Festes, kräftiges Kind
zartes, schlankes Kind (etwa 10 %)
adipös, gut gepolstert, weiche Formen, rundes Gesicht, blaß oder rosiges Aussehen (jeweils etwa 50 %).
Meist helle Komplexion, blonde Haare, blaue Augen, aber auch dunkle Komplexion.
– > hellblaue gesprenkelte Iris
– > blaue Skleren
– > lange Wimpern
Hypotonus, schlaffe Muskeln, besonders *Rumpf* und Beine,
– > LWS-Kyphose im Sitzen
Statomotorische Retardierung
– > mangelhafte Kopfkontrolle
Zeichen: *Großer Kopf*
schlanker, kurzer Hals
– > *Kopfdeformität* (Rachitis): Hinterkopf abgeflacht — rechts
Stirnwulst — rechts, Schräglage nach rechts
Hinterkopfhaare abgewetzt
Schwitzen am Hinterkopf
< Stillen, Füttern
< nachts im Schlaf, Kissen naß
Schwitzen am behaarten Kopf
Schwitzen an der Stirn
Schweiß sauer oder nicht sauer,
nicht-/riechend — gleichermaßen
Feuchte Händchen und Füßchen,

meist *kalt,* seltener warm
feuchte Handteller und Fußsohlen
kein Schwitzen (etwa 30 %)
– > Kraniotabes (Rachitis)
weit offene Fontanelle
Offener Mund
großer Lippenbereich
Finger im Mund
Speichelfluß
Schluckauf nach Milch
*Herauslassen der Nahrung,*sauer, klumpig geronnen

Großer Bauch
Nabelbruch
Nabelgranulom, Absonderung blutig oder serös
Leistenhoden
Phimose
Rachitiszeichen s.o.
– > Glockenthorax
O-Beine
– > X-Beine (kein unbedingtes Rachitiszeichen)

Einzelne Krankheitsbilder bzw. Organbereiche:

Säuglingskonjunktivitis, eitrig, morgens Lider verklebt
Säuglingsschnupfen mit verstopfter Nase, nachts
Tendenz zur *Chronizität*
> Schniefen Adenoide Vegetationen?
Niesen ohne Schnupfen
Säuglingsbronchitis, spastische Bronchitis
trockener Husten < abends, *nachts*
Mundsoor – >
Dyspepsie, mit säuerlich riechenden, oftmals grünen Stühlen, *Verstopfungsneigung, stört nicht,* bzw. Kind fühlt sich wohl. Probleme mit Muttermilch, Kuhmilch, Karotten
Haut: Haemangiome
Seborrhöe der Neugeborenen und frühen Säuglinge — Gesicht
Milchschorf, Morbus Leiner
am beharrten Kopf, Gesicht, Ohrbereich

alle Arten von Hautausschlag, nässend, krustig,
eitrig, trocken, weißlich
schuppend, wenig Juckreiz
Soor im Windelbereich, im Genitalbereich

–> Schlüsselbeinbruch der Neugeborenen (Calc.p.)
–> Neugeborenengelbsucht
Dystrophie
Drohende Hüftdysplasie, Faltenassymmetrie
Zerebrale Bewegungsstörung
–> Morbus Down
Hydrozephalus

B) Kleinkind/Schulkind (vgl. Kap. Säuglinge)

Wesen:	Ruhig, gemütlich, bequem, faul, stur, „phlegmatisch" freundlich, lustig, „extrovertiert", gesellig, gutmütig, vorsichtig, unsicher, schüchtern
Ängste:	Furcht vor Fremden, sucht Schutz bei der Mutter; vor Alleinsein, vor Dunkelheit, vor Hunden, vor Kleintieren (76), vor Gewitter, vor Krankheiten; beschäftigt sich mit dem Tod. Angst, *„daß man seine Schwäche bemerken könnte"*.
Verzögerte Entwicklung:	statomotorisch, sprachlich, geistig, verzögerte Zahnung, Enuresis nocturna infantiles Verhalten: möchte Baby spielen, „möchte noch mal zwei Jahre alt sein"
Langsamkeit:	in den täglichen Verrichtungen bei körperlicher Betätigung — tapsig, –> aber schwimmen gerne, sind gute Schwimmer langsam in den schulischen Leistungen — in Mathematik rasch erschöpft bei körperlicher und geistiger Anstrengung

empfindlich auf Streß
„braucht lange, bis er zornig wird, aber dann schlimm“.

Haltungs- und Bewegungsapparat:

nach vorn gebeugte Haltung
Wirbelsäulenschwäche: vermehrte Lordose, Kyphose, Skoliose
schlaffer Bandapparat
Beinschmerzen < durch Anstrengung
– > Knieschmerzen < beim Treppensteigen
Rachitische Zeichen

Lymphatisch-exsudative Diathese:

Vergrößerte Lymphknoten am Kieferwinkel
Vergrößerte Tonsillen
Adenoide Vegetationen — nachts schnarchende Atmung
Hörschwäche bei Tubenkatarrh
Chronische Bronchitis
< Herbst und Winter
< feucht-kalte Witterung
< Folge von Durchnässung
Entwicklung von Heuschnupfen und Asthma möglich
Mittel bei der sogenannten Neurodermitis

Zum Essen:

„ißt alles, verträgt alles“
„könnte unentwegt essen“ — aber auch fehlender Appetit,
ißt zu viel, wird zu dick
kaufaul
Fleisch nicht so gerne
Abneigung gegen warme Speisen
könnte jeden Tag Eier essen, in jeder Form, am liebsten weich gekocht
gerne Kartoffeln — roh
– > gerne Kartoffelpüree
gerne süß, sauer und salzig
gerne Süßigkeiten, Kuchen, Schokolade, Eis
Milch Verlangen und Abneigung

Pica-Syndrom: Verlangen nach unverdaulichen Dingen
Nägelbeißen

2. Sulfur

Bei der Schilderung von Sulfur ist eine Unterteilung nach Säuglings- bzw. Kleinkind- oder Schulkindalter nicht unbedingt erforderlich, da dieses Mittel in jedem Lebensalter gleichermaßen indiziert ist.

Ein wesentlicher Faktor beim sogenannten Sulfurpatienten sind *Probleme im Eiweißstoffwechsel.*

Die hierdurch vermehrt auftretenden Stoffwechselschlacken versucht der Organismus seinerseits zu eliminieren. Dies erfolgt z. T. und gerade beim vitalen Kind mit außerordentlicher Heftigkeit, d. h. es treten sogenannte Ausscheidungskrisen an Haut und Schleimhäuten auf. Zum Sulfurkind gehören also Erkrankungen an der Haut, rezidivierende Nasenracheninfekte, häufige Bronchitiden oder sich wiederholende Durchfälle. Diese sich in mannigfaltigen, teils heftigen Symptomen äußernden Selbstheilungsversuche können, sofern sie ungestört ablaufen (dürfen), die Gesundheit des kranken Kindes, zumindest bis zur nächsten Krise, wieder herstellen. Erst die *anhaltende oder wiederholte Unterdrückung* der auftretenden Symptomatik bringt den Sulfurpatienten in eine Situation, aus der er aus eigener Kraft nicht mehr herausfindet; er wird chronisch krank.

Unterdrückungsmaßnahmen etwa gegen heftig juckende und schmerzhafte Ausschläge oder gegen sonst irgendwelche unangenehmen Störungen hat es seit Menschengedenken gegeben. Sie sind verständlich, wenn auch für die Gesundheit des Menschen, ja der Menschheit von jeher schädigend.

Ein Hautausschlag, und sei er noch so schlimm und durch seinen Juckreiz belastend, ist aber hier immer noch das kleinere Übel.

Sulfurkinder haben meist ein offenes Wesen, sie sind freundlich und zugänglich. Schon der *Säugling* schaut interessiert zu, was man mit ihm macht, ist dem Untersucher zugewandt und bewegt sich aktiv entsprechend seinen Möglichkeiten.

Die *Kleinkinder* sprühen vor Energie, haben „viel Temperament“, sind immer aktiv, immer in Bewegung, schwer zu bremsen, dadurch wohl anstrengend für die Eltern, doch dabei gut zu haben. Sie wollen bei jedem Wetter raus zum Spielen mit den Freunden. Selbst bei schwerwiegenden

Erkrankungen, etwa bei einer heftig juckenden Neurodermitis oder einer rezidivierenden Bronchitis sind diese Kinder seelisch wenig betroffen, bleiben fröhlich und aktiv. Bei erheblicher Vitalitätseinbuße können sie natürlich auch inaktiv werden; dies wäre nicht verwunderlich.

Im Sprechzimmer verlassen sie bald den Schoß der Mutter und forschen herum, gucken hier und da, betasten dies und das, um ihr Interesse und ihre Neugier zu befriedigen („Jagdhundtyp" — Hänni/Stübler). Sie wissen genau, was sie wollen, versuchen ihre Vorstellungen durchzusetzen und reagieren mit Zorn, wenn sie daran gehindert werden. Das Fragealter ist bei ihnen stark ausgeprägt. Sie besitzen einen „gesunden Egoismus".

Im *Schulalter* wollen sie die Führungsrolle übernehmen und versuchen, sich mit Diskussionen durchzusetzen, denn das liegt ihnen. Sie haben wenig Probleme, die richtigen Freunde für sich auszuwählen. Sie haben ein gesundes Verhältnis zu ihrem Besitz: Familie, Spielsachen, Geld.

Das Lernen in der Schule verläuft krisenhaft, d. h., zeitweise sind diese Kinder regelrecht faul und tun gar nichts, dann können sie wieder außerordentlich konzentriert und produktiv arbeiten. Um 11 Uhr haben sie ihr Tief, können sich nicht konzentrieren und fühlen sich „flau im Magen". Für Dinge, die sie begeistern, etwa ihre Hobbies, können sie große Energien freisetzen und viel Ausdauer zeigen.

Noch leichter ist es, die „Idee Sulfur" zu erfassen, wenn man durch einige *charakteristische Zeichen* darauf hingewiesen wird:

Meist handelt es sich um große, kräftige, seltener schlanke, dürftige *Säuglinge.* Helle Komplexion, blonde, blondsträhnige und hellrote Haare mit blauen Augen findet man häufiger als die sog. dunkle Komplexion. Charakteristisch sind die *intensiv roten Lippen,* die roten Ohrmuscheln, überhaupt die *Röte aller Körperöffnungen:* rote Augenlider, Lidränder, rote wunde Nasenöffnungen bei Schnupfen, roter Anus bei Hautausschlägen oder Hämorrhoiden, rote Vulva bei Genitalfluor usw. Bei größeren Kindern entdeckt man vielleicht die großen, wulstigen Lippen, einen offenen Mund oder Sommersprossen auf der Nase bzw. im Gesicht.

Die Haltung kann nach vorn gebeugt sein, und das Stehen ist anstrengend. Ein geblähter Bauch, ein Nabelbruch oder der rachitische Glockenthorax können uns ebenso auf Sulfur hinweisen.

In etwa 30—40 % der Patienten besteht eine Belastung von seiten der Haut, d. h. Hautausschläge aller Art.

Diese können trocken, rauh, rissig, schuppend, feucht, nässend, wundmachend, krustig, eitrig sein.

In der Regel ist der Hautausschlag *heftig juckend.* Der Juckreiz besteht insbesondere nachts in der Bettwärme. Dies gilt als relativ triviales Symptom, hingegen Juckreiz, ausgelöst durch Wolle (Hep., Nat. m. 18, Phos., Psor., Puls., Rhus-t. 73, Sulf.) und durch Baden (vgl. KK I 492) sind deutliche Hinweise auf Sulfur.

Der Juckreiz ist so heftig, daß die Kinder sich blutig (Ars.) oder wund kratzen, trotzdem tritt keine Erleichterung ein.

Die größeren Kinder äußern vielleicht, daß die Haut nach dem Kratzen brennt. Sulfur gehört zu den großen Brennmitteln (Ars., Canth., Caust., Phos., Sulf.).

Der Hautausschlag kann überall auftreten. Besonders bevorzugt sind der behaarte Kopf, das Gesicht, die Haut-Schleimhautgrenzen und die Hände.

(Bemerkung zur Behandlung: Bei der Neurodermitis ist die Behandlung mit Einzelgaben von Q-Potenzen empfehlenswert. Besonders wichtig ist hier langes geduldiges Warten nach der Verabreichung der Sulfurgabe!).

Sulfur-Patienten reagieren besonders empfindlich auf Unterdrückungsmaßnahmen. So wird Sulfur als das *Hauptmittel der Unterdrückung* bezeichnet.

Jedesmal, wenn wir hören, daß eine Krankheit oder Störung nach einer intensiven Behandlung, nach einer Impfung, nach einer Operation usw. seinen Anfang genommen hat, ist Sulfur in die nähere Wahl zu ziehen. Also Äußerungen der Mutter wie „verschleppte Grippe", „die Krankheit kommt nicht richtig heraus", „mein Kind erholt sich einfach nicht seit . . ." usw. fordern oftmals Sulfur als Reaktionsmittel.

Eine Verschiebung der Symptomatik von außen nach innen gilt als ungünstig. So sind das Auftreten von Heuschnupfen, Asthma bronchiale oder chronisch-rezidivierender Enteritis nach Unterdrückung eines Hautausschlages eine häufige Indikation für Sulfur.

Den Sulfurkindern ist es *in der Regel zu warm.* Sie haben auch im Winter warme Hände, ziehen sich gerne aus oder laufen gerne barfuß herum. In der Nacht strampeln sie sich ab oder strecken die Füße aus dem Bett. Die ganz Kleinen schlafen unruhig, weil es ihnen in dem Strampelsack, in den die Mutter sie gesteckt hat, zu warm wird. Kongestive Hitze oder Schweiß am Kopf nach Erkrankungen sollten uns an Sulfur erinnern: „Die fieberhafte Bronchitis ist zwar rasch auf die Fieberzäpfchen und das Antibiotikum abgeklungen, aber *seitdem* schwitzt das Kind auffallend stark am Kopf".

„Verträgt die Sonne nicht mehr".

Sulfur ist ein Hauptmittel bei Penicillin-Allergie.

Probleme des Eiweißstoffwechsels können sich vom ersten Lebenstag an zeigen. Abneigung gegen Milch (evtl. sogar Muttermilch) machen der Mutter Sorgen. Nicht selten beginnt der Milchschorf nach dem Abstillen und der Umstellung auf künstliche Nahrung. Oftmals ist dies auch der Zeitpunkt der ersten Impfung.

Die Größeren machen sich vielleicht nichts aus Fleisch oder Eiern (oder mögen nur das Eigelb). Hingegen besteht aufgrund des oxydativen Stoffwechsels ein großes Verlangen nach Süßigkeiten aller Art oder auch nach fetthaltigen, „deftigen", stark gewürzten Speisen.

„Den fetten Rand vom Fleisch darf ich haben!" –

Immer wieder hört man von phasenweise auftretenden Durchfallkrisen. Morgens um 5 Uhr, kaum erwacht, müssen sie aufs Klo rennen. Der Geruch des Stuhlgangs ist überriechend, nach „faulen Eiern". Auch übelriechende oder nach Schwefel-Wasserstoff riechende Blähungen findet man häufig.

Sulfur

Arzneimittelbild nach eigenen Kasuistiken

Frühgeburt: nach komplizierter Schwangerschaft mit intensiver Behandlung.
– > nach EPH-Syndrom
sehen alt aus, schmutzig wirkende Haut.

Säuglinge und Kleinkinder

Wesenszüge: meist offenes Wesen, freundlich, zugänglich, lacht gerne, *extrovertiert*
Hat „viel Temperament" meist als „Mischung aus sanguinisch und cholerisch" bezeichnet.
Trotz erheblicher Gesundheitsstörungen wenig betroffen, gut gelaunt.
Gesunder Egoismus: weiß, was er will, kann sich behaupten, gutes Verhältnis zu seinen Zielen und seinem Besitz: „meine Mama!"

Wenig Ängste, höchstens abends und nachts beim Erwachen.
Wird *zornig,* wenn man ihn am Spielen hindert, wird ungeduldig, wenn ihm etwas nicht gelingt.
Schlechte Stimmung morgens, neigt zum Weinen gegen 11 Uhr morgens.
Sehr aktiv von sich aus, eher unruhig, immer in Bewegung.
„Lebhaft, aber gut zu haben"
Sog. Jagdhundtyp, löst sich im Sprechzimmer von der Mutter, forscht herum, schaut alles an, berührt dies und das, aber macht nichts kaputt.
Schmust gerne, doch nur wenn es will.
Ist bei jedem Wetter draußen.
Retardierung: – > lernt langsam sprechen
lernt langsam laufen.

Schulkinder

Egoistische Züge: Wissen, was sie wollen.
Haben ihre Vorstellungen, was sie erreichen wollen.
Vertreten ihre Ziele mit Nachdruck, diskutieren gerne.
Besserwisser.
Schulische Leistungen krisenhaft, mal regelrecht faul, mal konzentriert und produktiv.
Leistungsabfall gegen 11 Uhr morgens.
Muß was essen. Scheitelkopfschmerz.

Für jedes Alter

Zeichen: *Hautausschläge aller Art (40 %)*
von Geburt an oder nach dem Abstillen
– > heftiger Juckreiz < nachts, < Bettwärme, < Wolle, < Baden
kratzt sich blutig oder wund
Brennen und Jucken.
Behaarter Kopf, Gesicht, Haut-Schleimhautgrenzen, Hände, „überall".

Soor im Windelbereich

Häufiger blond als dunkelhaarig.
Haare blond, – > blondsträhnig, rotblond (hellrot)
Haut-Schleimhautgrenzen rot, auch entzündet.
Rote Lippen, rote Ohrmuscheln
wulstige Lippen, offener Mund
Adenoide Vegetationen, Tonsillenhyperplasie
eine Wange rot und heiß, die andere blaß und kalt.
Sommersprossen auf der Nase, im Gesicht, auf der sonstigen Haut.
Haltung nach vorn gebeugt.
Rachitische Zeichen: Kraniotabes, lange offene Fontanelle,
Glockenthorax, O-Beine.

vergrößerter Bauch, Blähbauch.
– > Nabelbruch
Fettleibigkeit, am Stamm, – > < seit Tonsillektomie
Nägelbeißen, – > Bleistiftkauen.

Charakteristische Symptome:

Schlafstörungen: Angst abends beim Einschlafen,
Angst nachts beim Erwachen.
Schlaf oberflächlich, sogenannter Katzenschlaf.
Häufiges Erwachen gegen Morgen, 2—5 Uhr.
– > geht gerne zu den Eltern zum Schmusen.
Durchschlafstörungen, – > nach Fieberunterdrükkung, bei Vollmond
Erwachen gegen 5 Uhr mit Stuhldrang.

Temperaturverhalten:
„Eher zu warm“,
geht gerne raus zum Spielen bei jedem Wetter, zieht sich schnell aus wegen verstärkter Wärmeproduktion
bekommt leicht heiße Füße

möchte barfuß laufen, möchte nackt herumlaufen, deckt sich nachts auf.
Streckt Füße aus dem Bett
– > Strampelsack unangenehm.
– > Hitze, Kongestion, Schweiß am Kopf nach Unterdrückung von Krankheiten.
Verträgt seitdem die Sonne nicht mehr.
Empfindlich auf kaltes Wetter und Wind.

Fieber: chronisch-intermittierend, stärker < nachts
bei Ausscheidungskrisen,
bei exanthematischen Krankheiten, wenn der Ausschlag nicht richtig herauskommt.
Die Kinder sind ruhig, rosig, trocken heiß.

Eliminationskrisen: über die Schleimhäute

Rezidivierender Schnupfen
Rezidivierende Bronchitis
Rezidivierende Otitis
Entwicklung eines Tubenkatarrhs bzw. eines Mucotympanons mit Hörschwäche, – > nach wiederholter antibiotischer Behandlung
Heuschnupfen und Asthma bronchiale nach Unterdrückung eines Hautausschlages
Komplikationen nach durchgemachten Infektionskrankheiten, Impffolgen.
Rezidivierende Enteritis
Durchfall morgens um 5 Uhr „aus dem Bett heraus“, übelriechend, „nach faulen Eiern“
– > nach Genuß von Orangen oder Obstsäften.

Eliminationskrisen: über die Haut

alle Arten von Hautausschlägen s. o.

Probleme im Eiweißstoffwechsel:

Abneigung gegen Milch, Probleme nach dem Abstillen und Umstellen auf künstliche Ernährung: Entwick-

lung eines Hausausschlages, Auftreten von Verdauungsbeschwerden.
Abneigung gegen Fleisch, aber auch Verlangen, besonders wenn es fett und stark gewürzt ist, „Schweinshaxe"
Abneigung gegen Eier, die auch schlecht bekommen.
– > mögen nur das Eigelb.
Verlangen nach Saurem und Süßigkeiten.

3. Lycopodium

Dieses Mittel ist ebenso in jedem Lebensalter angezeigt.

Das **Frühgeborene** ist auffallend faltig, besonders Stirnfalten beobachtet man bei der geringsten Unannehmlichkeit dieser Kleinen; „bei Brustsymptomen", also etwa beim *Säuglingsschnupfen,* der häufig am Anfang einer Kette rezidivierender Erkrankungen steht. Der Schnupfen fällt auf durch eine schniefende Atmung. Die Absonderung aus der Nase ist dick und grün, rechts mehr als links, mehr störend in der Zimmerwärme und besser draußen in der frischen Luft. Die Nase ist nachmittags und gegen Abend eher verstopft. Nachts schreien die Babies ärgerlich auf, da sie keine Luft durch die Nase bekommen.

Bei *Neugeborenengelbsucht* ist besonders an Chamomilla 18, Sepia, China, Natrium sulfuricum zu denken, Lycopodium ist eher beim Ikterus prolongatus angezeigt. Bereits die Neugeborenen oder auch *Säuglinge schreien* sehr viel, nachmittags ab 16.00 Uhr. Diese Schreitouren können sich bis 20.00 Uhr, ja manchmal bis in die Stunden vor Mitternacht hinziehen. Die häufigste Ursache hierfür sind die *quälenden Blähungen,* die nach dem Füttern sowie vor und nach dem Stuhlgang auftreten.

Blähungsabgang oder Aufstoßen bringen nur kurzfristige Besserung. Solche Babies vertragen die Milch und das Karottengemüse schlecht. Die Mutter ist verunsichert durch das viele Schreien, sie legt ihr Kind an, weil es so hungrig tut, nach dem Stillen aber schreit es weiter und „die Brust ist praktisch noch voll".

Vielleicht stimmt mit der Nieren-Blasen-Funktion etwas nicht, weil das *Schreien* häufig *vor dem Urinabgang* beobachtet wird.

Der Urin ist übelriechend, Urate oder Oxalate sind nachweisbar oder man entdeckt einen roten Satz, das sogenannte Ziegelmehl in der Windel. Oder ist es der *Leistenbruch rechts,* der eingeklemmt sein kann? (Nux v.)

Vielleicht stört auch der flächenhafte glänzend rote Soor im Windelbereich, an Genitale oder Po den Säugling.

Nicht selten sehen diese Babies wie das beschriebene Calcium-carbonicum-Kind aus: kräftig, mit Fettpolstern und großem, mehr geblähten Bauch, mit Nabelbruch, blondem Haar, offenem Mund, den Fingern im Mund, doch das viele Schreien, besonders am Nachmittag weist mehr auf Lycopodium hin.

Häufig bildet sich im Laufe der weiteren kindlichen Entwicklung ein anderer Phaenotypes heraus: „wohlgeformter Kopf, dürftiger Körper." Der Thorax ist flach, die Haltung nach vorn gebeugt, Aussehen knochig, schlank, schmächtig.

Häufige auf Lycopodium hinweisende *Zeichen* sind: das blasse Gesicht mit den halonierten Augen. Gar nicht so selten findet man *Sommersprossen im Gesicht* und auf der Nase. Überall am Körper entdeckt man Naevi, braune Muttermale.

Es sind *Daumenlutscher* oder *Schnullerkinder.* Infolge vergrößerter Tonsillen und Adenoide atmen sie mit *offenem Mund.* Bei schwerwiegenden Erkrankungen, etwa bei rechtsseitiger Pneumonie, aber auch bei Erregung sieht man die *Nasenflügelatmung.* Im Schulter-Brust-Bereich besteht häufig ein deutliches *Gefäßnetz.* Dunkle Haare, dunkle Haut, blaue Augen. (Nat. m., Sep., Calc.)

Die Entwicklung verläuft im Grunde normal, wohl kann mal ein minderwüchsiges oder dystrophes, dabei aber durchaus aufgewecktes Kleinkind Lycopodium erfordern. An rachitischen Zeichen finden wir Kraniotabes (rechts) oder flachen Thorax.

Hin und wieder fällt auf, daß diese Kinder in Innenrotation, „über den Onkel" laufen (Coxa antetorta), rechts stärker als links.

Bei zerebraler Bewegungsstörung (ICP) ist Lycopodium ein häufig indiziertes Mittel.

Bereits im **Kleinkindesalter** bilden sich *Wesenszüge* heraus, die im Grunde, wenn auch vielleicht abgewandelt, das ganze Leben hindurch bestehen: Das charakteristischste Merkmal etwa des Kindergartenkindes wird von der geplagten Mutter mit dem Wort: „im Kindergarten ein Engel, daheim der reinste Teufel" apostrophiert.

Es besteht ein *ausgeprägter Gegensatz* im Verhalten des Kindes *daheim und in fremder Umgebung.*

Daheim in seiner gewohnten Umgebung baut es aufgrund seiner Intelligenz seine Alleinherrschaft auf. Es versucht seinen Willen mit Schreien,

Stampfen, Schlagen durchzusetzen, reagiert aufbrausend auf Widerspruch, neigt auch selbst dazu, zu widersprechen. Kommt es damit nicht durch, versucht es sein Ziel mit Schmusen oder Scherzen durchzusetzen. Solange es ein Einzelkind ist, mag es noch gehen, aber wenn dann das Geschwisterchen kommt, wird es schwierig.

Eifersucht und Rangkämpfe entwickeln sich. Das Geschwister wird heimlich geärgert und gezwickt, bis es schreit, und hinterher weiß niemand, was geschehen ist.

Beim Spielen daheim mit Freunden kommt ebenso der despotische Zug des Lycopodium-Kindes heraus: Es bestimmt, was oder womit gespielt wird.

Oder die duldsame Oma wird herumkommandiert, wo sie sich hinsetzen soll, was sie vorlesen soll, daß sie ihm Süßigkeiten geben soll usw. Bei Spielen können sie schlecht verlieren, zeigen bei Diskussionen wenig Einsicht und müssen das letzte Wort haben.

In *fremder Umgebung* hingegen ist dieses Kind geradezu umgekehrt. Im Sprechzimmer zum Beispiel *umschlingt* es ängstlich *den Hals der Mutter* oder sitzt auf dem Schoß und *beobachtet genau.* Im Kindergarten oder in der Schule sind sie gesellig und passen sich den Erfordernissen an; es gibt keine Klagen.

Es will angenehm auffallen, *übertreibt* vielleicht oder gibt an damit, was es alles hat oder kann, nur um seine Unsicherheit in fremder Umgebung zu überspielen. Die Mutter denkt: „Daheim führt er sich so auf, und die Nachbarin ist ganz entzückt, wie gut man sich mit ihm unterhalten kann und wie nett er mit ihren Kindern spielt."

Die Geburtstagsfeier im Kindergarten, auch die eigene, kann zum Problem werden. („weint, wenn ihm gedankt wird" K I 145).

Ängste bestehen vor allem vor dem Alleinsein, vor der Dunkelheit und beim Erwachen in der Nacht. Die Kinder kommen gerne ins Bett der Eltern und versuchen, daraus eine feste Gewohnheit zu machen. Sie schlafen auch in gesunden Tagen bevorzugt in *Knie-Ellenbogen-Lage* oder *mit offenen Augen.*

Die Krankheiten, an denen solche Kinder leiden, haben chronischen Charakter. Chronischer Schnupfen, vermehrt *rechts,* chronische Sinusitis, rezidivierende eitrige Angina rechts oder von rechts nach links verlaufend. Tonsillenhyperplasie, Lymphadenitis colli rechts mehr als links sind häufige Störungen.

Auch kommt es oft zu *Mittelohrentzündung* mit Schmerzen und Tendenz zu eitriger Absonderung. Zuerst ist das rechte Ohr betroffen, dann schlägt es auf das linke Ohr. Oftmals sind die Masern oder noch häufiger der *Scharlach vorausgegangen.*

Die hiermit verbundene Schwerhörigkeit ist ein ernsthaftes Problem. Lycopodium ist ein häufig indiziertes Mittel bei Scharlach und bei *Mumps*, wenn die Beschwerden von rechts nach links laufen. „Chronischer trockener Husten bei abgemagerten Knaben" (KK III 399/400).

Der Appetit kann gestört sein. Entweder Heißhunger, auch in der Nacht, oder Appetitmangel. Es lehnt die Nahrung zunächst ab, aber wenn es dann probiert hat, stellt sich schier unstillbarer Hunger ein. Es sind heikle Kinder, die mit vielen Nahrungsmitteln Probleme haben. Es besteht großes *Verlangen* nach süßen Speisen, nach Bonbons, Schokolade, sogar purem Zucker, die manchmal nicht gut vertragen werden. *Abneigung* besteht gegen Fleisch, gekochte Speisen, gegen stark gewürzte, zu salzige, zu saure Speisen sowie gegen Zwiebeln, rohe Zwiebeln und Brot.

Schlecht vertragen werden Hülsenfrüchte, Kohl, Sauerkraut, die sogenannten „blähenden Speisen". Im Vordergrund der hierdurch auftretenden Beschwerden stehen Aufstoßen und Blähungen.

Der Hosen- bzw. Rockbund ist unangenehm und muß geöffnet werden. Krampfartige Bauch- oder Afterschmerzen treten vor, während, evtl. nach Stuhlgang auf.

Hartnäckige Verstopfung; dabei ist der erste Teil des Stuhls ganz hart, der Rest flüssig.

Das **Schulkind** kann Schwierigkeiten in der Schule haben. Seine *allgemeine Unsicherheit unter Menschen* kann zu *Probenangst* führen. Ihr Gedächtnis und ihre Konzentration sind nicht unbedingt bestens und sie machen Fehler beim Schreiben, Sprechen und Rechnen. Sie lassen Buchstaben und Wörter aus. Bei der Hausarbeit daheim können sie nicht ruhig auf ihrem Stuhl sitzen, besonders die Beine sind viel in Bewegung. „Dabei ist es so intelligent".

Ihre Unsicherheit und ihren Mangel an Selbstvertrauen in fremder Umgebung versuchen sie durch albernes Verhalten, durch Angeben oder eine gewisse hochmütige unverschämte Art zu überspielen.

Der junge Mann etwa kommt unangemeldet in die Praxis, übersieht geflissentlich die wartenden Leute, tritt ohne anzuklopfen in das Sprechzimmer und verlangt ein neues Rezept.

Daheim — so klagt die Mutter — ist er unerträglich, verträgt keinen Widerspruch, kommandiert alle herum oder *jammert* ständig. Weist man ihn deswegen zurecht, ist er beleidigt. Alle diese Wesenszüge werden besonders deutlich, wenn der Lycopodium-Typ krank ist.

Pedanterie oder ausgesprochener Geiz können auf das Mittel aufmerksam machen, doch muß man hiernach geschickt fragen.

Hin und wieder wird man durch das Auftreten einer *Torticollis* (Lachn., Phos.), etwa nach sportlichen Aktivitäten, auf Lycopodium hingewiesen. Bei einem jungen Mann konnte ich die Entwicklung eines *Dupuytren* rechts verhindern, der auftrat, als das Berufsleben begann. Hinzu kam, daß sein Berufswunsch nicht erfüllbar war.

Lycopodium

Arzneimittelbild anhand eigener Fälle

Frühgeburt/Mangelgeburt: auffallend faltige Haut, Stirnfalten, Ikterus prolongatus neonatorum.

Säuglinge: Hartnäckiger *Säuglingsschnupfen:*
rechts mehr als links
mit schniefender Atmung, Stirnrunzeln, ärgerlichem Aufschreien nachts.
> draußen in der frischen Luft,
Schreiattacken infolge Blähungen
< nachmittags, 16.00–20.00 Uhr
Blähungsabgang bringt nur kurzfristige Besserung.
Unverträglichkeit von Milch und Karottengemüse, (Calc.)
Schreien vor dem Urinabgang.
Urate, Oxalate, *Ziegelmehl,* roter Satz in der Windel.
Urin übelriechend.
Leistenbruch rechts.
–> flächenhafter glänzend roter Soor im Windelbereich.
Milchschorf

Zeichen: Babies sind kräftig mit großem geblähtem Bauch,
–> Nabelbruch,
offenem Mund oder Finger im Mund oder Kinder mit „wohlgeformtem Kopf und dürftigem Körper".
schmächtig, schlank, knochig, schlanker Hals
nach vorn gebeugte Haltung, Skoliose

flacher Thorax
blasses Gesicht, halonierte Augen,
– > blaß um den Mund
– > rote Lippen
Sommersprossen im Gesicht
– > auf der Nase
reichlich Naevi überall am Körper.
Daumenlutscher und Schnullerkinder
Nasenflügelatmung < bei rechtsseitiger Pneumonie
< bei Erregung
– > deutliches Gefäßnetz im Schulter-Brust-Bereich
(Calc. f. 52)
dunkle Haare, blaue Augen.
Coxa antetorta: Laufen in vermehrter Innenrotation
rechts > links.
Infantile zerebrale Bewegungsstörung (ICP)
(s. Anhang S. 243)

Wesen:

Kleinkind: *Auffallend gegensätzliches Verhalten daheim und in fremder Umgebung:*

daheim: despotisch, kommandiert herum,
empfindlich auf Widerspruch
hinterhältig zu den Geschwistern aus Eifersucht
(Tub., Nux-v, Sep., Nat-m.) 5
kann bei Spielen schlecht verlieren

in fremder Umgebung:
unsicher, schüchtern, vorsichtig
will angenehm auffallen,
Furcht vor fremden Personen, unter Menschen
– > umschlingt eng den Hals der Mutter
beobachtet genau
übertreibt, gibt an, um seine Unsicherheit zu überspielen
– > sagt „nein“, „will nicht“
Furcht vor Alleinsein
Furcht vor Dunkelheit
Intelligente Kinder

Schulkind:

In der Schule:	allgemeine Unsicherheit unter Menschen, schiebt lieber andere vor Probenangst Fehler beim Schreiben, Sprechen und Rechnen läßt Buchstaben und Wörter aus. Kann nicht ruhig sitzen beim Schulaufgaben machen. albert, gibt an hochmütig, unverschämt, um seine Unsicherheit zu überspielen.
daheim:	empfindlich auf Widerspruch widerspricht gerne, muß das letzte Wort haben. Kommandiert alle herum – > jammert ständig leicht beleidigt auf Zurechtweisung egoistisch pedantisch geizig

Symptome, Syndrome, Erkrankungen, Modalitäten:

Schlaf:	in Knie-Ellenbogen-Lage — bei Bronchitis usw. mit offenen Augen Pavor nocturnus: Erwachen nachts mit Schreien. – > sucht das Bett der Eltern auf
Modalitäten:	alle Beschwerden < nachmittags < von 16.00—20.00 Uhr, auch später Beschwerden vermehrt rechts, oder von rechts nach links verlaufend

Neigung zu chronischen Infekten:

chronischer Schnupfen
Retronasalkatarrh (Schleimstraße)
Rezidivierende Sinusitis rechts > links
Rezidivierende Otitis, vermehrt rechts
eitrige Absonderung
Schwerhörigkeit, rechts, *nach Scharlach (Folge von Scharlach)*
Häufiges Scharlachmittel.

Mumps, von rechts nach links verlaufend
Eitrige Angina, rechts oder von rechts nach links gehend
Tonsillenhyperplasie
Adenoide Vegetationen
Lymphadenitis colli –> bei Hautausschlägen im Gesicht
chronische Bronchitis
Chronischer trockener Husten bei abgemagerten Knaben
Pneumonie rechts — mit Nasenflügelatmung und Stirnrunzeln
Blähungsbeschwerden, muß den Hosen- bzw. Rockbund öffnen.
Empfindlich auf blähende Speisen wie Hülsenfrüchte, Kohl, Sauerkraut.
–> < Nüsse.
Abneigung gegen Fleisch
gegen gekochte Speisen
zu scharf gewürzte Speisen
rohe Zwiebeln
Brot.
Verlangen nach allem Süßen, wird jedoch manchmal schlecht vertragen
–> Kopfschmerzen nach Genuß von Schokolade
–> Schmerzhafte Erektionen < nach zu viel Süßigkeiten.
Hartnäckige Obstipation, mit krampfartigen Bauchschmerzen oder Afterkrämpfen
–> Afterkrampf < im Urlaub
Stuhlgang anfangs hart, dann flüssig.
Torticollis: muskulärer Schiefhals
–> Beginnender Dupuytren rechts: beim Eintritt in das Berufsleben, kann den erwünschten Beruf nicht erlernen.

4. Calcium phosphoricum

In mancher homöopathischen Arzneimittellehre liest man, daß sich der sogenannte „Calcium-carbonicum-Typ“ in den Calcium-phosphoricum-Typ wandle, nämlich in der Zeit, in der die physiologische Streckungsphase im Kleinkindalter (Beginn des zweiten bis zum Ende des sechsten Lebensjahres) erfolge.
Nach meinen Beobachtungen ist diese Feststellung nicht richtig. Gibt es doch zwar genügend gemeinsame, jedoch auch ebenso viele differenzierende Zeichen und Symptome im *Säuglingsalter* von beziehungsweise zwischen Calcium carbonicum H. und Calcium phosphoricum.

Zeichen

Wir können durchaus kräftige große „Calcium-phosphoricum-Säuglinge“ beobachten, häufiger fallen jedoch diese Kinder — etwa bei den Vorsorgeuntersuchungen — durch ihre Größe *und* ihren gleichzeitigen schlanken Wuchs auf (Phos.). Die Knochen sind meist grazil. Die Gesichtsfarbe ist überwiegend blaß. Der Kopf ist groß, aber der Hals weniger schlank. Kraniotabes, abgeflachter deformierter Hinterkopf, Schräglage mit Tendenz zur Skoliose, die lange Zeit offenen Fontanellen (jenseits 18 Monaten), Thoraxverformung, Genua vara findet man als Hinweise einer *rachitischen Stoffwechsellage.* Die Schweiße am Hinterkopf sowie an Händen und Füßen sind weniger ausgeprägt. Der Bauch ist eher schlaff und weniger gespannt als bei Calcium carbonicum. Einen Nabelbruch oder Absonderungen, auch blutige aus dem Nabel, beobachtet man gleichermaßen.

Bei Calcium carbonicum H wie bei Calcium phosphoricum ist uns als Hinweis die sogenannte *statomotorische Retardierung* geläufig (KK II 478). *Gehen lernen, spät* (mit Ergänzungen von *Imhäuser* und aus SR II: Abrot, Agar. II, Aur., Bar. c. II, Bell. I, Calc. III, Calc. p. III, Caust. III, Nat. m. III, Nux-v. I, Sanic. II, Sil. II, Sulf. I), aber gerade hier, im ersten Lebenshalbjahr, gibt es deutliche Unterscheidungsmerkmale.

Bei Calcium carbonicum H. liegt der verzögerten statomotorischen Entwicklung eher eine generelle Muskelhypotonie zu Grunde. Alle Aktivitäten sind infolgedessen mit mehr Anstrengung verbunden, die diese Kinder aufgrund ihrer Grundveranlagung vermeiden. Sie bleiben passiv liegen und warten, was passiert. Bei Calcium carbonicum befindet sich die Schwäche insbesondere im LWS-Bereich und in den Beinen.

Calcium-phosphoricum-Säuglinge fallen eher durch ihre große Aktivität auf. Sie bewegen alles an ihrem Körper, was zu bewegen ist, allerdings fällt bei diesen Bewegungen eine gewisse Dyskoordination auf. Die Bewegungen erscheinen fahrig, überschießend, wenig gehemmt. Der Ruhegrundtonus ist in der Regel hypoton, bei Aktivitäten ist dann dieser Tonuswechsel zu beobachten. Eine Schwäche besteht mehr im HWS-Bereich.

Selbstverständlich ist bei der Beurteilung der Tonusqualität in dieser Entwicklungsphase zu berücksichtigen, inwieweit der erhobene Befund physiologisch oder bezüglich einer drohenden pathologischen Entwicklung gefährlich ist. Hierzu bedarf es großer Erfahrung. (Buchempfehlung: *Inge Flehmig* / siehe Anhang S. 210 u. 227).

Bei Calcium carbonicum würde man bei aller gebotenen Vorsicht die beobachtete Symptomatik eher dem sogenannten Hypotoniesyndrom, bei Calcium phosphoricum mehr dem sogenannten hyperexzitablen Syndrom zuordnen.

Wesen

Das Calcium-phosphoricum-Kind verhält sich im Gegensatz zu dem freundlichen zugewandten Calcium-carbonicum-Säugling eher unfreundlich und abwehrend. Seine reizbare Stimmung wird um so schlimmer, je mehr man es beruhigen oder trösten möchte (vgl. Chamomilla: bereits durch Ansprechen, > auf dem Arm). Diese Kinder machen einen ausgesprochen unzufriedenen Eindruck und schreien viel.

Störungen/Syndrome, besonders im Säuglingsalter

Von Anfang an können *Gedeihstörungen* auftreten, da diese Kinder die Muttermilch verweigern. Hier ist neben Calcium phosphoricum als Hauptmittel noch besonders an Calcium carbonicum, Cina, Silicea u. a. zu denken.

Überhaupt zählt Calcium phosphoricum zu den Mitteln, das bei Gedeihstörungen, Trinkschwäche, Abmagerung, Marasmus bei Heißhunger, Minderwuchs zu erwägen ist.

Auf die Nahrungsaufnahme, besonders der Muttermilch, reagieren diese Kinder mit sofortigem heftigem Schreien, also mit Schmerzen (s. *Kent:* Magenschmerzen während, nach dem Essen, nach Mittagessen; Bauchschmerzen während Essen; krampfartige Schmerzen). Auch verweigern sie die Brust.

Saures wässriges Aufstoßen oder Erbrechen findet man seltener als z. B. bei Calcium carbonicum.

Hingegen wiederum Schreien („Bauchschmerzen“) vor dem Stuhlgang mit Besserung danach.

Die Probleme, die während der *Zahnungszeit* bei diesen Kindern auftreten, erinnern sehr an Chamomilla. Die Reizbarkeit, die Empfindlichkeit, das Schreien. Doch besteht eher Gesichtsblässe, während Chamomilla meist durch ein rotes Gesicht, insbesondere die einseitig rot gefärbte und heiße Wange auffällt.

Den unruhigen gestörten Schlaf, hauptsächlich vor Mitternacht, das Schreien im Schlaf findet man gleichermaßen. Ebenso den Speichelfluß. Die in der Zahnungsperiode häufig zu beobachtenden Diarrhöen treten nach Zorn und Ärger auf. Der Stuhl ist herausschießend, teils unverdaut, übelriechend, wässerig-schleimig und grün gefärbt.

Die Zahnung verläuft verzögert.

Der Ablauf katarrhalischer Erscheinungen beim Säuglingsschnupfen erinnert sehr an Calcium carbonicum, und man muß die oben beschriebenen Kriterien zur Differenzierung mit heranziehen. Bei Calcium phosphoricum ist die ständige Sekretion eher wässerig < draußen (vgl. Ars.; anders All. c.), bei Calcium carbonicum eher eitrig. Die Verstopfung der Nase wirkt sich bei Calcium phosphoricum mehr im warmen Zimmer, bei Calcium carbonicum mehr in der Nacht aus. Ausgelöst wird dieser Zustand bei beiden durch nass-kaltes Wetter, durch eine Unterkühlung, in der kalten Jahreszeit.

Kleinkind

Wesen

Das Kleinkind fällt am ehesten durch seine Aktivität, seinen Bewegungsdrang, seine Unruhe auf.

Es kann sich schwer ruhig halten, beim Sitzen pendeln die Unterschenkel hin und her. Die Mutter spricht vielleicht von „zappelig“.

Die innere Ruhelosigkeit kommt auch darin zum Ausdruck, daß solche Kinder gerne Abwechslung haben. Da geistige Anstrengung für sie schwierig ist, bauen sie etwa bei Spielen, die Konzentration erfordern, rasch ab, verlieren bald die Lust und wenden sich neuen Aufgaben zu. Calcium-phosphoricum-Kinder gehen gerne auf Reisen (Tub.). Ihre Unausgeglichenheit, ihr Unvermögen zuzuhören, wenn man ihnen etwas aufträgt, ihre unbekümmerte Art lassen eine gewisse Entrücktheit aus dieser Welt vermuten. Dieses Verhalten paßt am ehesten zum sogenannten sanguinischen Temperament.

Man hat als Beobachter manchmal den Eindruck, sie sind gar nicht richtig da und Begriffe wie „Tagträumer", „zerstreuter Professor", „Hans-guck-in-die-Luft" können in der Anamneseerhebung fallen.

Auch findet man eine merkwürdige Mischung aus Schüchternheit und Scheu einerseits und draufgängerischer verwegener Wildheit andererseits. Schätzt sich falsch ein, traut sich entweder gar nicht oder prahlt mit Fähigkeiten, die es gar nicht besitzt.

Eine solche ungeordnete überschießende Aktivität führt leicht zur Erschöpfung. In der Praxis bei der Untersuchung schreit dieses Kind ungehemmt los und läßt sich nicht beruhigen. Je mehr man auf das Kind einredet, um so störrischer wird es. (Dies erinnert an Mittel wie Cham., Ars., Bell., Stram., Hyos., Nat. m.)

Heftige Zornausbrüche können ablaufen, wenn ein solches Kind auf Widerstand stößt, es reagiert ungeduldig und ist unzufrieden. Schreien, Jammern und Stöhnen können Hinweise auf Calcium phosphoricum sein.

Am Abend und in der Nacht bestehen Furcht vor dem Alleinsein und vor der Dunkelheit, in Einzelfällen wurde auch Furcht vor Gewitter geäußert, hingegen nicht vor Tieren.

Die Sprachentwicklung kann verzögert verlaufen.

Zeichen

Im Vordergrund dieser Altersstufe stehen die Beschwerden, die als Folge der lymphatisch-exsudativen Diathese zu bewerten sind. So findet man häufig derb verhärtete indolente Lymphknoten am Kieferwinkel, einen offenen Mund infolge adenoider Vegetationen und vergrößerte relativ blaß aussehende Tonsillen. Großer Lippenbereich, geschwollene Oberlippe.

Infolge Bindegewebsschwäche ist bei diesen rasch wachsenden Kindern die Haltung schief, nach vorn gebeugt, die Schultern vorgezogen. Die Gelenke sind überstreckbar. Der Bauch ist ebenso schlaff. Rachitische Thoraxdeformität. Weitere Hinweise können die rasch fortschreitende Karies der Milchzähne und die Entwicklung einer Skoliose sein. Rote Haare. Die dunkle Komplexion soll vorherrschen. Alle diese beschriebenen Merkmale sind ebenso im Schulalter bis jenseits der Pubertät zu beobachten.

In *eigentlich jeden Lebensabschnitt* gehört der „Mangel an Lebenswärme", die vermehrte Frostigkeit und Kälteempfindlichkeit. Krankheitsstörungen stellen sich ein durch Kälte, Nässe, Zugluft, Wind, feuchtes Wetter, Wetterwechsel, Schneefall, Schneeschmelze. Der Winter ist für diese Kinder die unangenehmste, der Sommer die schönste und beliebteste Jahreszeit, denn eine warme Atmosphäre bekommt ihnen am besten.

Wie bereits erwähnt, wirken sich diese äußeren Faktoren insbesondere nachteilhaft auf die lymphatischen Gewebe und die Atemwege aus. Der chronische Schnupfen, der mehr in der Kälte fließt und in der Wärme als Stockschnupfen imponiert, der begleitet sein kann von Nasenbluten, morgendlicher Heiserkeit und Kitzelhusten. Vergrößerte Lymphknoten am Hals, seltener in den Leistenbeugen, Adenoide, Tonsillenhyperplasie vervollständigen das Bild.

Wenn man die verzehrende Unruhe, Appetitlosigkeit und Abmagerung dieser Kinder mitbetrachtet, wird die Disposition zur Tuberkulose durchaus verständlich.

Auch die verzögerte Rekonvaleszenz etwa nach fieberhaften grippalen Infekten paßt hierher. Die Kinder fühlen sich nach einer solchen Erkrankung ausgesprochen schlapp und erholen sich nicht, klagen über klopfende Stirnkopfschmerzen, Schwindel und Nackenschmerzen wegen Verspannungen und Steifheit im Halswirbelbereich. Sie können und wollen nicht arbeiten (Schule) und bleiben lieber liegen.

Im *Kindergarten- wie Schulalter* beobachtet man häufig die sogenannten Nabelkoliken, die mit vergrößertem Lymphgewebe im Bauchraum zusammenhängen mögen. Die krampfartigen Schmerzen in der Nabelgegend treten besonders nach dem Essen, insbesondere nach Genuß von Eis oder kalten Getränken auf und bessern sich durch Abgang von Blähungen oder Stuhlgang. Oftmals vergehen sie auch von selbst, die Kinder klagen lediglich immer wieder darüber, legen sich vielleicht für kurze Zeit hin, dann ist alles wieder vorbei. Eine gewisse Probenangst mag eine Rolle spielen.

Es gibt einige Probleme beim Essen. Der Appetit kann schlecht sein, „keine Zeit zum Essen". Heißhunger bei Marasmus (S. KK III 421). Merkwürdig ist die Aussage: Abneigung gegen Fett, jedoch Verlangen nach rohem Speck, nach Geräuchertem, nach Salami. Eier werden manchmal gerne, manchmal weniger gerne gegessen. Doch Pikantes und Süßes mögen diese Kinder gerne. Auf Eis und kalte Getränke können allerdings Bauchschmerzen und grüne wässerig-schleimige unverdaute Durchfälle auftreten. Selten wird Verlangen nach unverdauten Dingen geäußert.

Sehr häufig sind zur Schulzeit als Folge geistiger Anstrengung *Stirnkopfschmerzen* zu beobachten. Diese sind besonders heftig, wenn die Kinder aus der Schule kommen. Es kann schon mal sein, daß der junge Patient seinen Kopf mit der Hand stützen muß (Gels.). „Schwäche der Halswirbelsäule".

Gelegentlich wird als Ursache dieser rezidivierenden Kopfschmerzen eine frühere Kopfverletzung angegeben (Nat. s., Nat. m.). Die Schule ist insgesamt ein Problem. Trotz guter Begabung, trotz guter Auffassung sind die Leistungen schlecht.

Der Lehrer sagt der Mutter vielleicht: „Das müßte gar nicht sein, aber er bzw. sie könne sich überhaupt nicht konzentrieren, lasse sich so leicht ablenken, mache Fehler bei Proben, „unnötige Leichtsinnsfehler".

Es wundert einen nicht, wenn Schlafstörungen hinzukommen. Obwohl am Abend müde, geistert das Kind bis Mitternacht herum, weil es im Bett keine Ruhe findet, „Reisen".

Am Morgen kommt es dann nicht heraus aus dem Bett, und wenn es dann endlich auf ist, ist es noch ganz verschlafen.

Einnässen tritt im tiefsten Schlaf auf, das Kind ist nicht wachzubekommen.

Auffälligkeit am Knochensystem sind die sog. Wachstumsschmerzen in den langen Röhrenknochen, besonders an den Schienbeinen, < nachts oder auch von körperlicher Anstrengung. Hin und wieder klagen die Heranwachsenden über Schmerzen in den Knien.

Farrington schreibt: „Wo immer Knochen eine Sutur oder ein Gelenk bilden, da hat Calcium phosphoricum eine Einwirkung." Dies trifft bei den sogenannten aseptischen Nekrosen zu.

Calcium phosphoricum kann die Kallusbildung nach Frakturen fördern (Symphytum).

In der *Pubertät* kann eine totale Abneigung gegen jede Arbeit Probleme machen. Vielleicht steckt eine „unglückliche Liebe", eine „unerwiderte Zuneigung" dahinter. Unzufriedenheit, Ärgerlichkeit, („schlechte Nachrichten"), Kummer, entrüstete Äußerungen kann man dann beobachten.

Die Ruhelosigkeit äußert sich in dem Verlangen nach Abwechslung, in einem übersteigerten, fast hysteroiden Verhalten mit Schreien, Stöhnen und Jammern.

„Macht alles mögliche, um die Aufmerksamkeit auf sich zu lenken."

Vor Eintritt der Menses treten häufig krampfartige Schmerzen in der Gebärmutter- und Leistengegend auf, die nachlassen, wenn die Blutung durchkommt. „Und wie war die erste Regel?" — „Da war sie erkältet."

Calcium phosphoricum

Arzneimittelbild anhand eigener Kasuistiken

Säuglingsalter

Zeichen: meist große lange Kinder von schlankem Wuchs (Phos.).
Graziler Knochenbau
Großer Kopf
Kraniotabes
Abgeflachter deformierter Hinterkopf
Schräglage mit Tendenz zur Skoliose
Lange Zeit offene Fontanellen
Rachitische Thoraxverformung
Bauch schlaff
– > Nabelbruch
Absonderungen, auch blutige Absonderungen aus dem Nabel
– > statomotorische Retardierung
– > gewisse Dyskoordination der Primitivbewegungen
bei bestehendem hypotonem Grundtonus, evtl. Tonuswechsel
Große Spontanaktivität
Schwäche im Halswirbelsäulenbereich

Wesen: Grundzug unfreundlich, abwehrend
schreit viel und läßt sich kaum beruhigen (Cham.)

Syndrom: Gedeihstörungen
Trinkschwäche
Abmagerung
Marasmus bei Heißhunger
Minderwuchs (vgl. KK I 458)
Probleme mit der Muttermilch:
Sofortiges Schreien nach Nahrungsaufnahme
Verweigern der Brust (vgl. KK II 234 und III 418)
– > saures wässeriges Aufstoßen bzw. Erbrechen
– > Schreien vor Diarrhöe

Probleme in der Zahnungszeit
Reizbarkeit, Empfindlichkeit, Schreien
Eher blasses Gesicht (Cham.: 1 Wange rot und heiß)
Unruhiger, gestörter Schlaf vor Mitternacht
Schreien im Schlaf
Speichelfluß
Diarrhöen nach Zorn und Ärger
Stuhl herausschießend, unverdaut, übelriechend, wässerig-schleimig, grün
Verzögerte Zahnung
Säuglingsschnupfen,
ausgelöst durch nass-kaltes Wetter,
durch Unterkühlung
< kalte Jahreszeit
verstopfte Nase < im warmen Raum
wässerige Sekretion < draußen

Kleinkind

Wesen:

Große Aktivität, Bewegungsdrang, Unruhe (Phos, Tarant, Tub, Sulf, Zink)
kann sich schlecht konzentrieren, liebt die Abwechslung
geht gerne auf Reisen (Tub.)
Kann schlecht zuhören,
wirkt unbekümmert, wirkt abwesend,
am ehesten von sanguinischem Temperament
Einerseits schüchtern und scheu,
andererseits draufgängerisch, wild
Falsche Selbsteinschätzung
Erschöpft sich leicht durch seine Aktivität
Schreit beim Arzt
Je mehr man auf das Kind einredet, um so störrischer wird es
Heftige Zornausbrüche
Ungeduld, Unzufriedenheit
Schreien, Jammern, Stöhnen
Furcht vor dem Alleinsein abends, nachts,

Furcht vor der Dunkelheit
– > Furcht vor Gewitter

Zeichen: Derbe indolente Lymphknotenschwellungen am Kieferwinkel
Offener Mund infolge adenoider Vegetationen
Vergrößerte, eher blaß aussehende Tonsillen
Großer Lippenbereich, geschwollene Oberlippe
Rasch wachsende Kinder — hochgewachsen
Haltung schlaff, nach vorn gebeugt, Schultern vorgezogen
überstreckbare Gelenke
Skoliose (vgl. KK II 315)
Karies der Milchzähne (vgl. KK III 221)
Rote Haare

Jedes Lebensalter

„Mangel an Lebenswärme"
Frostigkeit, Kälteempfindlichkeit
Krankheiten stellen sich ein durch Kälte, Nässe, Zugluft, Wind, feuchtes Wetter, Wetterwechsel, Schneefall, Schneeschmelze.
< im Winter, > im Sommer
Chronischer Schnupfen (s. o.)
Nasenbluten
Morgendliche Heiserkeit und Kitzelhusten
Disposition zur Tuberkulose
Verzögerte Rekonvaleszenz
mit klopfendem Stirnkopfschmerz
mit Schwindel
mit Nackenschmerzen
mit Steifigkeit im Halsbereich.
Sogenannte Nabelkoliken:
Krampfartige Schmerzen in der Nabelgegend
< nach dem Essen
< nach Eis
< nach kalten Getränken
> durch Blähungs- oder Stuhlabgang
„vergehen von selbst"

Essen:
„keine Zeit zum Essen“
Abneigung gegen Fett, jedoch Verlangen nach Speck
Verlangen nach Geräuchertem, nach Salami
Gerne Pikantes
Gerne Süßes
Bauchkrämpfe nach Eis, nach kalten Getränken sowie unverdaute wässerig-schleimige Durchfälle
Verlangen nach unverdaulichen Dingen.

Schulzeit:
Stirnkopfschmerzen < nach geistiger Anstrengung
< wenn das Kind aus der Schule kommt
(andere Lokalisationen sind seltener)
Vgl. KK I 263: Acon I, Bell I, Calc II, Calc p III, Lac c II, Nat. m. II, Ph. ac III, Puls II, Tub.
„Schulmädchen“
Muß den Kopf mit der Hand stützen
Als Ursache ist ein Schädelhirntrauma möglich.
Trotz guter Begabung schlechte Leistungen
„Leichtsinnsfehler“
Schlafstörungen: Obwohl müde, erschwertes Einschlafen,
geistert rum, findet keine Ruhe
am Morgen schlecht ausgeschlafen.
Einnässen im tiefen Schlaf.

Knochensystem:
Wachstumsschmerzen (Ph. ac.)
in Schienbeinen oder Knien
< nachts
< durch körperliche Anstrengung
Bei aseptischen Nekrosen (Ph. ac.)
Unterstützt die Frakturheilung (Calc. c., Symph.)

Pubertät:
Abneigung gegen jede Arbeit
„Unglückliche Liebe“ — „Unerwiderte Zuneigung“
Unzufriedenheit, Ärgerlichkeit, Entrüstung, Zorn, Kummer.
Weiß nicht, was er/sie will

Ruhelosigkeit mit Verlangen nach Abwechslung (Tub.)
Schreien, Jammern Stöhnen

♀ Menses mit heftigen krampfartigen Schmerzen in Unterbauch- und Leistengegend
„Erkältung" bei der Menarche.

5. Silicea

Silicea ist ein Polychrest, das ebenso in jedem Lebensalter zur Anwendung kommt. Es ist von langsamer und tiefer Wirkung. Bei *Früh- und Mangelgeburt* kann es angezeigt sein. Ebenso insbesondere bei *Neugeborenen und Säuglingen,* die von *Anfang an Probleme mit dem Stillen* haben. Sie verweigern die Muttermilch, was zu einer gestörten Mutter-Kind-Beziehung führen kann. Sie vertragen die Muttermilch schlecht, diese führt zu vermehrtem Schluckauf, Aufstoßen, Erbrechen sowie Blähungen während oder etwa eine Stunde nach dem Stillen. Seltener kommt es zu Diarrhöen mit hellgefärbten dünnflüssigen übelriechenden Stühlen. Infolge der von Anfang an gestörten Assimilation beobachtet man frühzeitig chronische Gedeihstörungen, Neigung zu Dystrophie, Rachitis, Minderwuchs.

Die Entlassung aus der warmen Hülle im Mutterleib in unsere kalte laute Welt wird von diesen Kindern schlecht toleriert. Sehr früh fällt oftmals eine ausgesprochene *Empfindlichkeit* gegen Kälte, Berührung und vor allem *Geräusche,* die sich zur regelrechten *Geräuschangst* entwickeln kann, auf. *Schlafstörungen* von Anfang an, mit Aufschrecken durch das geringste Geräusch.

Ein wesentlicher Zug des Mittels ist die *Neigung zu Eiterungsprozessen, chronisch-rezidivierend. Eitrige Hautausschläge, die sogenannten „Schälblasen"*, die eitrige *Neugeborenenkonjunktivitis,* der *Umlauf* an Finger- bzw. Fußnägeln der ganz Kleinen gelten als bewährte Indikation. Ein hartnäckiger eitriger Säuglingsschnupfen kann auf Silicea hinweisen.

Das äußere Erscheinungsbild des Säuglings wird durch einige *Zeichen* charakterisiert.

Der Kopf kann groß und kantig sein (Caput quadratum).

Vielleicht fallen das Kephalhämatom, die weit offenen Fontanellen, die Kraniotabes, der abgeflachte Hinterkopf oder die dort abgescheuerten Haare auf.

Das Kind schwitzt auffallend stark am behaarten Kopf, ist jedoch sonst eher frostig, Schweiß an Händen und Füßen, zwischen den Zehen juckend, übelriechend und wundmachend.

Die Haare sind oftmals blond und ganz fein.

Vielleicht entdeckt man ein sogenanntes Sonnenuntergangsphänomen, lange Wimpern, einen Milchschorf vermehrt am Hinterkopf oder einen rachitischen Glockenthorax.

Großer Bauch, *Nabel-* bzw. Leistenbruch weisen auf die allgemeine Bindegewebsschwäche hin, später die gebeugte Haltung oder Tendenz zu Wirbelsäulenverkrümmungen (Knochenverkrümmungen).

Während der *Zahnungszeit* stecken solche Kinder viel die Finger in den Mund oder bohren auffallend viel in den Ohren. Erschwerte und verzögerte Zahnung, später Neigung zu Zahnabszessen und Fisteln. Die Nägel sind dünn, brüchig, weisen Längsrillen oder weiße Flecken auf. Nägelbeißen.

Als Zeichen der lymphatisch-exsudativen Diathese findet man *bei den größeren Kindern* schmerzhaft vergrößerte derbe Lymphknoten am Kieferwinkel, seltener an anderen Prädilektionsstellen, vergrößerte Tonsillen, adenoide Vegetationen sowie chronisch-rezidivierende Infekte der oberen Luftwege, < im Winter, durch die feucht-kalte Witterung oder durch Zugluft. Durchnässung, insbesondere der Füße, wirkt sich ungünstig aus.

Wiederum sind es vermehrt eitrige Prozesse an den verschiedensten Organen, die man beobachtet (Merc., Hep., Calc.s., Sulf.).

Infolge schlechter Heilhaut entwickelt sich die geringste Verletzung oder ein Insektenstich zur Eiterung. Rezidivierende eitrige Angina. Rezidivierende Ohrentzündungen führen schließlich zu eitriger Ohrabsonderung, zum sogenannten Paukenerguß mit Hörschwäche, Schwerhörigkeit nach Erkältungen infolge Tubenkatarrh. Die menschliche Stimme wird schlecht verstanden, andererseits bleiben die Empfindlichkeit gegen laute, unangenehme Geräusche und die Angst davor bestehen (Flugzeuge, Sirenen). Ohrgeräusche, synchron mit dem Puls.

Drohende Mastoiditis mit Schwellung hinter dem Ohr.

Kommt man auf *Essen und Trinken* zu sprechen, hört man Dinge wie Abneigung und Unverträglichkeit von Milch, Abneigung gegen Fleisch, gekochte Speisen und Salz, hingegen Verlangen nach kalten, nach rohen Speisen wie Rohkost, Salat, Obst.

Der Durst ist in der Regel lebhaft, selbst in der Nacht wollen diese Kinder trinken.

„Heißhunger bei Marasmus“.

„Obstipationsneigung“; trotz großer Anstrengung schlüpft der Stuhl wieder zurück!

Bei Oxyuriasis mit Afterjucken oder auch bei Zöliakie kann Silicea erwogen werden.

Wesen

Es wurde bereits angedeutet. Durch die Schwierigkeiten während der Stillzeit ist bereits das Verhältnis zwischen Mutter und Kind stark belastet. Wie oder was muß ein Baby empfinden, dem die wichtigste Nahrungsquelle und die damit verbundene so wichtige Körperwärme irgendwie verwehrt ist?

Ist dies die Grundlage, auf der sich das Wesen von Silicea ausbreitet?

Köhler äußert im Kapitel „Enuresis“, der Einstieg zur erfolgreichen Behandlung dieser Störung mit Silicea ist u. a. die „Folge von Liebesentzug“.

Silicea-Kinder sind nachgiebig, verständig, sanft, nur beim Arzt führen sie sich vielleicht auf, sind schüchtern und zaghaft in fremder Umgebung, wollen nicht angesprochen, nicht angefaßt werden, sind abweisend, widerspenstig, dickköpfig, heulen, selbst wenn man freundlich mit ihnen spricht.

Da es oftmals recht intelligente Kinder sind, lernen sie frühzeitig, mit ihren konstitutionellen Schwächen zu leben („lernt, mit seinen Energien haushalten“ — *Vithoulkas*).

Die Mutter sagt z. B., ihr Kind sei *so vernünftig für sein Alter,* vielleicht etwas zu ernst, zu genau, wolle alles richtig machen. In der Öffentlichkeit, d. h. im Kindergarten, in der Schule fehlt es ihnen an Selbstvertrauen. Sie haben wohl ihre eigene Meinung, aber äußern sie nicht. Beim Arzt z. B. spricht dieses Kind ganz leise und zaghaft oder traut sich nicht, etwas zu fragen. Die Größeren regen sich leicht auf und sind davon überzeugt, daß sie nicht genug für die Schulprobe getan haben, daß sie es *nicht schaffen* werden, — dabei schaffen sie es durchaus. Eigentlich könnte gar nichts schief gehen bei der Gewissenhaftigkeit, mit der sie ihre Schulaufgaben Tag für Tag erledigen.

Silicea

Zusammenstellung nach eigenen Kasuistiken

Säuglingszeit:

– > Frühgeburten, Mangelgeburten.
Von Anfang an Stillschwierigkeiten
Verweigert die Muttermilch (Bor. II, Calc. II, Calc. p. III, Merc. II, Sil. III)
Vermehrter Schluckauf, Aufstoßen, Erbrechen (Ant. c. II, Calc., Mag. c., Nat. c. II, Ph. ac. II, Sanic. II, Sil. III Valer. II)
Blähungen nach dem Stillen.
Diarrhöen, hellgefärbte dünnflüssige stinkende Stühle.
Empfindlichkeit auf Kälte, Berührung, *Geräusche.*
Schlafstörungen, von Anfang an, mit Aufschrecken durch das geringste Geräusch.
Neigung zu Eiterungsprozessen
Neugeborenenkonjunktivitis: eitrig verklebte Lider < morgens
Umlauf an Finger- und Fußnägeln
„Schälblasen“.

Weitere Zeichen: Großer Kopf, kantiger Kopf.
Kephalhämatom
weit offene Fontanellen
– > Kraniotabes
abgeflachter Hinterkopf
Hinterkopfhaar abgescheuert
Schweiße an Händen und Füßen
zwischen den Zehen juckend, übelriechend, wundmachend.
Auffallend starker Schweiß am gesamten behaarten Kopf, dabei frostig.
(Üble Folgen von Schweißunterdrückung)
Haare oftmals blond und fein (*Kent:* „Seidenhaar“)
– > lange Wimpern
– > Sonnenuntergangsphänomen (Hydrozephalus?, Hell).

Milchschorf, vermehrt am Hinterkopf
Soor im Windelbereich
– > Rachitischer Glockenthorax, „Knochenverkrümmungen“
Großer Bauch
– > Nabelbruch, Leistenbruch
Schlechtes Gedeihen, Dystrophie, Minderwuchs
Chronische Erkältungserscheinungen, eitriger Säuglingsschnupfen.
(Retropharyngitis: Eiterpfropf im Rachen)
Dentitio difficilis: Zahnung erschwert und verlangsamt.
Finger im Mund, Bohren in den Ohren.
Folgen von Impfungen

Kleinkind

Zeichen: s. o. Sommersprossen im Gesicht
schlaffe Haltung, nach vorn gebeugt
Überstreckbarkeit der Gelenke, Wirbelsäulenverkrümmungen, s. o.
Nägel: dünn, brüchig, mit Längsrillen, weißen Flecken
Nägelbeißen
vergrößerte Gaumen- und Rachentonsillen.
Neigung zu Zahnfleischabszessen und Fisteln
Vergrößerte derbe druckschmerzhafte Lymphknoten am Kieferwinkel, in den Leistenbeugen.

Häufige Krankheitszeichen:
Rezidivierender eitriger Schnupfen < nach Erkältung
< nach Durchnässung der Füße
<im Winter
< infolge feucht-kalter Witterung
< infolge Zugluft
Schlechte Heilung, kleine Verletzungen oder Insektenstiche eitern
Rezidivierende Ohrentzündungen, – > Otitis fibrinosa (Kal. m., – > Puls.)
Eitrige Absonderung

Entwicklung von Paukenerguß oder Tubenkatarrh
Schwerhörigkeit für die menschliche Stimme, andererseits Geräuschempfindlichkeit
Furcht vor lauten Geräuschen wie Sirenen, Flugzeugen usw.
Geräusche, synchron mit dem Puls (Puls., KK III 122)
Drohende Mastoiditis: Schwellung hinter dem Ohr (Caps. KK III 92).

Essen/Trinken: Abneigung und Unverträglichkeit von Milch
Abneigung gegen Fleisch
Abneigung gegen gekochte Speisen
Abneigung gegen Salz
Verlangen nach Kaltem, obwohl frostig.
Verlangen nach rohen Speisen, Rohkost, Salat, Obst.
Durst groß, Kinder *wollen nachts trinken*

Magen-Darm-Trakt:
Mundwinkelrhagaden (vgl. KK II 111)
Empfinden „Haar auf der Zunge"
Heißhunger bei Marasmus
Obstipationsneigung: trotz Anstrengung schlüpft der Stuhl wieder zurück.
Oxyuriasis mit Afterjucken
Zöliakie (vgl. *Voegeli:* Homöopathische Therapie der Kinderkrankheiten!)

Enuresis nocturna: auffallend häufige katarrhalische Infekte.
Gegenüber den Geschwistern zu bescheiden, um sich durchzusetzen, wird leicht „übersehen".
Schmerzen < warm Einhüllen (Kopfschmerzen)
> Handauflegen (Bauchschmerzen; Phos.)
Warzen an den Fußsohlen (Ant. c., Calc., Caust., Con., Lyc. III, Nat. m. III, Sep., Sil., Sulf.) (Künzli)

Wesen: (auch Schulkinder)
Nachgiebig, verständig, sanft, *„sehr vernünftig für sein Alter"*,
ernst,

„zu genau", *pedantisch* (Ars., Lyc.), wollen alles richtig machen
zaghaft, schüchtern, spricht leise
traut sich nicht, zu fragen
(hält die Hand am Kragen (Vith.)
haben wohl ihre eigene Meinung, aber äußern sie nicht
widerspenstig; wollen nicht angesprochen,
nicht angefaßt werden
abweisend, dickköpfig
weinen, selbst wenn man freundlich mit ihnen spricht.
(Ant. c., Cac. p., Cham., Cina, Ign., Lyc., Med., Nat. m., Staph., Thuj.)
Mangel an Selbstvertrauen in der Öffentlichkeit (Arg. n., Bar. c., Calc., Gels., Puls.).
Probenangst, glaubt es/sie schafft die Probe nicht,
schafft es aber durchaus.
Gewissenhaft bei den Schulaufgaben.
Furcht vor Geräuschen
Furcht vor spitzen Gegenständen, Nadeln, Spritzen.
Schlafwandeln < Vollmond.

6. Pulsatilla

„Das tränenreichste Mittel in der Kinderheilkunde" *(Farrington/Imhäuser)*

Eine Unterteilung nach Altersstufen ist für Pulsatilla nicht notwendig und sinnvoll, da es häufig ein Mittel gegen akute Störungen in jedem Alter ist, andererseits oftmals als Anfangsmittel bei chronisch-rezidivierenden Krankheiten paßt. Selbstverständlich wirkt es bei weitgehender Übereinstimmung von Arzneimittel- und Krankheitsbild auch bei chronischen Störungen als sogenanntes Konstitutionsmittel auf die Gesamtheit der Person.

Säuglingszeit

Hier gibt es einige bewährte Indikationen, zum Beispiel die *Neugeborenen- bzw. Säuglingskonjunktivitis,* die bald nach der Geburt auftritt, sich durch milde schleimig-eitrige gelbliche oder gelblich-grüne Absonderung auszeichnet, welche morgens die Augen verklebt oder beidseits am inneren Canthus sitzt. Bei der Spazierfahrt an der frischen Luft vergeht der eventuell begleitende Juckreiz an den Augen, dafür tritt Tränenfluß auf. Bei Rezidiven ist am häufigsten an Calcium carbonicum H, Sulfur, Silicea, seltener an Mercurius solubilis zu denken.

Säuglingsschnupfen mit milder, dicklicher, eitriger, seltener wässriger Absonderung, die schlimmer ist im warmen Raum und besser draußen an der frischen Luft. Niesen im warmen Zimmer. Verstopfte Nase am Abend oder eitrige Sekretion morgens und abends, dies sind die führenden Symptome.

Die *Bronchitis im Säuglingsalter* verläuft mit vermehrt rasselnder Atmung und anhaltendem trockenem Husten abends beim Liegen im warmen Bettchen sowie nachts mit Störung des Schlafs. Hochnehmen bessert. Am Morgen klingt der Husten eher locker. Auswurf (< „nur morgens“) beobachtet man bei den Kleinen fast nie. Alles wird besser draußen in der frischen Luft, ein durchgehender Zug dieses Mittels.

Dyspeptische Erscheinungen

Bald nach dem Essen tritt Aufstoßen auf, das bis zur nächsten Mahlzeit anhalten kann, sonst gehäuft <abends und <nachts. Erbrechen von Schleim und Speisen, die sauer riechen. Der Durchfall wird häufig bei warmem Wetter, im warmen Klima („Italien“) beobachtet. Der Stuhl ist von wechselnder Beschaffenheit und Farbe. Auftretende Bauchschmerzen sind von Weinen und Zusammenkrümmen begleitet.

Fieber kann bei solchen Zuständen hinzukommen. Nach Frösteln tritt allmählich ansteigendes Fieber mit brennender Hitze und evtl. Schweißbildung auf. Das Gesicht ist meist blaß. Der Höhepunkt des Fiebers ist am Nachmittag, abends oder nachts. Doch beobachtet man auch unregelmäßige Fieberanfälle, z. B. während der Zahnungszeit (Acon., Cham., Ip.) mit einseitiger Wangenverfärbung, ständigem Weinen und Besserung der Beschwerden durch langsames Herumtragen. Die Durstlosigkeit im Hitzestadium findet man häufig, sie muß aber nicht unbedingt vorhanden sein. Wärme im Allgemeinen verschlimmert und Abwaschungen mit temperiertem (kaltem) Wasser bringen Erleichterung (Apis).

Jenseits des Säuglingsalters

beoachtet man Merkmale für Pulsatilla, die den Menschen sein Leben lang prägen.

Ganz führend ist eine gewisse *Wechselhaftigkeit und Veränderlichkeit*, die sich im psychischen wie körperlichen Bereich zeigt.

Psychisch: Es sind Kinder, die *starkem Stimmungswandel* unterworfen sind. Gerade haben sie ohne ersichtlichen Grund geweint, jetzt lachen sie schon wieder, ebenso wenig erklärbar. Beim geringsten lauten Wort kullern bereits die Tränen, dann nimmt man sie auf den Arm und alles ist wieder gut. Ein solches Verhalten wird am ehesten mit dem sanguinischen Temperament verbunden, aber so recht kann man es nicht sagen, wohin diese Kinder tendieren.

Verständlich, daß ein solcher Mensch bemüht ist, einen festen Standpunkt zu beziehen. Dieser ist natürlicherweise bei der Mutter. Pulsatilla-Kinder orientieren sich an der Mutter, sie hängen am Rockzipfel, müssen beim Arzt (in fremder Umgebung) Händchen halten und wollen, daß die Mutter für sie antwortet. Sie sind zwar gerne draußen, aber am liebsten, wenn die Mutter dabei ist oder wenn sie mit bekannten Kindern spielen können. Beginnt die erste deutliche Trennung vom Elternhaus, der Kindergarten, weigern sie sich, dort hinzugehen, jammern und weinen ständig, weil die Mutter dabei sein soll. In der neuen Umgebung kann sich das Kind schlecht wehren, verhält sich abwartend bei neuen Aufgaben, paßt sich an.

Somatisch: Hier beobachtet man ebenso eine gewisse *Wechselhaftigkeit.* Befall der verschiedensten Organe in wechselnder Reihenfolge innerhalb der gleichen Krankheit.

Wandernde Schmerzen, wandernder Hautausschlag, Wechsel von Haut- und Asthma- oder Heuschnupfensymptomatik. Bei Durchfall wechselnde Farbe und Beschaffenheit des Stuhls.

Es ist verständlich, daß bei solchen Kindern wenig *Zeichen* zu beobachten sind.

Wir kennen bei Pulsatilla blonde, dunkelblonde und braune Typen, die helle und dunkle Komplexion, Menschen von schlaffer wie straffer Faser. Mit einer gewissen Häufigkeit findet man *blonde und braunäugige* Menschen.

Adenoide Vegetationen, offener Mund. Schmutzig gelb-weiß belegte relativ trockene Zunge, dabei wenig Durst, bei den verschiedensten, auch fieberhaften Krankheiten auftretend. Rosige Wangen („Äderchen". *Köhler*) oder Blässe mit Augenringen. Blässe um den Mund, dabei rote Lippen, Sommersprossen im Gesicht; diese Zeichen können auf Pulsatilla hinweisen. Möglicherweise ist aber diese Beurteilung bereits unsicher, da Pulsatilla zwar häufig ein *gutes Anfangsmittel* ist, doch dann irgendwann doch von Lycopodium, Sulfur, Silicea, Nat-m. und anderen gefolgt werden kann.

Aufgrund Störungen im venösen Kreislauf ist bei Pulsatilla-Patienten das *Verhältnis zur Außentemperatur* gestört. Obwohl eine ausgesprochene Neigung zu Erkältungen besteht, sind sie empfindlich gegen jede Art von Wärme.

Es kann also einerseits zu Bindehautkatarrh, Schnupfen, Ohrentzündung, Blasenentzündung, Mensesstörungen infolge Unterkühlung und/oder Durchnässung, *etwa an Kopf und/oder an Füßen kommen*, andererseits ist Wärme in jeder Form unerträglich.

Abends im Bett können diese Kinder nicht einschlafen wegen der Hitze, decken sich nachts auf, strecken die Füße aus dem Bett. Im beheizten Zimmer halten sie es nicht lange aus, wollen raus an die frische Luft zum Spielen, denn die Bewegung tut ihnen gut, sie bringt den Kreislauf in Schwung. Pulsatilla-Kinder sind oftmals sehr sportlich-aktiv. Warme Kleidung ist unangenehm und wird ausgezogen. Man kann vielleicht folgende merkwürdige Geschichte hören: „Also, die Mütze mag sie nicht, die muß runter, sie verursacht Kopfschmerzen. Läuft sie aber ohne Kopfbedeckung rum, kann sie (durch die Unterkühlung) wieder Kopfschmerzen bekommen."

Auch die Sonne macht Probleme. Diese Kinder können nicht in der Sonne braten, sie können sich nur dann in der Hitze aufhalten, wenn sie aktiv spielen oder zur Abwechslung ins Wasser springen können. Sonnenallergie, Neigung zu Sonnenbrand. Alles, was die Zirkulation anregt, bessert; jede Art von Stauung, wo sie auch sei, verschlimmert die lokale Symptomatik und das Allgemeinbefinden.

Einzelne Indikationen

„Verdorbener Magen"

Pulsatilla-Kinder können sich leicht den Magen verderben, zum Beispiel auf der Geburtstagsfeier oder Kinderparty.

Wie läuft das denn so ab? Die Kinder essen und trinken viel und durcheinander. Zuerst gibt es Kuchen oder Torte, dazu Limonade oder Orangensaft, dann sind die fetten Bratwürste mit Pommes frites dran, und auf das Eis will man natürlich auch nicht verzichten. Die freundliche Mutter des Gastgebers bietet immer wieder etwas an: „Ein Stück Kuchen ißt du doch noch!“ Und Pulsatilla in seiner Weichheit, Nachgiebigkeit, Schüchternheit folgt brav dieser Aufforderung.

Zu Hause angekommen, beginnen dann die krampfartigen Bauchschmerzen, die zum Zusammenkrümmen zwingen (Coloc., Mag.-p.), die Übelkeit, das Aufstoßen, das Erbrechen, der Durchfall. Häufig zu beobachten dabei ist eine schmutzig weiß belegte Zunge.

Besondere Probleme bezüglich Verträglichkeit und Abneigung hat Pulsatilla mit fetten schweren Speisen, Fleisch, Brot, Milch, Backwerk und Sachen aus der Pfanne (heißes Fett).

Heiße und warme Speisen und Getränke werden abgelehnt und verschlimmern, kalte Speisen und Getränke werden bevorzugt und bessern mit Ausnahme der Eiscreme im allgemeinen.

Entzündungen an den *Augen,* den *oberen Luftwegen,* mit und ohne Fieber, laufen ähnlich ab wie im „Säuglingsalter“ beschrieben. Stets findet man die Verschlimmerung im warmen Raum und die Besserung in der frischen Luft, die Absonderungen sind bevorzugt eitrig gelb-grün und mild, seltener wäßrig.

Gerstenkörner: bevorzugt am Oberlid.

Erkrankungen der Ohren: Häufig!

Hier können nach Unterkühlung und/oder Durchnässung (am Kopf) Entzündungen im Gehörgang und Mittelohr mit Ohrenschmerzen und evtl. Fieber beobachtet werden.

Die bevorzugte Seite ist rechts. Der wellenförmige Schmerzcharakter ist führend. Die Schmerzen treten vermehrt nachts auf und werden von leisem Wimmern begleitet.

Ohrmuschel und Gehörgang können rot sein, häufig tritt ein grau-weißer Fibrinbelag auf dem Trommelfell auf.

Bei Otitis media ist die Eustachische Röhre beteiligt; es kommt zu Tubenkatarrh mit Schwerhörigkeit.

Eitrige Absonderungen treten gehäuft nach häufiger Antibiotikabehandlung oder als Folge von akuten Exanthemen, insbesondere Masern auf.

Beim *Heuschnupfen* ist die Verschlimmerung der Symptome im warmen Raum und die Besserung in der frischen Luft, beim *Asthma bronchiale* das Auftreten nach Unterdrückung von Hautausschlägen das führende Merkmal.

Infektionskrankheiten

Pulsatilla ist häufig indiziert bei Infektionskrankheiten. Bei Masern ist es das Hauptmittel im exanthematischen Stadium. Als Indikation reichen das weinerliche Verhalten, die Durstlosigkeit im Fieber, der trockene Husten in der Wärme oder nachts, die entzündlichen Erscheinungen an Augen und Nase mit milder gelb-grüner Absonderung vollkommen aus (ca. 80 %)

Bei *Windpocken* steht es neben Rhus toxicodendron (Bläschen mit rotem Hof, Juckreiz, etwa 80 % der Fälle) an zweiter Stelle und kann den Verlauf wesentlich verkürzen.

Die *Folgen des Mumps,* insbesondere die Mumpssorchitis (und Mumpsmastitis) sind ausgezeichnet mit Pulsatilla beherrschbar.

Enuresis:

Am Anfang stehen nicht selten gehäufte Harnwegsinfekte, die sich nach Unterkühlung oder Durchnässung einstellen. Häufig tropfenweise Blasenentleerung, ausgelöst durch Husten, Lachen, Niesen, Laufen, sowie gebieterischer Harndrang stehen im Vordergrund. Der Urin ist schleimig-eitrig-blutig.

Das Einnässen kann sich an einen solchen Infekt anschließen.

Da diese Kinder sehr auf Liebe und Trost, aktiv wie passiv, angelegt sind, muß häufiges Tadeln bzw. zu wenig Lob und Anerkennung sie besonders empfindlich treffen. „Können Streit zwischen den Eltern absolut nicht haben.“ „Können die Trennung der Eltern nicht verkraften.“ (Wo ist jetzt der Standpunkt? Anac.-Vith.)

Das Einnässen stellt sich besonders nachts oder im Mittagschlaf, im Liegen auf dem Rücken ein.

Erschwertes Einschlafen wegen immer wiederkehrender Gedanken.

Im *Jugendalter* ist Pulsatilla häufiger bei den jungen Damen, seltener bei den jungen Herren angezeigt. Für beide bestehen Probleme mit dem anderen Geschlecht („Furcht vor Männern“ – „Furcht vor Frauen“). Die Schamhaftigkeit zeigt sich zum Beispiel in leichtem Erröten, wenn man sich über die Regel unterhält bzw. wenn man fragt, ob am Geschlechtsteil alles in Ordnung ist. Das Ausziehen vor dem Arzt erfolgt mit großer Verlegenheit.

Schwindel, besonders morgens beim Aufstehen.

„Kopfschmerzen bei Schulmädchen, gemeint ist der Kopfschmerz als Folge geistiger Anstrengung, ist natürlich ebenso bei den jungen Männern möglich. Die Schmerzen können überall im Kopf sitzen, nicht selten sind die Augenpartien mit eingeschlossen. Der Schmerzcharakter wird als dumpf-drückend oder pulsierend angegeben. Wärme in jeder Form verschlimmert, Kühle bessert.

Kopfschmerzen „bei unterdrückten Menses", etwa durch Einnahme der Pille.

Die Menarche ist verzögert; die Periode selbst ist spärlich, wechselnd in Aussehen und Fluß; Blutung nur bei Tag.

Pulsatilla

Arzneimittelbild anhand eigener Krankheitsfälle

Säuglingszeit

Neugeborenen- bzw. Säuglingskonjunktivitis
mit schleimig eitriger Absonderung, Augen morgens verklebt, innere Canthi
> draußen

Säuglingsschnupfen
mit milder, dicklich eitriger, seltener wäßriger Sekretion
< im warmen Raum
> in der frischen Luft

Säuglingsbronchitis
mit trockenem Husten < abends, < nachts im Liegen
> Hochnehmen
> in der frischen Luft

Dyspepsie
Aufstoßen < nach dem Essen, < abends, < nachts Erbrechen, sauer riechend
Durchfall < bei warmem Wetter
< in warmem Klima
Stuhl von wechselnder Beschaffenheit und Farbe
Bauchschmerzen, mit Weinen, > Zusammenkrümmen

Fieber
bei solchen Zuständen möglich, in jedem Alter. Nach Frösteln allmählich ansteigendes Fieber mit brennen-

der Hitze. Gesicht meist blaß oder nur eine Wange rot und heiß
(Zahnungszeit: Acon., Cham., Ip.)
Unregelmäßige Fieberanfälle, oder < abends, < nachts. Ständiges Weinen, > durch langsames Herumtragen. Durstlosigkeit während Hitzestadium (nicht obligat)
< Wärme in jeder Form, > Abwaschungen.
Schweiße einseitig

Wesen-Verhalten
in jedem, deutlicher im späteren Alter „Das tränenreichste Mittel in der Kinderheilkunde"
Wechselhaftigkeit und Veränderlichkeit
rascher Stimmungswechsel
die Tränen kullern auf das geringste laute Wort > Trost, auf dem Arm ist alles sofort wieder gut. Probleme, einen eigenen festen Standpunkt zu erwerben. Hängen daher am Rockzipfel der Mutter, wollen Händchen halten; wollen, daß die Mutter für sie antwortet. Spielen nur in Begleitung der Mutter draußen, weigern sich, in den Kindergarten zu gehen, mit ständigem Weinen und Jammern. Schüchtern in fremder Umgebung, kann sich schlecht wehren, paßt sich an.
– > Erkältungsneigung, < seit dem Kindergarten
Wechselhaftigkeit und Veränderlichkeit im somatischen Bereich: Befall verschiedener Organe in wechselnder Reihenfolge während der gleichen Krankheit.
Wandernde Schmerzen (Kali-s., Led.)
Wandernder Hautausschlag (Rhus t., Sulf.)
Wechsel von Haut- und Asthmasymptomatik. Bei Durchfall Wechsel von Farbe und Beschaffenheit des Stuhls.

Zeichen
Relativ wenige.
blonde und braune Haare,
helle eher als dunkle Komplexion.
Schlaffe und straffe Faser sind zu beobachten.

– > blonde Haare und braune Augen
Offener Mund bei adenoiden Vegetationen
Rosige Wangen oder Blässe mit Augenringen
– > Blässe um den Mund, mit angedeuteten roten Lippen
Sommersprossen im Gesicht

Störungen im venösen Kreislaufsystem
Einerseits Neigungen zu Erkältungen, andererseits Empfindlichkeit gegen jede Art von Wärme
Üble *Folge von Durchnässung*
am Kopf: Kopfschmerzen, Schnupfen, Ohrentzündungen. An den Füßen: Harnwegsinfekte: „Unterleib“
< beheizter Raum, > frische Luft
< warme Kleidung
< Ruhighalten in der Sonne
> Abkühlen oder Bewegung in der Sonne
Neigung zu Sonnenallergie und Sonnenbrand
> Bewegung
< Bettwärme, strecken die Füße aus dem Bett.

Einzelne Indikationen
„Verdorbener Magen“
Üble Folge von Durcheinanderessen („Diätfehler“)
<fette und schwere Speisen
besonders *empfindlich auf warmes Fett,* Öl, Speisen aus der Pfanne: Pfannkuchen, fettes Fleisch, Bratkartoffeln, Pommes frites
Ekel vor Schweinefleisch, wird nicht vertragen
< Butter, Abneigung ebenso wie Verlangen zu beobachten
< Brot, < Schwarzbrot; < Butterbrot, Abneigung und Verlangen
< Fleisch, Abneigung und Verlangen
< Milch, Abneigung
< Gebäck, Kuchen, Torten, Teigwaren, Süßigkeiten
< Kohl
– > Abneigung gegen Kohlrabigemüse
– > Abneigung gegen Pilze

< Zwiebeln – Abneigung gegen Knoblauch
Verlangen nach sauren Dingen, aber
< Orangensaft (Haut)
ein fast durchgehender Zug ist:
< heiße und warme Speisen und Getränke, Abneigung
> kalte Speisen und Getränke, Verlangen, jedoch < Eiscreme, Gefrorenes (Baden, warmes Wetter)
Durstlosigkeit, allgemein
während Hitzestadium im Fieber
weiß nicht, wonach es verlangt

Gerstenkörner: bevorzugt am Oberlid (Staph., Sulf.)
Heuschnupfen: < warmer Raum, > frische Luft (allergischer Schnupfen)
Asthma bronchiale: <nach Unterdrückung von Hautausschlägen

Erkrankungen der Ohren: (Vgl. KK III 79 ff)

Ohrenschmerzen: als Folge von Unterkühlung und/oder Durchnässung < nachts, vermehrt rechts (Bell., Merc. s./links: Dulc.) – > wellenförmig
Empfindungen: klopfend, „synchron mit dem Puls" (Nux v., Rhus t., Sep. u. a.)
nach außen drückend.
Die Kinder wimmern leise vor sich hin („Anpassung")

Entzündungen: mit Schmerzen/Fieber
Otitis externa: mit Rötung der Ohrmuschel und des Gehörgangs
– > Otitis fibrinosa: grau-weiße Fibrinausschwitzungen auf dem Trommelfell (Kali. m., Nat. m., Sil.)
– > häufiger rechts
Otitis media: mit Beteiligung der Eustachischen Röhre
Tubenkatarrh mit Schwerhörigkeit
– > Mucotympanon — Anfangsmittel
Otitis purulenta: – > vermehrt rechts, auch beidseitig
Absonderung eitrig, gelblich-grün, dick.

–> nach häufiger Antibiotikabehandlung, als Folge von akuten Exanthemen, insbesondere Masern.

Infektionskrankheiten
Masern: Hauptmittel
weinerliches Verhalten
Durstlosigkeit im Fieber, nicht obligat
ständiger trockener Husten < Wärme, < nachts
entzündliche Erscheinungen an Augen und Nase
Windpocken
Orchitis nach Mumps

„Reizblase“:
nach Unterkühlung und/oder Durchnässung
häufig tropfenweise Entleerung
< nach leichter Erschütterung wie Gehen, Lachen, Husten, Niesen

Enuresis:
mit Harndrang in Rückenlage, < nachts,
Folge von häufigem Tadel bzw. zu wenig Anerkennung und Lob
Folge von Streit zwischen den Eltern
Kann die Trennung der Eltern nicht verkraften

Schlaf:
erschwertes Einschlafen wegen immer wiederkehrender Gedanken
wegen der Hitze im Bett, obwohl müde
strecken die Füße aus dem Bett, oder decken sich auf
spricht, stöhnt, weint im Schlaf
häufiges Erwachen, kann Alpträume haben
liegt drin „wie ein Baby“: in Rückenlage
Arme ruhen neben oder über dem Kopf oder auf dem Bauch

Schwindel:
morgens, beim Aufstehen

Jugendalter

bevorzugt bei den pubertierenden Mädchen
Fluor bei kleinen Mädchen (KK III 760 Calc. Merc., Sep. u. a.)
verzögerte Menarche
Periode unregelmäßig, spärlich,
wechselnd in Aussehen und Fluß
Blutung nur bei Tag
Unterdrückung der Regel
< nach Durchnässung, der Füße
< durch Einnahme der Pille,
– > verursacht Kopfschmerzen
Kopfschmerzen
< durch geistige Anstrengung / auch pubertierende Jungen
< durch Sonne, < im Sommer
< im warmen Zimmer, > kalte Umschläge
< durch Einnahme von Eisenpräparaten
Die Schmerzen sind dumpf-drückend oder pulsierend-stechend überall am Kopf mit Augenschmerzen.

Wesenszüge:
– > zieht sich gerne schick an (Eitelkeit 5)
Verlegenheit-Schamhaftigkeit
Probleme mit dem anderen Geschlecht — „Furcht"
Erröten beim Ausziehen vor dem Arzt oder beim Erörtern sexueller Dinge
Religiöse Affektionen
Ohnmacht < beim Stehen in der Kirche

7. Phosphor

Im Säuglings- und frühen Kindesalter ist Phosphor sicher seltener als in der Schul- und Pubertätszeit indiziert.

Natürlich gibt es einmal einen Fall von blutig-grüneitrigem Säuglingsschnupfen, von einer „Säuglingsstomatitis < Stillen" *(Boericke)*, von einem „vom Rachen in die Bronchien absteigenden Infekt", von „Onanieren" im Säuglings- und frühen Kindesalter.

Relativ häufig ist Phosphor angezeigt bei Kindern mit drohender oder auch bestehender infantiler zerebraler Bewegungsstörung (ICP — siehe Anhang Kapitel 2, S. 240).

Aufgeschlossenes Verhalten, intelligentes flexibles Eingehen auf die Umgebung, natürliche Empfindungen auf die Geschehnisse der Umwelt kann sich bei einem Säugling oder Kleinkind noch nicht erschöpfend auswirken, es macht alleine Freude.

Die ganz Kleinen können sich noch nicht verausgaben beim begeisterten Mitmachen im Spiel, beim „Mithelfen" im Haushalt usw., erst die eigenständige Auseinandersetzung mit der Umwelt, der Streß, die geistige Anstrengung in der Schule, die Probleme im Pubertätsalter wirken erschöpfend auf den Phosphorpatienten und bringen die Krankheitszustände hervor.

Mit Erstaunen stellt der Arzt bei der Anamneseerhebung dann fest, welche Probleme die Eltern doch mit diesem sympathischen freundlichen, hilfsbereiten, begeisterungsfähigen Kind haben.

Die große Begeisterung für alles einerseits und die nachfolgende Erschöpfung andererseits ist ein wichtiges Merkmal für das Wesen von Phosphor.

Das frühe Bewußtsein des eigenen Erfolges führt bei diesen Kindern dazu, daß sie sich zu viel zumuten (Nux vomica). Ihre Intelligenz und Sprachgewandtheit läßt sie für Sonderaufgaben geeignet erscheinen, sie werden zum Beispiel Klassensprecher. Ihr Ehrgeiz treibt sie vielleicht dazu an, Klassenbester zu werden. Ihre musische Veranlagung bringt sie eventuell dazu, ein oder mehrere Instrumente zu spielen und in entsprechenden Gruppen mitzumachen, im Chor zu singen usw. Ihr großes Mitgefühl befähigt sie dazu, auf die Nöte der Mitschüler einzugehen, sich bis zur Selbstaufopferung für Schwächere oder ungerecht Behandelte zu engagieren. Daheim helfen sie mit, trösten Mutter oder Geschwister bei bestehendem Kummer. Ihre Begeisterungsfähigkeit läßt sie in Vereinen aktiv werden, ihre Phantasie, ihr Ideenreichtum erfordert immer wieder neue Pläne und bringt sie um den Nachtschlaf.

Phosphor-Kinder sind oftmals solche, die rund um die Uhr mit irgendeiner Aufgabe, irgendeinem Hobby beschäftigt sind.

Auf die Frage, welchem Temperament das Kind am ehesten entspreche, lautet die Antwort in der Regel: „sanguinisch"; doch können die Kleinen durchaus auch gehörigen Zorn entwickeln, der sich durch gutes Zureden allerdings wieder besänftigen läßt.

Ihre rege Phantasie und große Beeindruckbarkeit mag beteiligt sein an der Angst, die solche Kinder haben. Angst bzw. Furcht vor Gespenstern, im Dämmerlicht nachts, bei Dunkelheit, vor dem Alleinsein, vor Gewitter, vor *Räubern, Einbrechern,* vor drohender Krankheit, werden angegeben.

Die *Empfindlichkeit auf Sinneseindrücke* ist gesteigert. Die Autoabgase z. B. verursachen Schwindel und Kopfschmerzen. Obwohl der Aufenthalt in Sonne und Wasser im allgemeinen als angenehm empfunden wird, kann das Chlorwasser Kopfschmerzen auslösen. Der Staubsauger regt diese Kinder auf. Bei der Untersuchung sind sie ausgesprochen kitzelig. Schmerzen der Dornfortsätze beim Turnen.

Häufig auf Phosphor hinweisende Verhaltensmuster sind:
Kind muß sofort aufs Klo zum Wasserlassen, wenn es zum Arzt kommt.
Langsam beim An- und Ausziehen sowie bei Antworten auf Fragen, überhaupt beim Sprechen.

Wichtige *Zeichen* sind:
Schlank, groß, nach vorn gebeugte Haltung. „Wächst unheimlich". Helle Komplexion mit heller, im Sommer braun gebrannter feiner Haut, mit zarten blonden oder roten Haaren findet man häufiger als die sogenannte dunkle Komplexion.

In dem ovalen Gesicht fallen die rosigen Wangen, das blasse Mund-Nasen-Dreieck, die roten Lippen, die roten Ohrmuscheln, die glänzenden Augen und die Sommersprossen, evtl. nur auf der Nase, auf. Der offene Mund kann ein Hinweis auf adenoide Vegetationen oder mäßig vergrößerte Tonsillen sein. Die Gelenke, besonders die Fingergelenke, sind überstreckbar, eine rachitische Thoraxdeformität kann vorliegen. Besonders bei den Mädchen treten leicht blaue Flecken nach dem geringsten Stoß auf.

Damit sind wir an einem wichtigen *Symptomenkomplex* von Phosphor angelangt. Es ist ein bewährtes Mittel bei *Blutungen,* hauptsächlich aktiven Blutungen.

Zu seinen häufigen Indikationen zählen:

Häufiges, auch anhaltendes Nasenbluten von hellroter Farbe. Dieses kann auch im Rahmen eines Schnupfens auftreten; oder das eitrig-grünliche Sekret ist beim Schneuzen blutgestreift. Hämorrhagische Diathesen wie die anaphylaktische Purpura Schönlein-Henoch oder die idiopathische thrombozytopenische Purpura Werlhoff sowie andere Thrombozytopenien stellen eine bewährte Indikation für Phosphor dar. Man denke ebenso bei hämorrhagischen Masern oder Scharlach an Phosphor. Bei diesen Krankheitsbildern ist differential-therapeutisch an die Schlangengifte, insbesondere Lachesis zu denken. Ein genaues Studium der Symptomatik ist unumgänglich! Auch zur Nachbehandlung bei Leukosen hat mir Phosphor gute Dienste geleistet.

Die Hämaturie ohne sonstigen pathologischen Befund an den Harnwegen kann die Wahl von Phosphor rechtfertigen (Millefolium).
Ausgelöst durch Unterkühlung treten katarrhalische Infekte im Rachen auf, die die Neigung haben, sich in die Bronchien fortzusetzen. Absteigende Laryngo-Tracheo-Bronchitis.

Hierzu gehören Symptome:

wie Heiserkeit < abends, < durch Sprechen, schmerzloser Stimmverlust. Bellender, ermüdender, hinter dem Brustbein schmerzhafter Husten < bei Temperaturwechsel, insbesondere bei Übergang von warmer zu kalter Luft, < abends beim Hinlegen, < in Gegenwart Fremder.
Entwickelt sich der Infekt zur *Pneumonie*, so sitzt diese meist im rechten Unterlappen. Continua-Fieber mit warmen Schweißen in den frühen Morgenstunden, Nasenflügelatmung, rotes Gesicht mit blassem Mund-Nasen-Dreieck, Fieberdelirien und großer Durst auf kalte Getränke, die jedoch erbrochen werden, wenn sie im Magen warm wurden, sind die führenden Symptome und Zeichen. Bemerkenswert auch die Äußerung: „Immer *vor* einer solchen Erkältung hat das Kind einen Riesenhunger." Oder: „Es schläft viel, es schläft sich gesund."

In jedem Alter kann man *Schlafstörungen* beobachten. Die Kinder können schlecht einschlafen, sind aber bereits in aller Frühe wach. Am Abend haben die Kleinen Furcht vor der Dunkelheit und verlangen, daß das Licht im Gang brennt und die Schlafzimmertür aufbleibt; gegen Morgen kriechen sie in das Bett der Eltern, ebenso aus Furcht oder um zu schmusen. Die bevorzugte Schlaflage ist auf der rechten Seite. Während der Schulzeit, insbesondere wenn diese Kinder einen Wachstumsschub durchmachen, treten Kopfschmerzen auf. Kopfschmerzen < nach der Schule durch geistige Anstrengung, die Konzentration fällt schwer. Über den Schmerzcharakter erfolgen selten Auskünfte. Zur Lokalisation heißt es: „an der Stirn". Schwindel < beim Sehen nach oben oder unten. An die „Vielbeschäftigung" solcher Kinder sei nochmals erinnert. Föhn, Sturm, herannahendes Gewitter oder nur ein Wetterwechsel können auslösend oder verschlimmernd wirken, während Schlaf zur Besserung führt.

Wichtige Hinweise ergeben sich oftmals aus dem Gespräch über die *Eß- und Trinkgewohnheiten*. Verlangen nach Süßigkeiten, Schokolade, Eiscreme zählen im Kindesalter weniger als nach herzhaften, feinen, salzigen und sauren Speisen. Gegen Fleisch, insbesondere fettes Fleisch, besteht eine Abneigung; dagegen mageres Fleisch, z. B. Hühnchen wird durchaus gerne gegessen. Zu Fisch besteht ein gemischtes Verhältnis, manche Kinder mögen ihn, andere lehnen ihn ab. Die Milch muß aus dem Kühlschrank kommen, dann mögen sie sie gerne. Die Abneigung gegen Zwiebeln und Beschwerden durch Sauerkraut sind nur bei den größeren Kindern als Anzeige für Phosphor verwertbar. Der Durst ist groß, es besteht Verlangen nach kalten Getränken, manchmal auch in der Nacht.

Wegen des oxygenoiden Stoffwechsels des Phosphorpatienten findet man Empfindlichkeit auf Wärme wie auf Kälte, wenn auch die Kälteempfindlichkeit überwiegt.

Phosphor wird als *Hautmittel* häufig vergessen, dabei ist es meines Erachtens gar nicht so selten bei Neurodermitis indiziert, wenn der Hautausschlag aus auf den ganzen Körper verteilten trockenen flechtenartigen Effloreszenzen besteht.

Im übrigen muß man streng nachforschen, ob „aus anderen Bereichen Phosphorsymptome“ auffallen.

Das Gleiche gilt für Krankheiten wie „Tubenkatarrh mit Hörschwäche für die menschliche Stimme“, „Heuschnupfen“, „Asthma bronchiale“, „Morbus Schlatter“ oder andere „aseptische Nekrosen“, „Enuresis nocturna“ oder „Hühneraugen an den Fersen“.

Phosphor

Arzneimittelbild anhand eigener Kasuistiken

Säuglingsalter: Relativ wenige Indikationen
Säuglingsschnupfen mit grüneitriger-blutiger Absonderung
Absteigender Racheninfekt
Onanieren im Säuglings- und frühen Kindesalter
– > drohende infantile Zerebralparese
(siehe Anhang Kapitel 2, S. 240)

Wesen: Intelligent, anpassungsfähig, aufgeschlossen, interessiert, natürliche Empfindungen, freundlich, fröhlich, extrovertiert
begeisterungsfähig beim Spielen
– > wollen „mithelfen“ im Haushalt — hilfsbereit
wirken „sympathisch“

muten sich zu viel zu, können sich dadurch leicht übernehmen. Die Erschöpfung ist oftmals Ausgangspunkt ernsthafter Erkrankungen.

Sprachgewandt, diplomatisch, ehrgeizig,
musische Veranlagung
Viel Mitgefühl, engagiert sich für Schwächere, tröstet.
Viel Phantasie, Ideenreichtum

Furcht vor Gespenstern
im Dämmerlicht
nachts bei Dunkelheit
verlangt kleines Licht, Türe auf
vor Alleinsein
vor Gewitter, besonders vor dem Donner
vor *Räubern, Einbrechern*
vor drohenden Krankheiten

Überempfindlichkeit auf Sinneseindrücke
Starke Gerüche verursachen Kopfschmerzen und Schwindel
Geräuschempfindlichkeit
– > kitzelig bei der Untersuchung
– > Schmerzen der Dornfortsätze beim Turnen
Gefühlserregung, *Angespanntheit in fremder Umgebung*
– > Kinder müssen zum Wasserlassen, wenn sie ins Sprechzimmer gehen sollen *(v. Ungern-Sternberg)*
Husten, wenn jemand in den Raum kommt, „im Theater".
Langsamkeit im Sprechen, im Antworten
– > beim An- und Ausziehen, beim Essen
Rasch erschöpft durch geistige Arbeit, „Vielbeschäftigung"
Konzentration fällt schwer
Stirnkopfschmerzen infolge geistiger Arbeit
„Schulkopfschmerzen" bei Wachstumsschüben
(Calc. p., Nat. m., Ph. ac., Puls., Tub.)

Temperamentslage: vorherrschend sanguinisch (Tub.)

Zeichen: Schlank, groß, zartgliedrig, nach vorn gebeugt
Häufiger sog. „helle Komplexion" als „dunkle Komplexion"

feines blondes bis rotblondes Haar
ovales Gesicht
rosige Wangen, dabei blasses Mund-Nasen-Dreieck
– > rote Lippen, rote Ohrmuscheln
glänzende Augen
Sommersprossen im Gesicht, auch nur auf der Nase
offener Mund bei adenoiden Vegetationen
mittelgroße Tonsillen
Gelenke überstreckbar, besonders die Fingergelenke
Rachitische Thoraxdeformität
„Blauc Flecken" auf den geringsten Stoß

Syndrome: *Blutungsneigung*
Häufiges anhaltendes hellrotes Nasenbluten, – > vermehrt rechts.
Bei Schnupfen wird grün-eitriges blutstreifiges Sekret ausgeschneuzt.
Hämorrhagische Diathesen. „Morbus Schönlein-Henoch" — „Morbus Werlhoff" und andere thrombozytopenische Purpuraformen
Hämorrhagische Masern und Scharlach (Lach.)
– > Zustände nach klinisch behandelter Leukämie (Lach., Puls.)
Hämaturie (Albuminurie)
Absteigende Laryngo-Tracheo-Bronchitis
Heiserkeit, < abends (Carb. v.)
Schmerzlose Stimmlosigkeit
Bellender, ermüdender *Husten* < Temperaturwechsel,
< besonders Wechsel von warmer zu kalter Luft
< abends, beim Hinlegen, bis Mitternacht
< in Gegenwart Fremder (Ambr., Ars., Bar. c.)
– > < beim Gespräch darüber
Schmerzen hinter dem Brustbein beim Husten
(Bry., Caust., Chel., Euphr., Hep., Kali-bi., Rumex u. a.)

Bronchopneumonie vermehrt im re. Unterlappen.
Continua-Fieber (Bry.), mit warmen Schweißen gegen Morgen
Fieberdelirien

Nasenflügelatmung (Ant. t., Lyc.)
Rotes Gesicht mit blassem Mund-Nasen-Dreieck
Großer Durst auf kalte Getränke,
werden erbrochen, sobald sie im Magen warmgeworden sind.
„Riesenhunger“ vor Ausbruch solcher Erkrankungen
vermehrter Appetit < bei Fieber
> durch Schlaf, — „schläft sich gesund“.

Schlafstörungen
Schlafen abends schlecht ein, sind morgens früh wach.
Furcht vor Dunkelheit
Bevorzugte Schlaflage rechts,
bei Krankheiten < Linkslage
– > kommen morgens gerne zum Schmusen in das Bett der Eltern
(Arsen: < nachts, um Mitternacht, „Angst und Unruhe“)

Schulleistungsschwäche s. o.
mit Konzentrationsmangel,
Langsamkeit
Kopfschmerzen, besonders Stirnkopfschmerzen < geistige Anstrengung
Schwindel < beim Sehen nach oben oder unten
< Föhn, Sturm, herannahendes Gewitter
> Schlaf

Essen und Trinken
Abneigung gegen Fleisch, besonders fettes Fleisch
Mageres Fleisch wird gegessen, gerne Hühnchen
Abneigung gegen Zwiebeln
Fisch wird zum Teil gern gegessen, zum Teil abgelehnt
Deutliches Verlangen nach salzigen, nach sauren, nach stark gewürzten Speisen
Verlangen nach Süssigkeiten
Milch gerne, *wenn sie kalt ist* (Apis, Rhus t., Tub.)
Verlangen nach kalten Getränken
Durst groß, manchmal auch nachts

„Definierte Krankheiten"

Neurodermitis:

flechtenartiger, wenig juckender, trockener, fleckiger Hautausschlag, verteilt über den ganzen Körper,

psoriatiforme Hautausschläge

Tubenkatarrh:

mit Hörschwäche „für die menschliche Stimme" (Sil., Sulf.)

Heuschnupfen

Asthma bronchiale

– > Morbus Schlatter; und andere aseptische Knochennekrosen

Enuresis nocturna

Hühneraugen an den Fersen

Bei solchen Krankheitsbildern sind deutliche Hinweise aus dem oben beschriebenen Arzneimittelbild unbedingt erforderlich!

8. Natrium muriaticum

Natrium muriaticum, das Kochsalz in potenzierter Form, ist für unsere Zeit ein unentbehrliches Mittel und bereits im Kindesalter sehr häufig angezeigt.

Woran liegt das? Zwei Gründe könnte man hier besonders nennen. Der erste dürfte in unseren heutigen Eßgewohnheiten liegen. Durch den reichlichen Genuß von Fleisch und das vielfältige Angebot an scharfen pikanten Speisen ist der Konsum von Salz erheblich angestiegen. Der zweite Grund liegt wohl in unserer veränderten, ja gestörten Familienstruktur. Die Tatsache, daß die heutige Familie weniger fest gefügt, ja eher bindungslos dasteht, bedeutet für das heranwachsende Kind ein schwer zu lösendes Problem.

Selbstverständlich hat es immer schon Familienkonflikte gegeben, doch wohl nie so gehäuft wie in unserer Zeit.

Kummer ohne Aussicht auf Besserung, dies ist häufig der Sachverhalt, der bei diesen Kindern die Krankheit in Gang setzen kann.

Einige häufige Kummersituationen seien einfach aufgezählt: Die Eltern wollen eigentlich noch frei sein, — oder sie sind beide berufstätig, und da kommt dieses „unerwünschte Kind". In der wichtigsten Entwicklungsphase wird es herumgereicht zwischen Eltern und Großeltern oder anderen Erziehungspersonen oder muß in einer Kinderkrippe aufwachsen. Die Eltern streiten viel miteinander oder schlagen sich gar oder auch ihr Kind. Dies beobachtet man nicht selten dort, wo Alkohol im Spiel ist. Das Kind erlebt mit, daß sich die Eltern trennen wollen, sich schließlich trennen oder sich scheiden lassen.

Andere Kummersituationen sind der Verlust eines geliebten Familienmitgliedes; oder daß der geliebte Hund auf der Straße überfahren wird oder die geliebte Katze wegen Krankheit eingeschläfert werden muß.

Ein mit Kummer behafteter Konflikt tritt etwa auf, wenn das kleinere Geschwister zur Welt kommt, die Mutter ihre Liebe teilen muß und der Vater wegen beruflicher Überlastung nicht ausgleichen kann.

Im Jugendalter kann Liebeskummer eine Rolle spielen.

Die häufigste Reaktion auf solche „Ursachen" ist, zumindest im Kindesalter, die *Entwicklung eines Hautausschlages,* immerhin Ausdruck einer noch relativ vitalen Konstitution.

Neben der Neurodermitis und anderen Hauterscheinungen kann man Folgezustände wie Haarausfall (Ph-ac.), rezidivierende, auch fieberhafte Infekte, Heuschnupfen, Asthma bronchiale, Gedeihstörungen, Ein- und Durchschlafstörungen, Enuresis nocturna, depressive Verstimmungsphasen usw. beobachten.

Die Grundveranlagung dieser Menschen, ihr melancholisches Temperament, ihr introvertiertes Wesen läßt die Entwicklung solcher Krankheitsbilder zu.

Die *Kleinkinder* fallen durch ihre „zornige Abwehr" und ihr lautes Schreien bei der ärztlichen Untersuchung auf. Überhaupt gibt es viele Tränen bei diesen Kindern, doch lassen sie sich rasch beruhigen. Erst bei tiefsitzender Krankheitsstörung wird einem über die für Natrium muriaticum charakteristische Verhaltensweise berichtet, daß der Patient sich zurückzieht, still vor sich hinweint und Trost schwer zugänglich ist. Nachtragend: „nimmt es dem Vater übel, daß sie kein Musikinstrument spielen darf" — als Beispiel aus einer Krankengeschichte eines älteren Kindes. Die etwas Größeren geben einem zaghaft die Hand oder ziehen diese zurück; sitzen da mit ernstem oder traurigem Gesicht, eher aufrecht mit verschränkten Armen.

Ganz im Gegensatz zum Phosphorkind, das im äußeren Erscheinungsbild im schlanken Habitus durchaus ähnlich ist, aber sich bei Erörterungen eher interessiert vorbeugt.

Die Zaghaftigkeit und Schüchternheit des Natrium-muriaticum-Kindes zeigt sich zum Beispiel darin, daß es vor dem Arzt leise mit der Mutter flüstert, daß es nicht will, daß die Mutter über seine Probleme spricht, daß es selbst schweigt mit Tränen in den Augen. Man fragt nach Ängsten und erfährt, daß Angst vor Gewitter, vor dem Donner, vor Hagelsturm bestehen, Auch das Alleinsein in der Dunkelheit haben sie nicht so gerne.

Eine allgemeine Retardierung, insbesondere eine *verzögerte Sprachentwicklung* kann hinweisend auf Natrium muriaticum sein. Die Sprache ist undeutlich.

Obwohl von schwächlicher Konstitution, geben sie nicht so schnell auf, strengen sich gern an, etwa bei sportlichen Leistungen, oder übernehmen Verantwortung. „Leisten mehr, als sie eigentlich können“ *(Imhäuser).*

Da, wie dargelegt, der Natrium-muriaticum-Patient gewissermaßen seinen Kummer auf der Haut trägt, gewinnen die hier sichtbaren *Zeichen* einen über ein Lokalsymptom hinausgehenden höheren Rang.

Ein akuter Ekzemschub zeigt sich in Rötung, mäßiger Schwellung, Bläschenbildung oder Absonderung von klarer Flüssigkeit, Krusten, Schrunden. Risse, feine Schuppen und insgesamt trockene Haut findet man eher im chronischen Stadium.

Es gibt ganz schlimme Bilder, wo mehr oder weniger die gesamte Haut entzündlich verändert oder trocken und mit Kratzeffekten übersät ist (Sulfur, Psorinum, Arsen).

Ist das Krankheitsbild nicht so schwer, sind die bevorzugten Stellen der Hals, insbesondere die Nacken-Haar-Grenze, und symmetrisch befallen die Gelenkbeugen, die Handgelenke, Ellenbeugen, Kniekehlen sowie das Gesicht, der Augen-, Ohren-, Mundbereich, an den „Haut-Schleimhautübergängen“, Pigmentstörungen, meist Depigmentierung (nach vorausgegangener Behandlung mit kortikoidhaltigen Salben?) findet man an den betroffenen Stellen.

Der *Juckreiz* tritt besonders auf durch Sonnenbestrahlung, wenn die Kinder durch Anstrengung in der Hitze zum Schwitzen kommen („Schweißfriesel“). Warmes Bad oder eine heiße Dusche ist ebenso unangenehm, die kalte Dusche hingegen wirkt angenehm und beruhigt die Haut. Verschlimmerung des Juckreizes durch Raumwärme, Bettwärme, nach einem Hallenbadbesuch (Chlorwasser) oder nach dem Ausziehen (Rumex) wird hin und wieder angegeben. Wie nicht anders zu erwarten, wirken sich Aufregung, Ärger, Streit negativ auf die Haut aus; manchmal sind es die Süßigkeiten, die sie so mögen, sich aber auf die Neurodermitis nachteilhaft auswirken.

Weitere für Natrium muriaticum typische Hauterscheinungen sind akute Ödeme (Apis), *Urticaria,* ausgelöst durch Wärme und < durch Mehl. Der *Herpes* an den Haut- Schleimhautgrenzen, insbesondere der *Herpes labialis,* der beim Skifahren auftritt. Bei diesem sogenannten „Gletscherbrand“ zeigt sich die allgemeine Empfindlichkeit des Natrium muriaticum Patienten gegen die Sonnenwärme, das Sonnenlicht einerseits und gegen die Kälte andererseits sehr deutlich.

Eine charakteristische Lokalisation: der Herpes befindet sich unterhalb des Mundwinkels.

Führend können Risse am Mund, in den Mundwinkeln, in der Mitte der Ober- oder Unterlippen sein. Jugendakne bei fettiger Gesichtshaut. Neben den zahlreichen Hauterscheinungen können wir bei solchen Patienten noch einige typische *Zeichen* entdecken. Der meist schlanke Habitus wurde bereits erwähnt. Die *Kinder* können von heller und dunkler Komplexion sein, ohne daß man daraus Schlüsse ziehen kann, doch das Zusammentreffen von *dunklen Haaren und blauen Augen* sollte uns an Mittel wie Lycopodium, Natrium muriaticum und Sepia erinnern. Lange Wimpern oder eine Landkartenzunge können auf Natrium muriaticum hinweisen.

Der *Halsbereich* fällt eigentlich immer durch etwas auf. Entweder er ist, wie erwähnt, von Hautausschlag befallen, oder er ist auffallend dünn, abgemagert, oder man tastet Lymphdrüsen dort, am Kieferwinkel bzw. perlschnurartig seitlich am Nacken, oder aber man entdeckt eine juvenile Struma (Halogenwirkung).

Nägelkauen bzw. die Entwicklung sogenannter Niednägel infolge andauerndem Herumzupfen an der Nagelbetthaut seien noch bemerkt.

Allgemeinsymptome

Die bessernde Wirkung des Meeresklimas auf das Allgemeinbefinden und auf die Haut wird immer wieder hervorgehoben, doch ist es wirklich so erstaunlich, daß der Hautausschlag nach kurzfristiger Verschlimmerung an der See ausheilt oder zumindest deutlich besser wird, dort, wo der gemeinsame Urlaub stattfindet, eine Phase, in der für das Kind die familiäre Welt noch in Ordnung ist? — Eine Verschlimmerung an der See ist dagegen eher von Bedeutung.

Zum *Essen und Trinken* gibt es einige Besonderheiten. Während der Appetit wechselnd ist, wird der Durst im allgemeinen als groß angegeben. Bemerkenswert die Angabe im Kent-Repertorium:

Heißhunger bei Abmagerung bzw. Marasmus.

Stärkehaltige Speisen wie Brot, Nudeln, andere Teigwaren werden schon einmal abgelehnt, in der Regel jedoch gern gegessen. Gerade nach Nudelgerichten, wie Spaghetti mit Tomatensoße, Pizza, Krautspatzen, Pfannkuchen, Apfelstrudel usw. besteht meist großes Verlangen. Sicher darf man diese Gewohnheiten im Kindesalter nicht überbewerten. Häufig besteht ein Verlangen nach salzigen, herzhaften pikanten Dingen wie Salami, Salzstangen, Salzbrezeln. Schon Kleinkinder wollen die Speisen nachsalzen. Das Gegenteil, die Abneigung gegen Salz entspricht eher einer Erziehungsmaßnahme. Die Kinder „sehen ein", daß „Salz nicht gut" für sie ist.

Andere wollen die Salatsoße austrinken oder mal wieder „chinesisch essen" gehen. Hier kommt das gleichzeitige Bedürfnis nach süß-sauer-pikant angerichteten Speisen hervor. Das Verlangen nach Süßigkeiten, auch Schokolade hat für das Kindesalter natürlich keine solch große Bedeutung. Fleisch, besonders fettes Fleisch, wird häufig abgelehnt. Zu Fisch besteht ein unterschiedliches Verhalten, ein Teil der Kinder mag ihn gerne, der andere lehnt ihn ab. Urtikaria nach Genuß von Fleisch oder Meeresfrüchten.

Verlangen nach Ölsardinen.

Abneigung gegen Erbsen, sie verursachen Übelkeit.

Der Durst ist in der Regel groß.

Natrium muriaticum hat mir oft bei *Keuchhusten* gute Dienste geleistet (Keuchhusten: siehe *Imhäuser!).* Der anfallsartige Husten wird ausgelöst durch Ärger, Wutanfälle, überhaupt Gemütsbewegungen. Er tritt vermehrt abends im Bett oder nach dem Essen auf. Während des Hustenanfalls laufen Tränen über das rot angelaufene Gesicht (Caps., Graph.). Manchmal gehen ein paar Tropfen Urin in die Hose beim Husten. Terminales Erbrechen ist möglich, doch charakteristischer ist der glasig klare Auswurf zum Abschluß. Auswurf „wie geschlagenes Eiweiß".

Bei *Heuschnupfen,* der sich bis zum Asthma bronchiale entwickeln kann, kommt die Eigenschaft des Mittels, periodische Zustände hervorzurufen, zu Tage. Abgesehen von dieser saisonalen Verschlimmerung im Frühjahr/Sommer erkennt man allerdings im Kindesalter wenig streng periodische Verläufe.

Der *Schulkopfschmerz* nimmt morgens gegen 10 Uhr seinen Anfang und hält im Grunde an, solange die geistige Anstrengung in der Schule besteht. Jede geistige Anstrengung: Lesen, Schreiben (oftmals Brillenträger), Sprechen sind dann zuviel. Die Schmerzen sitzen an der Stirn, über den Augen und sind oftmals so schlimm, so daß die Kinder nach Hause geschickt werden. Folge von Ärger, Verschlimmerung durch heißes Wetter, Folge einer Gehirnerschütterung sind häufige Begleitumstände.

Bei hartnäckiger *rezidivierender Oxyuriasis* sollte man an Natrium muriaticum denken.

Natrium muriaticum

Arzneimittelbild anhand eigener Kasuistiken

Wesensmerkmale:
Ein Kummer ohne Aussicht auf Besserung steht oftmals am Beginn der Krankheit
Eifersucht unter Kindern
„zornige Abwehr“ der Kleinkinder
viele Tränen < Trost
Nur bei tiefsitzendem seelischen Konflikt, bei tiefsitzender Krankheit wird Trost schwer angenommen.
nachtragend
zaghaft, schüchtern zurückgezogen
– > zieht bei der Begrüßung die Hand zurück
– > sitzt mit verschränkten Armen
flüstert mit der Mutter
will nicht, daß man über seine Probleme spricht
schweigt mit Tränen in den Augen
Furcht vor Gewitter, Donner, Hagelsturm.
Verzögerte Sprachentwicklung steht im Vordergrund der allgemeinen Entwicklungsverzögerung.

Zeichen
Hautausschläge
Neurodermitis:
Akut: mit Rötung, Schwellung, nässend, Krustenbildung
Chronisch: eher trocken, rissig, mit Schuppenbildung, Pigmentstörungen,
– > Depigmentierungen der betroffenen Stellen
Bevorzugte Hautstellen:
Hals, insbesondere die Nacken-Haargrenze
Gelenkbeugen, symmetrisch
Haut- Schleimhautübergänge

Im Grunde kann jedes Hautareal betroffen sein.

Juckreiz < Sonnenbestrahlung
< Anstrengung in der Hitze, < Schwitzen
< warmes Bad, < warme Dusche
> kühles Bad, > kalte Dusche
– > < Hallenbadbesuch (Chlorwasser)
< Ärger, Aufregung
– > < Süßigkeiten

andere Hauterscheinungen:
Urtikaria < Wärme
< Mehl
Herpes an den Haut-Schleimhautgrenzen
Herpes labialis
„Gletscherbrand“, Sonne und Kälte
nach Ekel — Trinken aus dem gleichen Becher usw.
Herpes unterhalb des Mundwinkels!
(Calc. f.)
Risse am Mund
am Mundwinkel
Mitte der Ober- oder Unterlippe
Jugendakne — fettige Gesichtshaut
fettige Haare
schlanker Habitus (vgl. Phosphor)
Helle und dunkle Komplexion
Dunkle Haare und blaue Augen
– > Lange Wimpern
Landkartenzunge
Schlanker abgemagerter Hals
Nackendrüsen
Jugendliche Struma
Nägelkauen
Niednägel

Allgemeinsymptome
< Sonnenwärme und Sonnenlicht
Abneigung gegen Sonne, sucht den Schatten
Meerklima < anfangs, > längerer Aufenthalt
Essen und Trinken

Heißhunger bei Abmagerung, bei Marasmus

Verschlimmerung durch:

Fett, Salz, Mehl, Teigwaren, Brot

Schweinefleisch, – > Süßigkeiten

Abneigung gegen:

Salz, Teigwaren, Brot, Fleisch, besonders fettes Fleisch, Fisch, – > Erbsen, < – > Übelkeit

Verlangen nach:

Salz, Teigwaren, Brot, Fisch, sauer-salzig-pikanten Speisen, Süßigkeiten, Schokolade, – > Ölsardinen

Großer Durst

Einzelne Krankheiten und Syndrome

Schlafstörungen: Erschwertes Einschlafen
wegen Gedankenzudrang
Schlaflosigkeit
durch Kummer (Ign., Kali. br.)
Pavor nocturnus
Schläfrigkeit < nach dem Essen
< während Fieber

Enuresis nocturna: < als Kummerfolge
„seitdem das Geschwisterchen da ist“

Haarausfall: < nach Kummer, an den Schläfen

Schulkopfschmerzen: < 10 Uhr, von 10 Uhr bis nachmittags
< durch jegliche geistige Anstrengung
Erbrechen nach dem Anfall
Auswurf von glasig-klarem Schleim
– > Auswurf „wie geschlagenes Eiweiß“

Rezidivierende *Oxyuriasis*

9. Sepia

Sepia, der Inhalt des Tintenbeutels der Sepia officinalis, wird oftmals in der Behandlung kindlicher Gesundheitsstörungen vernachlässigt, ja geradezu vergessen, obwohl es ein großes und nicht so selten indiziertes Polychrest in diesem Lebensabschnitt ist. Es ist keineswegs nur ein Frauenmittel.

Sepia hat eine große Verwandtschaft zu Natrium muriaticum, und man muß aufpassen. Dennoch ist es bei gründlichem Vorgehen von diesem zu unterscheiden.

Die häufigsten Indikationsgebiete bestehen bei Kindern mit z. B. sogenannter Infektanfälligkeit, Neurodermitis, Warzen, rezidivierenden Harnwegsinfektionen, Enuresis nocturna sowie Pubertätsbeschwerden der Mädchen. Aber selbstverständlich ist hier wie stets individuell vorzugehen, so daß eine klinische Diagnose letztlich weitgehend gegenstandslos wird.

Im **Neugeborenenalter** ist eine bewährte Indikation bekannt. Die *Neugeborenengelbsucht* (ohne Vorhandensein einer Blutgruppeninkompatibilität) geht rasch zurück auf die Behandlung mit Sepia (Die Potenzen D 12, C 30, C 200 sind nach meiner Beobachtung gleichermaßen gut wirksam). Es handelt sich meist um abgemagerte, alt aussehende Kinder von gelblich-erdfarbener trockener Haut, doch ist dies nicht obligatorisch. Vielleicht hilft zur Indikation das Aussehen der Mutter: blaß, dunkle Komplexion.

Bei Soor im Windelbereich (fleckig-rundlich) kann Sepia hilfreich sein. Genitalfluor wird in diesem Alter wohl selten zum Vorschein kommen.

Zeichen

In der Markierung von Sepia und insofern zur Unterscheidung von Natrium muriaticum können uns die zu beobachtenden Zeichen oftmals sehr hilfreich sein. Diese sind in jedem Alter zu finden. Wir finden Kinder mit sogenannter heller als auch dunkler Komplexion, wenn letztere auch häufiger zu beobachten ist. Rote Haare können auf Sepia hinweisen oder das Zusammentreffen von dunklen Haaren und blauen Augen.

Das Gesicht ist im allgemeinen blaß oder wenig gerötet. Halonierte Augen besonders bei Vorhandensein eines Harnweginfektes. Die größeren Mädchen bekommen aus Verlegenheit oder bei Aufregung leicht rote Flekken im Gesicht. An der Nase können wir einen Herpes entdecken oder auch im Mundbereich, dies erinnert wieder an Natrium muriaticum. Bei Sepia befindet sich die tiefe Schrunde in der Lippenmitte eher an der Unterlippe, bei Natrium muriaticum häufiger an der Oberlippe. Bei einem Mädchen habe ich schwarze Komedonen in der Ohrmuschel gesehen, die immer vor den Menses zu eitern begannen, sich mit den Menses dann wieder zurückbildeten. Die jugendliche Akne im Gesicht, insbesondere im Stirnbereich bei fettiger Hautbeschaffenheit kann auf Sepia hinweisen. Eine auffallende Behaarung am Rücken findet man relativ häufig, hingegen selten das Auftreten des sogenannten „Damenbartes". Krause Brustwarzen, gelegentlich bereits bei Kleinkindern. Die meisten Kinder sind schlank und von straffer Faser, selten fettleibig mit großem Bauch.

Pigmentstörungen sind sehr charakteristisch für dieses Mittel. Die Sommersprossen im Gesicht oder ein zunehmendes Auftreten von Muttermalen gehören hierher. Nicht nur beim Vorhandensein einer Neurodermitis ist zu beobachten, daß helle depigmentierte Flecken auf dunkler Haut und umgekehrt stärker pigmentierte dunkle Areale auf heller Haut entstehen. Der Scheidenbereich ist auffallend hell, mit und ohne Genitalfluor, Leukoplakie der Vulva.

Sepia ist ein häufiges *Warzen- und Hühneraugenmittel.* Die Warzen sind flach, hart, juckend, braun oder zentral schwarz und befinden sich vermehrt an Händen und Fingern sowie an den Fußsohlen (Mädchen), seltener in den Kniekehlen, Achselhöhlen oder sonstigen Hautstellen. Die Hühneraugen findet man überall an der Fußsohle, an den Großzehen, am Vorfuß, besonders an der Fersenaußenkanten. Sie sind druckschmerzhaft und vermehren sich im Herbst.

Wesen

Sepia wird im frühen Kindesalter oftmals deswegen vernachlässigt, — verkannt? —, weil es auf seelisch-geistigem Gebiet in diesem Alter überhaupt nicht auffällt.

Es sind freundliche lebenslustige Kinder, die sich gerne bewegen, gerne lachen und tanzen und von den Eltern als „ausgeglichen" geschildert werden.

Man meint eventuell ein Phosphor-Kind vor sich zu haben, jedoch im Gespräch mit der Mutter bezüglich „Mitgefühl", vermißt man das emotional gefärbte begeisterte uneingeschränkte Zugehen auf den Mitmenschen.

Das Sepia-Kind zeigt seine Anteilnahme eher durch einen netten Besuch, etwa bei der kranken Oma, durch ein freundliches tröstendes Gespräch, durch interessiertes Fragen, durch gute Ratschläge. Dabei fehlen irgendwie die eigenen Emotionen, das „Mitleiden". Dieses Kind gibt seine eigenen Empfindungen nicht preis, es bleibt seelisch unbeteiligt.

Ein solches Kind mag schon frühzeitig merken, daß es auf dem emotionalen Bereich Schwächen hat, daß es „keine Höhen und Tiefen" zu empfinden vermag; und so verlegt es sich auf die geistig-rationelle Ebene, die sich bald als seine Stärke herausstellt. Eine anamnestisch auffällige statomotorische oder geistig-sprachliche Entwicklungsverzögerung gibt es im Gegensatz zu Natrium muriaticum bei Sepia nicht. Auch die Zähne kommen regelgerecht.

Im Kindergarten fallen diese Kinder kaum unangenehm auf, da sie alles mitmachen, viele Freunde haben, beim Basteln und Spielen eine gute Auffassung und viel Geschick zeigen.

Im **Schulalter** will ein solches Kind gefordert werden, es will gut sein, es will zumindest leistungsmäßig vorne mit dabeisein, vielleicht ist es sogar Klassenbeste.

Innerhalb der Familie merkt es bald, daß es nicht so „ankommt" wie die anderen Geschwister wegen der fehlenden Herzlichkeit, und entwickelt Eifersucht, ist leicht beleidigt, wenn es den Kürzeren zieht, fühlt sich ungerecht behandelt. Es beklagt sich darüber, daß es zu kurz kommt oder ungerecht behandelt wird, denn der Gerechtigkeitssinn ist stark ausgeprägt. Auch kann es sich heulend zurückziehen und Trost abweisen. Es ist sehr nachtragend (vgl. Nat-m.).

Auf Widerspruch kann es gereizt und sehr zornig reagieren. Bei Streitigkeiten zwischen den Eltern mag es emotional nicht gefordert werden, schweigt lieber oder zieht sich zurück.

Es besteht Furcht vor Alleinsein, einem Gewitter hingegen wird mit Begeisterung zugeschaut.

In der **Pubertät** treten Probleme im Umgang mit dem anderen Geschlecht auf, besonders bei den Mädchen. Man kann eventuell erfahren, daß ein auffallend gutes kumpelhaftes Verhältnis zwischen Tochter und Vater besteht. Der Vater wird zur Leitfigur oder zum Ideal gemacht. Der Kontakt mit vielen Freunden und Bekannten, Ausgehen, Tanzen, gemeinsame sportliche Aktivitäten werden zwar groß geschrieben, wenn es jedoch um Intimitäten geht, zieht sich ein solches Mädchen eher zurück und geht auf Distanz.

Die stundenlangen ausgelassenen Telefongespräche mit diesem oder jenem jungen Mann regen die Mutter bereits auf, — und danach dann ein Verhalten, als wenn nichts gewesen wäre: Gereiztheit, Verschlossenheit, Gleichgültigkeit.

In der *Pubertätsmagersucht* — Anorexia mentalis, bei der Sepia häufig zur Wahl steht, zeigt sich besonders deutlich die „Verneinung der Weiblichkeit". Die junge Dame „fastet" oder ernährt sich extrem einseitig von Rohkost, meidet alle „ungesunden Sachen", um möglichst keine weibliche Figur zu bekommen. Sie weiß nicht, wann die Menses kommen, es ist ihr vollkommen „egal".

In Extremfällen kann die Regel ausbleiben.

Der junge Mann zeigt eher ein schüchternes Verhalten gegenüber dem anderen Geschlecht und zieht sich zurück auf Dinge, die ihn emotional weniger fordern: oberflächliche Kontakte, sportliche Aktivitäten, eventuell auch religiöse Affektionen.

Einzelne Krankheitsbilder

In der kalten Jahreszeit, im Winter können sich bei diesen kälteempfindlichen und zum Frösteln neigenden Kinder leicht chronisch-*rezidivierende Infekte im Nasenrachenraum* entwickeln. Ausgelöst durch eine Unterkühlung zum Beispiel am Kopf (Haareschneiden/Bell.) tritt ein sogenannter absteigender Infekt auf. Insbesondere kaltes Schneewetter ist gefährlich.

Der Schnupfen besteht aus reichlicher Absonderung von grün-gelblichem klumpigen, den Nasenausgang wundmachendem Sekret. Auch kann der Schleim im Retronasalraum festsitzen oder wird durch den Mund ausgeräuspert. Führend können als Begleiterscheinungen eine deutliche Geruchsempfindlichkeit insbesondere gegen Küchengerüche, Ekel vor Speisen oder umgekehrt ein Geruchs- und Geschmacksverlust sein.

Chronisch-rezidivierende Halsentzündungen bei bestehenden vergrößerten Tonsillen und Adenoiden, mit Kloßgefühl im Hals ist die nächste Station dieses absteigenden Infektes.

Bei der Tracheobronchitis schließlich wird der Husten durch einen Kitzel im Kehlkopf oder in der Brust ausgelöst. Er ist trocken, anfallsweise und vermehrt morgens sowie abends beim Hinlegen, > Aufsetzen.

Da diese Symptomatik ebenso für andere homöopathische Mittel spricht, ist zur Wahl von Sepia die Mitbewertung der charakteristischen Zeichen und Wesenszüge unbedingt erforderlich.

Sepia gehört zu den wichtigen Mitteln bei der sogenannten *Neurodermitis* und hier ist wieder genauestens von Natrium muriaticum zu unterscheiden.

Während zumindest im akuten Schub der Natrium-muriaticum-Patient Bläschen oder nässende Flächen mit Absonderung einer dünnen Flüssigkeit aufweist, ist beim Sepia-Patienten eher eine trockene abschilfernde und schuppende Haut zu finden. Die Absonderung ist mehr eitrig, z. B. entstehen eitrige Pickel nach Kratzen.

Bei Natrium muriaticum wird der Juckreiz durch Sonnenwärme, durch Bewegung mit Schweißbildung in der Sonne, durch warmes Bad ausgelöst und durch kaltes Bad gebessert. Die schlimmste Zeit ist im Sommer.

Bei Sepia ist der Juckreiz schlimmer durch kalte Luft, Kaltwerden, Waschen, hingegen besser in der Sonne und durch Anstrengung. Die empfindlichste Jahreszeit ist der Winter.

Bezüglich der Lokalisation ergeben sich bei ausgeprägtem Krankheitsbild wenig Unterschiede. Der behaarte Kopf, das Gesicht, der Mund-Nasen-Bereich, der Hals, besonders die Haargrenze können gleichermaßen betroffen sein. Die Ohren, die Beine und Ellbeugen sind bei Sepia, hingegen die Kniekehlen deutlicher bei Natrium muriaticum befallen. Im Grunde kann der Hautausschlag überall sitzen.

Sind die Mädchen, oder auch Jungen, in der Pubertät mit Hauterscheinungen wie Akne, Warzen usw. behaftet, so nehmen sie dies sehr tragisch und werden rasch ungeduldig, wenn's nicht bald vergeht.

Ein weiteres Problem für den Sepia-Patienten ist sein *unstabiler und träger Kreislauf,* der im Grunde ständig in Bewegung gehalten werden muß. Dies ist sicher mit ein Grund dafür, weswegen solchen Kindern körperliche Anstrengung gut tut.

Hingegen führt das Knien in der Kirche zu Schwindel oder sogar zur Ohnmacht. Autofahrten erzeugen Übelkeit. Solche Zustände verschlimmern sich bei den pubertierenden Mädchen deutlich vor und während der Menses.

Da der *Geruchssinn* einerseits, der *Magen* andererseits sehr empfindlich sind, wird ihm beim Geruch von Speisen übel. Es kann vor Ekel nichts essen. Dies verleitet natürlich die Geschwister dazu, die überempfindliche Schwester zu necken. Sie tun vielleicht so, als ob sie mit ihren „schmutzigen" Fingern aus ihrem Teller schlecken wollten. Mit ungewaschenen Händen zu Tisch zu gehen, ist jedenfalls für Sepia nicht denkbar. Beim anschließenden Abspülen wird ihr „schlecht" und sie muß das Feld räumen.

Sepia-Kinder haben Probleme mit Fleisch, fettem Fleisch, Milch und Brot. Sie lehnen diese Speisen ab. Auf den Genuß von Milch können bereits Säuglinge und Kleinkinder mit Durchfall reagieren.

Verlangen besteht auf süße und saure sowie stark gewürzte Speisen. Allerdings kann der Genuß von Essig oder Zitronensaft bei Neurodermitikern zu Juckreiz führen.

Verstopfungsneigung mit großen harten Stühlen besteht hauptsächlich während der Menses.

Rezidivierende Harnwegsinfekte, eventuell im Zusammenhang mit rezidivierender Angina, sind eine häufige Indikation für Sepia. Häufiger Harndrang, Schmerzen während der Miktion und Inkontinenz gehören zum Beschwerdebild. Der Urin ist übelriechend, sieht milchig-wolkig aus, das Sediment enthält reichlich Leukozyten und eventuell einen festsitzenden roten oder weißen Sand.

Nächtliches Einnässen vor Mitternacht im tiefen Schlaf.

Sepia

Arzneimittelbild anhand eigener Kasuistiken

Neugeborenenalter

Ikterus neonatorum (Acon. II, Bov. II, Card. m. (*Schlüren*), Chin. II, Nat. s. II, Sep. II, Ikterus prolongatus: Lyc.)
Offene Fontanellen

Zeichen

Die sogenannte dunkle Komplexion ist häufiger als die helle anzutreffen.
Rote Haare (Calc. p., Lach., Phos., Sep., Sulf.)
Dunkle Haare, blaue Augen (Lyc., Nat. m., Sep., Calc.)
Eher blasses Gesicht
Rote Flecken aus Verlegenheit, bei Erregung
Halonierte Augen, – > bei Harnwegsinfekt.
Herpes simplex im Mund- und Nasenbereich.
Tiefe Schrunde in der Mitte der Unterlippe
Jugendliche Akne, besonders Stirn, bei fettiger Hauptbeschaffenheit
– > „Schwarze Mitesser"
Auffallende Behaarung am Rücken (Ign., Tub. [*Vith.*])
„Damenbart"
– > auffallend krause Brustwarzen

Pigmentstörungen:
Sommersprossen im Gesicht
Aufschießende Naevi
Helle Flecken auf dunkler Haut, dunkle Areale auf heller Haut
Auffallend heller Scheidenbereich
Leukoplakie der Vulva
Fluor der kleinen Mädchen (Calc. II, Merc. III, Puls. II,
Sep. II, usw.)

Warzen:

flach, hart, juckend, braun (Thuja)
– > zentral schwarz
vermehrt an Händen, Fingern, Fußsohlen (Mädchen; Buben: Sulf., Nat. m.).
seltener Kniekehlen, Achselhöhlen

Hühneraugen: Fußsohle überall, Großzehe, Vorfuß
– > Fersenaußenkante
druckschmerzhaft
< Herbst
(Vgl. KK II 169, II 426, II 429)

Wesen:

„Ausgeglichen".
Kann durchaus freundlich, lebenslustig, fröhlich sein.
Bewegungsfreude, Lachen und Tanzen.
Anteilnahme eher *distanziert,* ohne eigene Empfindungen preis zu geben, seelisch wenig beteiligt.
Normale statomotorische und geistig-sprachliche Entwicklung.
Rationell veranlagt.
Ehrgeizig, schulisch meist gut
Eifersucht, weil die Geschwister besser ankommen.
Fühlt sich ungerecht behandelt. Großer *Gerechtigkeitssinn*
Reizbarkeit und Zorn auf Widerspruch
Furcht vor Alleinsein
– > Furcht vor Hunden
Begeisterung bei Gewitter

Pubertät

Probleme im Umgang mit dem anderen Geschlecht

Mädchen
Kumpelhaftes Verhalten zum Vater.
Hat viele Freunde und Bekannte für sportliche Aktivitäten wie Tanzen, Turnen, Bergtouren.
Rhythmische Gymnastik
Geht bei Intimitäten auf Distanz.
– > Telefoniert gerne

Pubertätsmagersucht als Hinweis auf die „Verneinung der Weiblichkeit“.

Jungen
Schüchtern gegenüber Mädchen.
Pflegt oberflächliche Kontakte
Arbeitet fleißig
Sportliche Aktivitäten als Kompensation
Religiöse Affektionen

Einzelne Krankheitsbilder
Chronisch-rezidivierende *Infekte,* im Nasenrachenraum absteigend:
< im Winter
< durch Unterkühlung, besonders am Kopf
< kaltes Schneewetter

Schnupfen: Absonderung reichlich, grün-gelb klumpig, wundmachend
Schleim sitzt fest im Retronasalraum
Gestörtes Geruchsempfinden: Überempfindlichkeit, seltener Geruchsverlust.

Angina: rezidivierend, Kloßgefühl im Rachen, Tonsillenhyperplasie, Adenoide Vegetationen

Tracheobronchitis: Husten infolge Kitzel an Kehlkopf oder Brust
Husten trocken, anfallsweise, morgens und abends
Husten < Hinlegen, > Aufsetzen.

Asthma bronchiale: Atemnot > Anstrengung, > schnelles Gehen

Neurodermitis
Hautausschlag eher trocken, abschilfernd, schuppend, eitrige Pickel nach Kratzen
Juckreiz < kalte Luft, Kaltwerden,
< Waschen
> Sonne
> Anstrengung
Auftreten der Erkrankung < Winter
Bevorzugte Lokalisation: Behaarter Kopf, *Gesicht,* Mund-Nasenbereich, Ohrbereich, *Hals,* Haargrenze, Beine, Ellenbeugen, „überall“
– > Kinder, insbesondere Jugendliche nehmen die Hauterkrankungen sehr tragisch, sind ungeduldig, wenn's nicht gleich vergeht.

Orthostasesyndrom

Die Kreislaufverhältnisse bessern sich durch Bewegung,
Körperliche Anstrengung tut daher gut.
Schwindel, eventuell Ohnmacht beim Knien in der Kirche.
Autofahrten erzeugen Übelkeit
< vor und während der Menses (Lyc., Puls.)

Magen, Essen

Übelkeit, Ekel < Geruch von Speisen
Geht nicht mit schmutzigen Händen zu Tisch („Waschzwang"/Syph.)
Abneigung gegen alles, Gefahr der Abmagerung (s. o.)
Abneigung gegen Fleisch, fettes Fleisch, Milch, Brot
Diarrhöe nach Milch
Verlangen nach Süßigkeiten, Schokolade
Kauft und hortet Süßigkeiten
Verlangen nach Saurem, Essig, Zitronensaft
– > Juckreiz < Zitronensaft
– > Juckreiz < Spiegeleier
Verlangen nach stark gewürzten Speisen
Verstopfungsneigung < während der Menses.

Rezidivierende Harnwegsinfekte

Im Zusammenhang mit rezidivierender Angina < im Winter
Häufiger Harndrang.
Schmerzen während der Miktion
Inkontinenzerscheinungen < Lachen, Husten, Niesen, Rennen.

Enuresis nocturna

Vor Mitternacht, im ersten tiefen Schlaf
Träumt vom Wassermachen.

10. Dulcamara

Für Dulcamara sind die sogenannten *Modalitäten* von solcher Wichtigkeit und für jedes Alter durchgehend so klar und bedeutsam, so daß diese an den Anfang gestellt werden sollten.

Alle Beschwerden verschlimmern sich durch *Nässe und Kälte. Wetterwechsel von trocken-warm zu feucht-kalt,* überhaupt *naß-kaltes Wetter* wie Regen, Schneefall, Nebel können eine Krankheit auslösen. Klar, daß dadurch die kalten Jahreszeiten, der Herbst, der Winter, das frühe Frühjahr belastender als der Sommer für solche Patienten sind.

Durchnässung kann Krankheitsstörungen in Gang setzen. Das Kind wird naß im Regen und kann nicht sofort die Kleidung wechseln, es bekommt kalte nasse Füße beim Spielen im Schnee, es plantscht „stundenlang" im Wasser herum oder wechselt die Badehose nicht nach dem Schwimmen, und schon sind die „Erkältung" im Nasenrachenraum oder die Blasenentzündung da.

Manche Kinder erwischt es auch, wenn sie verschwitzt und dann kalter Luft ausgesetzt waren.

Gastarbeiterkinder wachsen nicht so selten in feucht-kalten Wohnungen auf, was man dann vielleicht bei einem Hausbesuch nebenbei feststellt (Nat. s.).

Unterkühlung spielt eine besondere Rolle im ausklingenden Sommer oder beginnenden Herbst, wenn die Kinder bis zum Abend noch im Sand Burgen bauen, wenn die Mädchen auf der Haustürtreppe sitzen und mit ihren Puppen spielen, dies wirkt sich meist ungünstig auf die Harnwege aus. In den Arzneimittellehren steht der Satz: „wenn die ersten kalten Nächte den heißen Tagen folgen".

Die Unterkühlung kann sich auch im Magen-Darm-Trakt abspielen. Die Kinder sind vom ausgiebigen Baden bereits relativ ausgekühlt und jetzt gibt's noch ein kaltes Getränk oder ein Eis. Erbrechen und/oder Durchfall folgen bald hinterher.

Der Dulcamara-Patient ist im allgemeinen eher frostig und mag's gerne warm.

Im **Säuglingsalter** werden am häufigsten Konjunktivitis, Schnupfen und Milchschorf als Gesundheitsstörungen beobachtet.

Jede Erkältung, jedes kalt-feuchte Wetter schlägt auf die Augen. Es kommt zu dicken gelben oder reichlichen wässrigen Absonderungen < im Freien (Ars.). „*Neugeborenenkonjunktivitis*".

Der *Säuglingsschnupfen* fällt insbesondere durch die trockene, verstopfte Nase und das schniefende Atemgeräusch auf. Rezidivierend bei jedem naßkalten Wetterumschwung (Lemna minor), schlimmer nachts und im Freien, besser im warmen Zimmer.

Der *Milchschorf* imponiert, insbesondere durch das Auftreten von Bläschen, feuchten Stellen, schließlich dann gelbliche Schuppen und Krusten. Er tritt verstärkt am Kopf und im Gesicht, besonders an Wangen und Kinn auf und verschlimmert sich im Winter durch die kalte Luft.

Die folgende Schilderung bezieht sich mehr oder weniger auf jedes spätere Alter.

Zeichen

Für Dulcamara sind wenig Zeichen charakteristisch. Mir sind Kinder von kräftigem wie von schlankem Habitus, dicke wie dünne, solche vom hellen wie vom dunklen Typ begegnet, die gut auf Dulcamara angesprochen haben.

Genauere Hinweise können auffallend rote Lippen, Sommersprossen im Gesicht, auf der Nase, lange Wimpern, vergrößerte Tonsillen, derbe schmerzlose Kieferwinkeldrüsen, *der offene Mund* und die nasale Sprache infolge adenoider Vegetationen und das vermehrte Auftreten von Pigmentnävi sein.

Bemerkenswert ist das Auftreten von Warzen durch viel Kontakt mit Wasser oder in der kalten Jahreszeit. Die Warzen sind meist glatt, flach und groß, sie können überall auftreten, befinden sich jedoch vermehrt im Gesicht, an den Händen und Fingern, nahe den Nägeln (Caust.).

Gleichgültig, ob es sich um einen sogenannten „absteigenden Infekt“, um eine *rezidivierende* rot-entzündliche oder eitrige Angina, eine Ohrentzündung, eine Bronchitis oder ein Asthma bronchiale handelt, stets spielen Nässe und Kälte, wie unter „Modalitäten“ beschrieben, eine auslösende oder verschlimmernde Rolle.

Der *Schnupfen* ist begleitet von Niesen, die Nase ist eher verstopft, kalte Luft kann unterdrückend wirken und heftige Kopfschmerzen verursachen.

„Heuschnupfen von frischgemähtem Gras“ (*Kent*).

Die rezidivierende Angina zeichnet sich durch Schmerzen und intensive entzündliche Rötung der Schleimhäute aus. Die großen bis mittelgroßen Tonsillen können rot entzündet oder mit Eiterstippchen belegt sein. Begleitende Lymphknotenreaktion am Hals.

Bei jedem kalt-nassen Wetter tritt erneut eine „Erkältung der Ohren“ auf. *Mittelohrentzündung.* Heftige Ohrenschmerzen, die vermehrt nachts auf der linken Seite bestehen (Verb./*rechts:* Puls., Merc.) und schlimmer durch kalte Luft sind. Hörschwäche.

Die *Bronchitis,* vermehrt im Winter, kann bereits den Säugling belasten, und wie die anderen Erkrankungen mit einem allgemeinen trockenen brennenden *Fieber* einhergehen. Der *Husten* kann krampfartig, trocken oder locker sein. Auswurf ist im Kindesalter selten zu beobachten.

Das *Bronchialasthma* kehrt bei jedem Wetterwechsel, bei jedem feucht kalten Wetter mit diesem Husten und rasselnder Atmung wieder. Eventuell sind aus der Anamnese Angaben über frühere Hautausschläge, die unterdrückt wurden, bekannt (Ars.).

Ebenso beim Auftreten *gastrointestinaler Störungen* kann eine Hautausschlagunterdrückung eine Rolle spielen. Die Magen-Darm-Störungen fallen durch gelegentliches Schleimerbrechen, Übelkeit, krampfartige Bauchschmerzen und vor allem rezidivierende wässerig gelb-grüne Darmentleerungen nach Unterkühlung auf.

Im Herbst, wenn die ersten kalten Nächte auftreten, ist die Zeit, in der die Kinder ihre *Blasenreizung* oder *Blasenentzündung* bekommen. Meist ausgelöst durch eine lokale Durchnässung oder Unterkühlung, kommt es zu häufigem Harndrang mit oder ohne Schmerzen. Bei der akuten Harnverhaltung ist wohl Aconit das führende Mittel.

Der Urin enthält Schleim und reichlich Leukozyten, das Aussehen ist trübe und der Geruch übelriechend, nach Ammoniak.

Nächtliches Einnässen kann im Herbst seinen Anfang nehmen, nachdem das Kind bereits trocken war.

Über die *Haut* ist noch etwas nachzutragen, so die *Impetigo* mit den gelben Krusten am Kinn, der rezidivierende Herpes labialis (Rhus t.) und die *Urtikaria,* die sich einstellt, etwa wenn das Kind durch irgendeine körperliche Anstrengung zum Schwitzen kommt und sich unterkühlt.

Dulcamara

Arzneimittelbild nach eigenen Kasuistiken

Modalitäten

Alle Beschwerden < Nässe und Kälte
< Wetterwechsel
< naß-kaltes Wetter, Regen, Schneefall, Nebel

Folgen von Durchnässung: nasse Kleidung, nasse Füße
nasse Badehose, kalte Luft, wenn verschwitzt.
Folgen von Wohnen in feucht-kalten Räumen.

Folgen von Unterkühlung: < Sitzen auf kalten Steinen
< im Herbst: warme Tage, kalte Nächte

< Trinken von kalten Getränken, Genuß von Eis
< Herbst, Winter, frühes Frühjahr

Zeichen

– > auffallend rote Lippen
Sommersprossen im Gesicht
– > Sommersprossen auf der Nase
– > lange Wimpern
vergrößerte Tonsillen
derbe schmerzlose Kieferwinkeldrüsen
perlschnurartige Drüsenschwellungen
– > offener Mund infolge adenoider Vegetationen,
nasale Sprache
vermehrte Pigmentnaevi
Warzen: glatt, flach, groß (Caust., Thuj.)
vermehrt im Gesicht, an den Händen und Fingern
nahe den Nägeln (Caust.)

Allgemeinsymptom:

ist im allgemeinen frostig und mag es gerne warm
< Kälte, > Wärme.

Säuglingszeit: Neugeborenenkonjunktivitis
Säuglingsschnupfen: mit mehr verstopfter Nase und schniefender Atmung < Kälte, > Wärme
rezidivierend bei jedem naß-kaltem Wetterumschwung.
Milchschorf: an Kopf, Gesicht, besonders Wangen und Kinn < Winter, < kalte Luft

– > *Wesen:* (*Vithoulkas* u. a.)
Rationell stark, emotional schwach veranlagt.
Egozentrisch
Willensstark, eigensinnig, eigenwillig.
Dominierend und besitzergreifend bezüglich ihrer Familie, bzgl. Freunden, Nachbarn.
Bestehen auf ihrem Standpunkt.
Versucht, andere zu beherrschen, zu regieren, zu kontrollieren.

Fühlt sich nicht genug gewürdigt.
Setzt seine „Krankheit (juckende Neurodermitis, Status asthmaticus) als „Waffe“ ein.
(Bestätigung meinerseits bei einem 5jährigen Jungen mit Asthma bronchiale. Beobachtungszeit 3 Jahre).

Einzelne Krankheitserscheinungen

„Absteigender Infekt“ — ausgelöst durch kalt-feuchte Witterung (Mittel beim absteigenden Infekt: All-c., Ars., Bry., Carb. v., Dulc., Euphr., Gels., Graph., Ip., Kali-c., Lyc., Phos., Sep., Sticta-p., Sulf., / *Künzli*)

Rezidivierender Schnupfen: mit eher verstopfter Nase wird leicht durch kalte Luft unterdrückt und führt zu heftigen Kopfschmerzen

Heuschnupfen von frischgemähtem Gras.

– > Rezidivierende Angina: mit Schmerzen, Rötung
Tonsillen mittelgroß
– > Eiterstippchen
Begleitende Lymphknotenreaktion am Hals

Rezidivierende Otitis media: Heftige Ohrenschmerzen
< nachts, vermehrt links
< kalte Luft
Hörschwäche

Bronchitis, vermehrt im Winter, < feucht-kaltes Wetter.
Husten kann krampfartig, trocken oder auch locker sein.

Bei allen diesen Erkrankungen kann man trockenes brennendes Fieber beobachten.

Bronchialasthma < bei jedem Wetterwechsel
< bei feucht-kaltem Wetter
nach Unterdrückung eines Hautausschlages

Rezidivierende Diarrhöe < nach Unterdrückung eines Hautausschlages
< nach Unterkühlung
mit krampfartigen Bauchschmerzen
gelegentlichem Erbrechen,

rezidivierenden wässerigen gelbgrünen Stühlen.

Blasenreizung, Blasenentzündung:
< Folge von Unterkühlung und Durchnässung
häufiger Harndrang mit und ohne Schmerzen
Urin: Aussehen trübe
übelriechend, nach Ammoniak
Nachweis von Schleim und reichlich Leukozyten

Enuresis nocturna: Meist sekundär auftretend
< seit dem Herbst

Hauterkrankungen: s. o.
Impetigo: gelbe Krusten am Kinn, im Gesicht
rezidivierender Herpes labialis (Rhus t.).
Urtikaria < nach Unterkühlung, wenn verschwitzt von der Anstrengung.

III. Anhang

1. Die fieberhaften Erkrankungen im Kindesalter

(Nach einem Vortrag, gehalten im D-Kurs in München, am 26. 01. 1987. Als Grundlage für den einleitenden Teil diente die Inaugural-Dissertation von *Thomas Külken,* Marburg 1984, Fieberkonzepte in der Geschichte der Medizin, Verlag für Medizin Dr. Ewald Fischer, Heidelberg 1985.)

„Gebt mir die Macht, ein Fieber zu erzeugen, und ich heile alle Krankheiten." – Ausspruch des *Parmenidis aus Elea* ca. 500 *v. Christus.*

„Herr Doktor, was soll ich bloß machen, ich kriege das Fieber einfach nicht runter." – Telefonischer Hilferuf einer verzweifelten Mutter im Wochenenddienst.

Wenn man diese fast 2500 Jahre auseinanderliegenden Aussagen miteinander vergleicht, muß man erkennen, welche großen Gegensätze in der Beurteilung des Fiebers zwischen damals und heute bestehen mögen: Das Fieber als große Hilfe gegen Krankheiten bei dem Einen, die Angst vor dem Fieber und dessen Folgen bei der Anderen. –

Wie kommt das? – In Beantwortung dieser Frage, wollen wir zunächst auf unseren heutigen Standpunkt eingehen.

Die heutige kausalitätsbezogene antipyretische Therapie fußt u. a. auf der Aussage des Zellularpathologen *R. Virchow* (1821 – 1902), der sagt:

„Die Symptome des Fiebers müssen durch ein Leiden irgendeines Organs oder Systems bedingt sein, und das Wesen des Fiebers muß in irgendeiner krankhaften Veränderung dieser Teile liegen." Die sich hieraus entwickelnde Zellulartherapie wurde, bezogen auf die Fiebertherapie, entscheidend durch die Synthetisierung der Salicylsäure durch *Kolbe* 1874 und vor allem durch die Einführung dieses genau steuerbaren Antipyretikums in die Klinik durch *C. E. Buss* 1875 möglich gemacht. Diese Entwicklung eröffnete den Weg der antipyretischen Welle des 19. Jahrhunderts, die bis jetzt immer noch anhält. Seitdem also ist es der Gebrauch, das Fieber gezielt zu bekämpfen und zu unterdrücken; und die Menschheit wurde dahingehend erzogen.

Im Gegensatz hierzu gibt es eine an Zahl weitaus geringere Gruppe von biologisch orientierten Ärzten, die für die Erhaltung des Fiebers und die Führung des Patienten durch die Fieberkrise eintritt. Solche Ärzte bezie-

hen sich gerne auf *Hippokrates* aus Kos (460—377 v. Chr.) und müssen dann zwangsläufig als vollkommen antiquiert gelten. —
Ist denn das wirklich so?

Zur Klärung soll zunächst kurzgefaßt die *Lehre des Hippokrates,* hier bezogen auf das Thema „Fieber" dargelegt werden:

Als Grundlage seines Denkschemas wurde uns die sogenannte Säftelehre überliefert: „Der Körper des Menschen hat in sich Blut, Schleim, gelbe und schwarze Galle; diese Bestandteile bilden für ihn die Natur seines Körpers, durch sie erleidet er Krankheit und ist (andererseits) gesund.

Wirklich gesund ist er, wenn diese sowohl der Wirkungskraft als der Menge nach im richtigen Mischungsverhältnis zueinander stehen (Eukrasie). Krank wird aber der Mensch, wenn einer dieser Bestandteile in kleinerer oder größerer Menge vertreten ist oder sich im Körper absondert und nicht mehr mit seiner Gesamtheit vermengt ist (Dyskrasie)."

„Zustände von Dyskrasie, in deren Gefolge Fieber auftritt, können ihre Entstehungsbedingungen in sowohl inner- wie auch außermenschlichen Einflüssen auf das Säftegleichgewicht haben."

„Alle Einflüsse von außen — auch die „natürlichen" wie etwa die der Speisen — stellen prinzipiell die Eukrasie in Frage: sie müssen *verdaut* werden, bis sie sich der inneren Struktur fügen."

Die Begriffe „Verdauung" und „Kochen" sind im Altgriechischen identisch. Beide werden als „Pepsis" bezeichnet. Diese Feststellung läßt uns das Folgende verstehen: „Auch bei der inneren Bewältigung dyskrasischer Säfte und Flüsse ist die *Kochung* ein in vielen Fällen vom Organismus verfolgtes Prinzip."

Die Kochung also mit der damit verbundenen Wärmeproduktion wird als entscheidender Faktor zur Wiedererlangung der Eukrasie, oder anders der Gesundheit, angesehen:

„Denn diejenigen, bei denen die Kochung der Säfte zur Eiterung oder zu ähnlichen Umwandlungen führten, wurden fast alle gerettet."
„Im Fieber ist der ganze Körper einer Durchkochung unterworfen, und seine gesamte Oberfläche wird zum Ausscheidungsorgan für das Abgetrennte: Der warme (Schweiß) wird aus demjenigen Schlechten abgesondert, das durchwärmt, ausgebrannt, verdünnt und schwach geworden ist."

Die sich hieraus ergebenden Gesetzmäßigkeiten hat der Arzt prinzipiell zu beachten. So heißt es z. B. bei der Behandlung einer Pleuritis: „Man bringe das Fieber innerhalb von sieben Tagen nicht zum Aufhören." „Doch muß der Arzt zugleich besorgt sein, daß das Fieber im rechten Verhältnis zu den Säften bemessen bleibt"; denn ebenso, wie in der Küche das Gemüse anbrennt, wenn alles Kochwasser verdunstet ist, so gilt es auch für eine übermäßige febrile Kochung: „Das Warme aber, das den Körper hervorgebracht hat, tötet ihn auch, wenn (die Hitze) das Feuchte im Körper verbrennt und niemand die Hitze löscht, wie es nötig ist."

Die entscheidende Idee der Schule von Kos liegt in der Betonung der *Bedeutung der Wärme:* die Wärmeverhältnisse, die Wärmewirkungen, die Wärmeproduktion.

„Das Warme, das den Körper hervorgebracht und ihm damit seine innere Ordnung gegeben hat, kann die chaotisch gewordenen Leibesverhältnisse durch verstärktes Eingreifen, in dem „die Wärme der Seele in Fieber übergehe", neu in die ursprünglich gegebene Organisation zurückführen."

Die Aufgabe des Arztes besteht somit nicht darin, das Fieber einfach zu unterdrücken, sondern die Fiebervorgänge genauestens zu beobachten, zu überwachen, die Höhe und Dauer des Fiebers in Relation zu dem bestehenden Krankheitszustand zu bewerten.

In Ausnahmefällen, wenn Gefahr für das Leben besteht, mag es wohl vorkommen, daß er fiebersenkende Maßnahmen ergreifen muß. Es sei an § 67, Anmerkung 1 des Organons von *S. Hahnemann* erinnert: „Bloß in höchst dringenden Fällen, wo Lebensgefahr und Todesnähe einem homöopathischen Mittel zum Wirken keine Zeit, nicht Stunden und oft kaum Minuten, gestattet — . . . ist es erlaubt und zweckmäßig, durch ein Palliativ, . . . vorerst die Reizbarkeit und Empfindung (das physische Leben) wieder anzuregen."

Die beiden verschiedenen Standpunkte sind nun klar: Hier der moderne Arzt, der sich auf eine Antitherapie, d. h. eine gezielte medikamentöse fieberunterdrückende Behandlung festgelegt hat und die Gefahren der Hyperpyrexie hervorhebt, dort die kleine, allerdings größer werdende Gruppe der naturheilkundlichen homöopathischen Ärzte (und der Heilpraktiker), die für die Führung des Kranken durch die Fieberphase eintritt und biologische Maßnahmen zur Fieberregulierung anwendet.

Der ewig alte Streit zwischen Knidos und Kos?

Was ist zu tun?

Wir wollen nunmehr die *Ergebnisse der modernen Fieberforschung* heranziehen, vielleicht helfen diese uns weiter in diesem Meinungsstreit.

Bereits 1876 hatte *C. Liebermeister* die Theorie aufgestellt, daß alle Mechanismen der Temperaturregelung auch im Fieber erhalten, aber auf ein höheres Niveau eingestellt seien.

Dies wurde, wie uns aus der Physiologie bekannt, im Laufe der weiteren naturwissenschaftlichen Forschung bestätigt.

Insbesondere klinische Erfahrungen legten dann im letzten Drittel des 20. Jahrhunderts die Vermutung nahe, daß „mit dem Fieber heilungsfördernde Vorgänge verbunden seien". Die Forschung ging von der pathogenetischen Modellvorstellung aus, daß die Krankheit in dem Befallensein des Organismus durch Mikroorganismen besteht und die erfolgreiche Erregerabwehr das Kriterium der Heilung darstellt. Dabei kristallisierten sich drei grundsätzliche Fragestellungen heraus:

1. Hat die im Fieber vermehrte Wärme, erkennbar an der erhöhten Körpertemperatur, als solche einen Einfluß auf Abwehrvorgänge?
2. Kommt den mit der Fieberentwicklung einhergehenden *Stoffwechselveränderungen* eine nennenswerte Bedeutung für die Erregerabwehr zu?
3. Spielen die als parafebrile Reaktionen zu bezeichnenden Vorgänge, die unabhängig von der Fieberentstehung unter Pyrogeneinfluß zustandekommen, eine Rolle im Abwehrgeschehen?

Diese Fragen sollen einzeln behandelt bzw. beantwortet werden.

Zu 1. Eine Temperaturerhöhung in vivo führt

a) zum Zerfall von Lyosymen mit Freisetzung virustatischer Enzyme. Hierdurch wird die Vermehrung von Viren sowie von verschiedenen Bakterienarten deutlich gehemmt.

b) Die für die zellulären und humoralen Immunreaktionen wichtigen Lymphozyten zeigen unter febrilen Temperaturen eine gesteigerte Transformation.

c) Bei den polymorphkernigen Granulozyten sind gleichzeitig eine Beweglichkeitszunahme sowie eine Verstärkung der Fähigkeit, phagozytierte Mikroorganismen abzutöten, feststellbar.

Ein weiteres Forschungsergebnis von *K. L. Vaughn* et al. 1980 ist interessant: „Wird durch exogene Antipyrese das Fieber von bakteriell infizierten Kaninchen gesenkt, steigt deren Sterblichkeitsrate an; wird nun jedoch bei fiebernden Kaninchen die Temperatursenkung auf physiologischem Wege (durch Kühlung) vorgenommen, wodurch die Fiebermechanismen selbst unangetastet bleiben, so findet sich eine sehr hohe Überlebensrate.

Die Wärme selbst kann also bei den Kaninchen nicht für die Heilung verantwortlich gemacht werden — wohl aber die zur Wärmebildung führenden Prozesse."

Zu 2. Die durch die Hyperthermie (lokale Reizung des Hypothalamus) auftretenden Stoffwechselleistungen führen insbesondere

a) zur Steigerung der Antikörperbildung sowie
b) zur Stimulation des Grundumsatzes, Immunapparates sowie Elektrolythaushaltes.

„So ergibt sich ein gezielter Hinweis auf die mögliche positive Bedeutung des Fiebers als eines immunologisch vermittelten Kochungsfaktors, zumal schon *B. A. Marat* (1979) bei pyrogeninduziertem Fieber die Steigerung von Immunreaktionen beobachtete."

Zu 3. Die sogenannten *parafebrilen Reaktionen* bestehen in der Hauptsache:

a) In der Senkung der Plasmakonzentration von Eisen, Zink sowie von Aminosäuren infolge Aufnahme in die Leber.
b) Anstieg der Plasmakonzentration des Kupfers.
c) Proteinsynthesesteigerung der Leber mit nachfolgender Freisetzung von Akute-Phase-Protein.
d) Steigerung der Granulozytopoese und Aktivierung der Lymphozyten.

Alle diese Reaktionen dienen einer besseren Infektabwehr!

Es sei abschließend die Zusammenfassung von *T. Külken* rezitiert:

Zusammenfassung: Der heutige Kochungsbegriff

„Gelangen pathogene Mikroorganismen in den Körper, so reagiert er mit der Bildung und Freisetzung von Substanzen aus phagozytierenden Zellen. Diese endogenen Stoffe veranlassen eine Palette von Funktionsänderungen, die insgesamt als nützlich für das Überstehen einer Infektion angesehen werden und von denen den febrilen Stoffwechselvorgängen die wichtigste Bedeutung beigemessen wird. Funktionell kann das Immunsystem als ein spezialisierter Verdauungsapparat angesehen werden: Von außen eingedrungene oder im Innern entstehende Agentien werden ergriffen, unschädlich gemacht und aus dem Organismus entfernt. Das seit der Antike immer wieder abgewandelte Konzept vom Fieber als Pepsis, Verdauung oder Kochung findet damit in der Auswertung der immunologischen Forschungsresultate des 20. Jahrhunderts seine vorläufig letzte Ausgestaltung." —

Die Ergebnisse der modernen Fieberforschung sollten den Arzt ermutigen, das Fieber, das der Wiederherstellung der Gesundheit dienen soll, als sinnvolle natürliche Maßnahme des Organismus anzuerkennen. Er hat somit das Recht — die Pflicht? — den Willen der Natur zu unterstützen und zu leiten.

In diesem Sinne sei als Anregung das folgende Kapitel über „Homöotherapie bei Fieberzuständen" verstanden. Einzelheiten müssen in ausführlichen Arzneimittellehren bzw. Repertorien nachgelesen werden.

Homöotherapie bei Fieberzuständen

Ehe wir uns einer Einteilung der sogenannten Fieberzustände und dem Studium im Kent-Repertorium zuwenden, ein paar Definitionen zum Fieber zur Erinnerung.

Definition nach Pschyrembel

Mäßiges Fieber — erhöhte Temperatur	: 38—38,5 °C
Hohes Fieber	: 39—40,5 °C
Sehr hohes Fieber	: über 40,5 °C
Continua-Fieber	: Fieber von gleichmäßiger Höhe, Differenz bei Tag unter 1 °C.
febris remittens (S. Abb. 3)	: Schwankungen um 37 °C im Tagesablauf, kann über Tag abklingen. Differenz von nicht mehr als 1,5 °C, bei z. B. Lokalinfektionen Art.

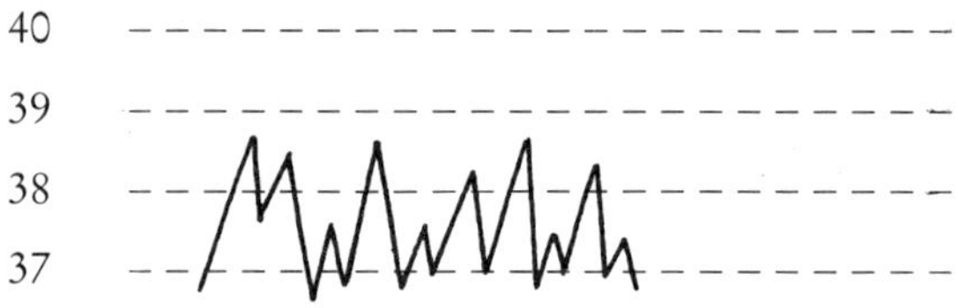

Abb. 3 Febris remittens

febris intermittens (S. Abb 4)	: Typ Malaria — stundenweise Fieberanfälle im Verlaufe des Tages — Wechsel von hohen Temperaturen mit freien Intervallen. Temperaturdifferenz stets über 2° C, z. B. bei Sepsis, zyklischen Infektionskrankheiten wie Typhus, Pneumonie, Miliar-Tbc.

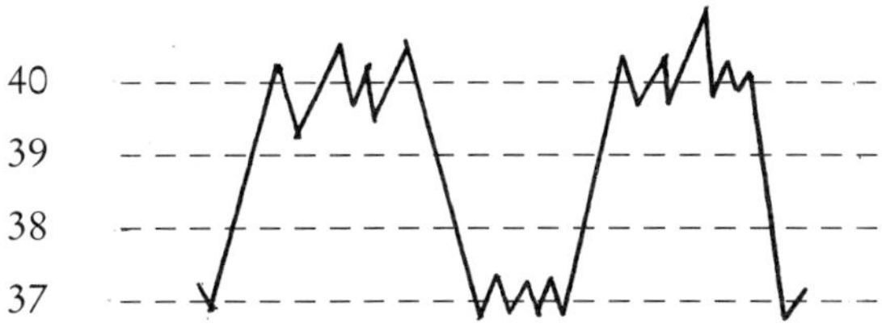

Abb. 4 Febris intermittens

Fieberanstieg mit Schüttelfrost	: Stadium incrementi
Fieberhöhe	: Stadium fastigium
Fieberabfall	: Stadium decrementi
langsamer Fieberabfall	: Lysis
rascher Fieberabfall	: Krisis

„Fieber stellt einen Abwehrvorgang des Körpers dar, Fieber ist ein Heilmittel."

Einteilung der Fiebermittel

Günstig erscheint eine Einteilung in I. „plötzliches Fieber" und II. „allmähliches Fieber".

I. Plötzliches Fieber

Aconit, Belladonna, Ferrum phosphoricum, Apis gelten als die Hauptmittel.

Aconit

Ausgelöst durch Unterkühlung, eiskalten Wind, Ostwind, trockene Kälte kommt es zu plötzlichem heftigem Fieber mit Angst und Unruhe. Höhepunkt nachts, um Mitternacht. Das Gesicht ist rot, wird aber blaß beim Aufsetzen. Man tastet einen harten raschen Puls. Trockene Hitze. Durst auf kalte Getränke. Wenn Schweiß eintritt, ist die Wirkung von Aconit vorbei. Ist der Fieberzustand dann auch besser, muß man abwarten. Treten erneute Beschwerden auf, sind andere Mittel angezeigt. (Häufig Belladonna oder Sulfur).

Klinische Diagnose: Fieber bei grippalen Infekten, Pseudokrupp, Zahnschmerzen, Ohrenschmerzen. Akute Harnsperre der Neugeborenen, Säuglinge und Kleinkinder.

Belladonna

Plötzliches hohes Fieber. Ausgelöst durch feuchte Kälte, Luftzug z. B. am Kopf nach Haarewaschen oder Haareschneiden, aber auch durch Aufenthalt in der Hitze, an heißen Sommertagen, „in Italien“, tritt das plötzliche hohe Fieber um 40 ° C nachmittags nach dem Mittagsschlaf gegen 15.00 Uhr oder auch später gegen Abend auf. Nach kurzem Frost rote trockene oder feucht strahlende Hitze. Führend ist die Beobachtung: heißer Kopf und kalte Extremitäten, besonders kalte Füße. Rot injizierte glänzende Augen, weite Pupillen. Benommenheit, Delirium, Überempfindlichkeit der Sinnesorgane: gegen Geräusche, Licht, Berührung, Erschütterung gleichermaßen. Knallrote trockene Schleimhäute. Eventuell werden klopfende Schmerzen angegeben. Der Puls ist schnell, hart, gefüllt.

Klinische Diagnose: Rote Angina, Pharyngitis, Otitis, Zahnung, Scharlach, Wärmestauung, Insolationsschaden (Natrium carbonicum, Glonoinum, Lachesis, Apis).
Kopfschmerzen, Bauchkrämpfe > Überstreckung, Pavor nocturnus

Beachte

Zwei weitere Solanaceen, *Stramonium* und *Hyoscyamus,* ebenso von heftigem und plötzlichen Charakter, kommen bei Fieberzuständen seltener zur Anwendung, doch muß man an sie denken! Im Zweifelsfall, so empfiehlt es *Farrington*, soll man mit Belladonna beginnen. Zur Differenzierung siehe Abb. 5 (siehe S. 210).

Ferrum phosphoricum

Dem Belladonna sehr ähnlich. Es ist ein ausgesprochenes Fiebermittel im Kindesalter.

Bemerkenswert ist, daß die Kinder trotz des hohen Fiebers wenig betroffen sind. Andererseits ist bedeutsam, daß alle Beschwerden wellenförmigen Charakter aufweisen. Die Schmerzen an den Ohren, an den Zähnen, im Kopf, im Bauch kommen und gehen. Besonders bei Otitis heftige Schmerzen mit Schreien und Rotfärbung des betroffenen Ohres. Dann wieder ganz ruhiges Verhalten, brav, geduldig, als wenn nichts wäre. Die Kinder spielen, singen, laufen herum.

Ausgesprochener Farbwechsel im Gesicht, leichtes Erröten. Der Puls ist weich, fliegend, leicht unterdrückbar. Dies ist eine gute Differenzierungsmöglichkeit gegenüber Belladonna.

Klinische Diagnose: Otitis, Zahnung, grippale Fieberzustände, Nasenbluten, Bauchkrämpfe.

Apis mellifica

Plötzliches Fieber im Rahmen allergischer Prozesse. Das Fieber verläuft mit brennender Hitze und Frösteln. Das Fieber kann morgens oder auch nachmittags beginnen. Trotz Frösteln ist jede Wärme, besonders die Zimmerwärme unerträglich, hingegen bringen kühle Luft und kalte Umschläge Erleichterung. Führend ist die *Durstlosigkeit im Fieber* und gleichzeitig eine verminderte Harnausscheidung.

Klinische Diagnose: Allergische Reaktionen an der Haut wie nach Bienenstich: ödematöse und erysipelartige, rötlich-wachsartige Hautschwellungen mit stechend-brennenden Schmerzen und Hitze, < Druck und Berührung, > Abkühlung und kalte Umschläge. Ödematöse Angina mit ödematös sackförmig geschwollener Uvula und hellroter Zunge. Scharlach. Zerebrospinales Fieber mit nächtlichen Schreianfällen, Benommenheit, Schläfrigkeit, Nackensteife. Folge von Sonnenstich.

Weitere homöopatische Mittel mit plötzlich auftretenden Symptomen, bei denen ebenso *Fieberreaktionen* zu beobachten sind:

Arsenicum album

Brennende Hitze < nachts, insbesondere nach Mitternacht, mit unstillbarem Durst in kleinen Schlucken, mit deutlicher Angst und Unruhe raschem Kräfteverfall und Schwäche. Solche Erscheinungen können einhergehen mit akutem Brechdurchfall, etwa nach dem Genuß verdorbener Speisen. Remittierendes oder auch Continua-Fieber, insbesondere bei eitrigen, septischen Zuständen ist bei Arsen zu beobachten.

Chamomilla

Remittierendes Fieber mit raschem Wechsel von Frost und Hitze, insbesondere zur Zahnungszeit. Es handelt sich um reizbare freche unruhige und äußerst schmerz- und berührungsempfindliche Kinder. Lautes anfallsartiges Schreien < nachts, oder wenn man sie anschauen und untersuchen will. Beruhigt sich meist auf dem Arm der Mutter. Speichelfluß, Finger im Mund, eine Wange rot und heiß. Schmerzhafte Blähungskoliken > Zusammenkrümmen. Grün-schleimige wundmachende Durchfälle; die Blähungen riechen nach faulen Eiern (Sulfur, Arnica). Akute Otitis nach Aufenthalt in kalter Luft, mit heftigem Schreien.

KK II 38: remittierendes Fieber bei Kleinkindern:

Acon. III, Ars., Bell. III, Bry. II, Cham. III, Gels. III, Ip. II, Nux-v., Sulf.

Pulsatilla

Plötzliche Ohrenschmerzen mit und ohne Fieber, vermehrt nachts, vermehrt rechts, wellenförmig. Die Kinder weinen oder jammern still vor sich hin. Durstlosigkeit im Hitzestadium. Bei Pulsatilla ist auch langsame Fieberentwicklung bekannt (siehe S 159).

Nux vomica:

Grippezustände bei nervösen überreizten Kindern von meist dunkler Komplexion. Fieber mit intensiver Hitze, jedoch Frösteln < Bewegung, < Entblößen, < beim Herausstrecken der Hände aus dem Bett [Hep., Rhus-t. (vgl. KK II 24 und 35) < vormittags. Das Fieber ist von remittierendem Charakter. Häufige Begleitsymptome sind Erbrechen und Gliederschmerzen. Auf Anwendung von konventionellen antipyretischen Zäpfchen können Schwindel mit torkeligem Gang „wie betrunken" auftreten. Nux vomica gehört zu den Mitteln, die bei Fieberkrämpfen indiziert sein können (siehe S. 206). Es ist ein Polychrest von erheblicher Anwendungsbreite, auch im Kindesalter, und ein eingehendes Arzneimittelstudium lohnt sich (siehe S. 226).

Eupatorium perfoliatum:

Fieber morgens zwischen 7.00 und 9.00 Uhr mit Frost beginnend. Galleerbrechen im Froststadium. Dann Hitze mit Benommenheit, Zerschlagenheitsgefühl, Kopf- und Gliederschmerzen, heftigem Durst, rotem Gesicht.

Stramonium:

Sehr heftige Zustände, besonders auf psychischer Ebene (Siehe Abb. 5).

Sulfur:

Ruhiges rotes Fieber; Man denkt irgendwie an Ferrum phosphoricum, aber der Farbwechsel im Gesicht fehlt, und der Puls ist nicht so weich und dünn, sondern eher voll wie bei Belladonna. Dagegen bestehen anamnestisch Hinweise auf Unterdrückung oder verschleppte Krankheitszustände (siehe S. 128).

Cuprum:

Hauptmittel gegen Neugeborenenkrämpfe (Art-v. II, Bell. II; Nuv-v.), ausnahmsweise auch bei *Fieberkrämpfen* angezeigt (siehe S. 206). Fieberkrämpfe, ja Krampfzustände allgemein sind stets ein schlimmes plötzliches dramatisches Ereignis für alle Beteiligten, — und jeder einzelne Arzt muß individuell entscheiden, ob er das betreffende Kind stationär einweist oder antikonvulsiv behandelt. Sicher ist gegen eine Akutbehandlung mit Diazepam nichts einzuwenden. Doch sollte der Arzt wissen, daß eine gezielte Homöopathie möglich ist.

Krampfbereitschaft zum Beispiel wird durch das passende Homöopathikum aufgehoben, so daß es nicht zum Fieberkrampf kommt.

Ist ein Fieberkrampf abgelaufen, sollte eine eingehende Erörterung über das Krampfgeschehen Aufschlüsse über das individuelle Akutmittel geben. Dieses Mittel ist für den nächsten Fieberzustand zu verordnen. Dann sollte selbstverständlich eine weitere eingehende biographische Anamnese erfolgen, um aus der Gesamtheit der Symptome das sogenannte Konstitutionsmittel ermitteln zu können. Dieses Mittel ist dann das Richtige, wenn es die Infekt- bzw. Fieberanfälligkeit reduziert. Auf diese Weise gelingt es eigentlich immer, Rezidive von Fieberkrämpfen zu vermeiden. Für den gewissenhaft und streng nach den Regeln der homöopathischen Heilkunst *Hahnemanns* handelnden Arzt sind Fieberkrämpfe eine ausgesprochene Seltenheit.

Es seien hier lediglich die Arzneien aufgeführt, die bei Fieberkrämpfen angezeigt sind. Eingehendes Studium in den Arzneimittellehren sollte neben einiger Erfahrung die Voraussetzung für ihren Einsatz sein.

Krampfanfall

Froststadium im Fieber, während: Ars. II, Camph. II 2., Lach. II, Merc., Nux-v.
Hitzestadium im Fieber, während: Ars. 3, Bell. II 2, 3, Camph. 3, Carb-v. 3, Caust. II 2, Cic. II, Cina. II, Cur., Ferr-p II 2, Hyos. II, Ign. 2, Nat-m. II 2, Nux-v III, Op., Sep. 3, Stram. III, Verat. 3
Intensiver Hitze, bei: Bell. III, Cic. II, Hyos II, Op., Stram. III

(Weitere Mittel gegen plötzliche auftretende Krankheitszustände, allerdings seltener verbunden mit Fieber:
Camphora: Kollaps im Beginn von Krankheiten
Cantharis: Akute Zystitis mit Schreien bei der Miktion
Colocynthis: Plötzliche Bauchkrämpfe nach Ärger, > Zusammenkrümmen, > Druck, > Wärme
Glonoinum: Folgen von Sonnenstich, Kopfschmerzen > kalte Umschläge, > Nasenbluten, Pulsieren im gesamten Kreislaufsystem.
Magnesium phosphoricum: Bauchkrämpfe, Dysmenorrhöe > Zusammenkrümmen, > Wärme > Druck (Coloc.) — Neuralgiemittel
Spigelia: Trigeminusneuralgie linke Seite — Wurmbefall
Tabacum: Plötzliche Kreislaufschwäche — „sterbenselend").

II. Entwickelt sich ein *Fieberzustand allmählich*, so ist in der Hauptsache an die Mittel *Bryonia, Gelsemium, Lachesis, Lycopodium, Mercurius, Phosphor, Pulsatilla, Rhus toxicodendron* und *Sulfur* zu denken.

Bryonia

Die Kinder sind meist von dunkler Komplexion und straffer Faser. Sie sind ausgesprochen reizbar und wollen bereits vor dem Fieberbeginn, etwa bei dem beginnenden Schnupfen oder Husten ihre Ruhe. Der Husten wird bald schmerzhaft, in der Brust, hinter dem Brustbein, im Kopf, im Bauch; wird ausgelöst durch Bewegung oder Übergang von Kälte zu Wärme. Gegen Abend dann hohes Continua-Fieber, das über Nacht anhält. Warme saure Schweiße am ganzen Körper. Großer Durst, trinkt viel auf einmal. Trockene Lippen, dick schmutzig weiß belegte Zunge. Gegen Morgen kann ein Delirium auftreten, in dem das Kind viel redet. „Möchte nach Hause gehen, obwohl zu Hause“. Führend für Bryonia sind die Modalitäten: < Bewegung, > Ruhe, < Berührung, > breitflächigen Druck, > Liegen auf der schmerzhaften Seite, < Wärme, < heißes Wetter, > kalte Umschläge.

Klinische Diagnose: Grippaler Infekt, Bronchitis, Bronchopneumonie rechts, Exanthematische Erkrankungen, Masern, Scharlach, bei Entzündungen der serösen Häute: Pleuritis, Meningitis, rheumatische Erkrankung (Appendizitis).

Gelsemium:

Die grippalen Erscheinungen treten erst etwa 2 Tage nach der Unterkühlung auf. Führend sind remittierendes Fieber mit Benommenheit, Schwäche, Zittern, Gleichgültigkeit gegenüber dem Kranksein. Verlangen nach Ruhe. Ausgesprochene Durstlosigkeit im Hitzestadium. Gelsemium ist noch besonders angezeigt, wenn bei einer Grippe ein zweiter Fieberschub auftritt (sog. Zweigipflichkeit der Fieberkurve). < feuchtwarmes Wetter, Föhn, vor einem Gewitter.

Lachesis:

Infektionskrankheiten mit drohendem bösartigem Verlauf. Septisches Fieber, Auftreten von Hämorrhagien. Die entstehenden Entzündungserscheinungen, etwa die Angina oder Hauteiterungen, sind von bläulicher livider Farbe, äußerst empfindlich auf die geringste Berührung und auf jegliche Wärme. Sie befinden sich vermehrt auf der linken Seite oder wandern von links nach rechts.
< beim Erwachen in der Frühe
> Ingangkommen einer Sektretion
Krisenzeiten: Frühjahr und Herbst, feucht warme Witterung. (vgl. Septisches Fieber KK II 39!)

Lycopodium:

Siehe S. 133.

Mercurius solubilis:

Vor der Verordnung von Mercurius-Salzen sollte der Fall genauestens studiert werden, um eine *routinemäßoge Behandlung* etwa einer fieberhaften Stomatitis oder eitrigen Angina mit solchen Arzneien zu vermeiden.

Zu Mercur gehört ein remittierendes Entzündungsfieber und die Trias: Foetor, Durst auf kalte Getränke, nächtliche Schweiße ohne Erleichterung. Die entzündlichen Prozesse im Mund-Rachen-Bereich und Lymphdrüsenschwellungen am Hals, Speichelfluß fehlen eigentlich nie. Die geschwollene breite, mit Zahneindrücken versehene und schmutzig belegte Zunge ergänzt das Bild (Landkartenzunge). Der Lokalbefund, etwa an der Zunge oder an den Tonsillen sieht schwammig-blutig-eitrig-ulzerös aus.
< nachts, Bettwärme
< Temperaturextreme

Phosphor:

Siehe S. 168.

Pulsatilla:

Siehe S. 159.

Rhus toxicodendron:

Alle Erkrankungen treten als Folge von feuchter Kälte oder nach Durchnässung (Dulc.), oft auch nach Überanstrengung auf. Fieberhafte Infekte mit intensivem brennendem Continua-Fieber < abends und nachts. Herpes labialis, oft Landkartenzunge. Unruhe in der Nacht mit Höhepunkt nach Mitternacht wie bei Arsen, jedoch mit weniger Angst verbunden. Das Kind muß sich ständig im Bett bewegen, dabei besteht Schwäche. Auftreten von Gliederschmerzen, < am Anfang der Bewegung, > durch fortgesetzte Bewegung. Nächtliche Delirien, Träume von Anstrengungen sind möglich. Rhus tox. kommt zur Anwendung bei grippalen Infekten, bei entzündlichen und exanthematischen Erkrankungen wie Masern, Scharlach, Windpocken (Bläschen mit rotem Hof, juckend), auch mal bei Mumps auf der linken Seite sowie bei rheumatischen Beschwerden.

Ein weiterer Hinweis ist das Verlangen nach kalter Milch.

Sulfur:

Siehe S. 125.

Weitere Bemerkungen zum Fieber:

Nützliche Hinweise bekommt man durch die Betrachtung der *Gesichtsfarbe* oder eine darauf bezogene genaue Befragung: *Rot* oder *blaß* oder *Farbwechsel* oder *einseitige* Verfärbung? (Die betreffenden Rubriken stehen auf Seite 32 f.).

Die Frage nach dem Durst ist von Wichtigkeit (KK III 439 f), dabei ist *Durstlosigkeit im Hitzestadium* als paradoxes Symptom von besonderer Bedeutung (§ 153 Organon). Die Hauptmittel sind Apis, Gelsemium und Pulsatilla.

Bei jedem Fieberzustand sollte man den Puls tasten (KK I 432 f).

Weitere Informationen über z. B. Zeiten des Fieberanstiegs, Dauer, Ablauf, Art, Begleitumstände des Fiebers helfen uns, die einzelnen Mittel voneinander zu unterscheiden. Nach einer Vorauslese mit Hilfe des Repertoriums ist oftmals ein weiteres Studium in der Arzneimittellehre erforderlich.

Hat man auf diese Weise das passende „homöopathische" Mittel gefunden, braucht man Fieber nicht zu fürchten.

Man ist jetzt in der Lage, den Patienten „mit seinem Mittel" durch „sein Fieber" hindurchzuführen. Die Sicherheit aber, mit der man dies bei einiger Erfahrung vollbringen kann, überträgt sich automatisch auf die Eltern; die Angst und Unsicherheit verschwinden. Ein schöner Lohn für ehrliche Bemühungen.

Abb. 5

	Belladonna	Stramonium	Hyoscyamus
Fieber:			
intensive	III	II	I
brennende Hitze	nachmittags abends, nachts	nachts	
mit Delirium (s. u.)	III	III	I
mit Konvulsionen:	III	III	II (Cic. II, Op.)
eher Continua-Fieber:		III	III
< nachts,		II	
Temperatur steigt sehr hoch	III	II	II (Bry. II, Rhus-t.)
eher Entzündungsfieber	III		I
remittierendes Fieber	III nachmittags, abends	I	
Kopf heiß, Extremitäten kalt	III	I	
Gesicht heiß, Extremitäten kalt		III *oder* Körper brennend heiß, Kopf und Gesicht mit Schweiß bedeckt	I Hände (Arn.)
Schmerzen:	Beschwerden eher schmerzhaft	eher schmerzlos, mehr benommen	
Licht:	Verlangen, aber < > Dunkelheit III	*Verlangen,* > < Dunkelheit III > Dunkelheit III	flieht das Licht > Dunkelheit II
Delirium:			
Reden: albern-unsinnig	II	II	III
Lachen, albern	I	II	III
Nacktsein, möchte	II	II	III
Objekte	erscheinen gekrümmt II	erscheinen zu klein (Hyos.) I	erscheinen zu groß III
Angriffsseite	< rechts		

2. Die infantile Zerebralparese

Den für unsere Zeit entscheidenden Impuls bezüglich Ätilogie und Pathologie, weniger der Therapie der infantilen Zerebralparese gab *William John Little* (1810—1894), ein englischer Arzt, der selbst als Folge einer Poliomyelitis einen „Klumpfuß“ links hatte, im Jahre 1862. Er erkannte als Erster den Zusammenhang zwischen der Entwicklung einer infantilen Zerebralparese und Störungen unter der Geburt bzw. in der Neugeborenenperiode: schwere Geburt, Frühgeburt, Asphyxie usw. Von ihm stammt eine umfassende Beschreibung insbesondere der spastischen Diparese (Morbus Little).

Das Synonym Infantil Cerebral Palsy (ICP) wurde 1889 von Sir *William Osler* geprägt.

Die heute international anerkannte von der „Oxford Study Group on Child Neurology and Cerebral Palsy“ gegebene Definition lautet (übersetzt): „Die ICP ist eine Störung sowohl der Haltung als auch der Bewegung des Kindes. Sie ist ein nicht fortschreitendes Leiden, das im Verlauf der frühen Hirnentwicklung erworben wurde.“

Die Bemühungen, solchen Kindern zu helfen, fanden in zahlreichen Veröffentlichungen vieler Wissenschaftler, Neuropädiater, Ärzte ihren Niederschlag.

Der wiederum entscheidende Durchbruch zu einer in der Tat gedeihlichen Therapie gelang jedoch erst im 20. Jahrhundert. Er ist insbesondere mit dem Namen *Karel* und *Bertha Bobath* (Veröffentlichungen 1952—1975), *Elisabeth Köng* (1962—1972) und *Václav Vojta* (1962) verknüpft.

Karel Bobath, geboren 1906 in Berlin, mußte 1939 aus politischen Gründen nach England übersiedeln. Ab 1942 begann er, sich mit dem zerebral bewegungsgestörten Patienten zu befassen und sich diesem Gebiet speziell zu widmen. *Bertha Bobath,* seine Frau, war ihm dabei eine unschätzbare Hilfe; „Frau, Arbeitskollegin und Inspiration“.

Als Grundlage diente das genaue Studium der Reflexvorgänge, wie sie von *Magnus* und *Schaltenbrand* an dezerebrierten Tieren analysiert worden waren.

Das Ehepaar *Bobath* verglich die Reflexvorgänge gesunder Säuglinge und Kleinkinder mit denen zerebralgeschädigter Kinder, und stellten fest, daß bei diesen die primitiven Reflexe des Rückenmarks persistieren und pathologische Reflexe auftreten.

Zum Beispiel sind bei der Spastik die Reflexerregbarkeit gesteigert und die Koordination durch das kortikale Zentrum gestört. Durch Enthemmung gewisser niederer Reflexe, z. B. der tonischen Labyrinth- und Nakkenreflexe werden abnorme Haltungs- und Bewegungsformen (Bewegungsmuster) herbeigeführt und fixiert. Hinzu kommen Korrekturversuche der gesunden Hirnanteile. Dies ist ein ganz einfaches Beispiel für die sehr komplizierten und komplexen Vorgänge des zentralen Koordinationsapparates.

Von entscheidender Wichtigkeit ist die Frühdiagnose dieser zentralen Koordinationsstörung (ZKO), auf die besonders *E. Köng* hingewiesen hat.

Der Verdacht einer ZKO kann etwa im Alter von 3 bis 4 Monaten oder auch früher gestellt werden.

Um möglichst alle gefährdeten Kinder rechtzeitig zu erkennen, wurde von ihr 1962 die sogenannte Früherfassung eingeführt, die in monatlichen neurologischen Kontrollen besteht. Diese Forderung wird heute weitgehend durch das Vorsorgeprogramm bei Kindern erfüllt. Inzwischen gehört das Gebiet „zerebrale Bewegungsstörung" zu einem festen Bestandteil des Medizinstudiums und zumindest jeder Kinderarzt ist in der Lage, die Verdachtsdiagnose ICP zu stellen.

Auf die anamnesischen und wichtigsten diagnostischen Hinweise sollen die folgenden zwei Artikel eingehen. Genaueres ist besonders bei *Flehmig:* „Normale Entwicklung des Säuglings und ihre Abweichungen" und bei *Vojta:* „Die zerebralen Bewegungsstörungen im Säuglingsalter" nachzulesen.

Die Ziele einer Frühbehandlung, das heißt Krankengymnastik auf neurophysiologischer Grundlage, sind:

A) Die Entwicklung falscher Bewegungsmuster (pattern) zu verhindern und normale Bewegungsmuster in das noch plastische (= verformbare) kindliche Gehirn einzuschleifen (Hemmung — Inhibition/Bahnung — Facilitation).

B) Der Erwerb eines normalen Muskeltonus als Grundvoraussetzung normaler Bewegungsabläufe.

(Als „normal" wird die Bewegung bezeichnet, die von jedermann als selbstverständlich angesehen wird, die nicht auffällt. Hingegen werden die Bewegung und die Haltung, die auffallen, die leicht zu sehen sind, als abnorm bezeichnet).

C) Erfahrungen, die ein gesundes Kind fast automatisch macht, durch ständige Übung zu erwerben und schließlich, soweit möglich, ebenso zu automatisieren. Dies betrifft besonders sensomotorische und Sinnesleistungen wie das Gefühl für seinen Körper (Körperschema), Wahrnehmungen der Umwelt, die Orientierung im Raum, der Erwerb der Hand-Mund-, Hand-Augen- und Hand-Hand-Koordination (um nur einige Ziele zu nennen).

Für die erfolgreiche Behandlung solcher im Koordinationsapparat lokalisierter Störungen ist eine genaueste Kenntnis der normalen kindlichen

Entwicklung einerseits und der pathologischen Entwicklung andererseits in allen einzelnen Schritten und für jedes Alter erforderlich, ja Voraussetzung.

Der individuelle Therapieplan (Methode *Bobath* oder *Vojta)* richtet sich jeweils nach dem Befund des einzelnen Kindes. Hier bestehen ausgesprochene Parallelen zum therapeutischen Ansatz in der Homöotherapie, weswegen im folgenden insbesondere auf die Möglichkeiten der Homöotherapie bei diesen von Behinderung bedrohten Kindern hingewiesen werden soll.

2.1 Homöotherapie bei Risikokindern

(Nach einem Vortrag vor dem LV Niedersachsen in Celle am 14. 05. 1983.)

Als *Risikokind* bezeichnet man Neugeborene und Säuglinge, die durch prä-, peri-, oder postnatale Schädigung Gefahr laufen, einen bleibenden Hirnschaden zu erleiden, der sich im Laufe weiteren Gedeihens zu einer infantilen Zerebralparese entwickeln kann.

In neuerer Zeit spricht man anstatt von „Risikokind" auch von einem Kind, das *„von Behinderung bedroht" sei.*

Nach der Statistik (*Paustian* et al. 1983) führen in 10—40 % pränatale, in etwa 60 % perinatale und in 10—20 % postnatale Risikofaktoren zu einer infantilen Zerebralparese.
(In der Zwischenzeit haben sich durch die moderne Perinatologie die Verhältnisse absolut wesentlich verbessert.)

Die wichtigsten pränatalen Risikofaktoren sind:

- zu hohes Alter der Mutter (über 30 Jahre)
- zu viele Schwangerschaften (über 6)
- Infektionen während der Schwangerschaft (Röteln, Lues, Toxoplasmose usw.)
- Blutgruppenunverträglichkeiten
- Gestose — EPH-Syndrom
- Wehen und Blutungen während der Schwangerschaft — Abortus imminens
- Toxämie — (Diabetes mellitus) — medikamentöse Belastungen.

In diesem Bereich hat die Homöopathie wohl die größten Möglichkeiten beim drohenden Abort.

Bei den Folgezuständen nach Infektionen in der Schwangerschaft mag wohl der Einsatz der entsprechenden Nosode sinnvoll sein. Bei Frühgeburt infolge EPH-Syndrom hat sich mir Sulfur bewährt (s. S. 66).

Die schwerwiegendsten perinatalen Risikofaktoren sind:

- *Frühgeburt* — Mangelgeburt, dazu gehören auch Zwillings- bzw. Mehrlingsgeburten (> 32 Wochen, > 2500 g, > 40 cm),
- die zu lange Geburt — oder Sturzgeburt, welche beide eine große Gefahr für eine *Hirnblutung* in sich tragen,
- die *Asphyxie* (Apgar-Wert unter 7),
- das Amnion*infektions*syndrom.

Über die Möglichkeiten der Homöopathie in diesem Zeitabschnitt wird noch genauer zu sprechen sein.

Postnatale Risikofaktoren sind hauptsächlich:

Folgen von Schädelhirntraumen (Geburtstrauma — Verkehrsunfälle)
Infektionen (Meningitis — Enzephalitis)
Impfschäden
Intoxikationen
Hirntumoren bzw. unvermeidliche Operationsfolgen

Wir wollen uns weiter mit den *statistischen Ergebnissen* befassen. Und da ist interessant:

a) Je mehr Risikofaktoren bei dem einzelnen Neugeborenen zu beobachten sind, um so größer ist die Gefahr, daß es sich um ein von Behinderung bedrohtes Kind handelt, — da eine ausgedehnte Schädigung des Gehirns anzunehmen ist.
b) Aber „bei 40,3 % aller Kinder fand sich eine leere Vorgeschichte oder nur ein einzelner Risikofaktor".
c) Die sogenannte spastische Diparese, die eigentliche „Littlesche Krankheit" ist, „signifikant häufiger bei Frühgeburten" zu beobachten.
d) Für die anderen Formen der infantilen Zerebralparesen
die spastische Tetraparese
die spastische Hemiparese
die athetoiden Formen
die ataktischen Formen
die zentrale Hypotonie und
die zahlreichen Mischformen

konnten so strenge Zusammenhänge zwischen Risikofaktoren und Ausprägung des Krankheitsbildes nicht gefunden werden. Meist, wie gesagt, bestanden mehrere Risikofaktoren.

Doch zurück zum Risikokind.

Die alleinigen anamnestischen Erhebungen über die im Wesentlichen um die Geburt herum auftretenden Risikofaktoren, unter die noch die Frage nach Neugeborenenkrämpfen und nach der Neugeborenengelbsucht einzureihen sind, reichen nicht aus zu der Verdachtsdiagnose „Risikokind".

Zur Beurteilung dieser Frage muß der Untersucher über eingehende Kenntnisse über die *Normalentwicklung* des Säuglings und deren *Abweichungen* verfügen. Frau *Flehmig* schreibt: „Zur Früherkennung und richtigen Interpretation diskreter Symptome eines leicht behinderten Kindes bedarf es sehr spezieller Erfahrung, die man nur am Säugling erwerben kann." — Dem ist nichts hinzuzufügen.

Dennoch mag es erlaubt sein, die auffälligsten Merkmale eines solchen Kindes hier hervorzuheben, ergeben diese doch wesentliche Ansätze für eine Homöotherapie.

Beim Untersuchungsgang (s. Abb. 6) eines verdächtigen, etwa **4 Monate alten Säuglings** könnten z. B. solche auffälligen Symptome beobachtet werden (*Köng*):

- starke Schreckhaftigkeit — Krampfanfälle
- häufig unmotiviertes Schreien, insbesondere in Bauchlage (TLR)
- Störungen im Schlaf-Wach-Rhythmus
- Eß- und Trinkschwierigkeiten
- Offener Mund, Speichelfluß
- marmorierte Haut
- isolierte Durchblutungsstörungen, etwa eines Armes
- kongenitaler inspiratorischer Stridor
- Berührungsempfindlichkeit
- noch kein Lächeln mit 6—8 Wochen (*Paine* 1961)
- kein Blickkontakt
- übermäßige Ruhe oder Unruhe (Apathie-Hyperexzitabilität) konstante Asymmetrien, ASTNR-Stellungen
- einseitiges Strampeln, einseitige Fausthaltung
- konstante Opistotonushaltung
- konstante Fauststellung oder Zehenkrallen
- keine Hand-Mund-Koordination
- Augenstörungen: Strabismus convergens o. divergens / Nystagmus

- zu frühe totale Extension der Beine
- Adduktion der Oberschenkel
- Fehlen des Kopfdrehens in Bauchlage
- Fehlen von Rooting, Saugen usw., überhaupt Fehlen angeborener Reflexe

Mehr nach dem 4. Lebensmonat, aber auch schon vorher:

Haltungstonusänderungen:

erhöht (– > Spastik)
schlaff (– > Hypotonie, geistige Behinderung?)
wechselnd (– > Athetose?)
damit verbunden:
Globale = totale Tonusverteilung: z. B. Wechsel von Beugung — Streckung ohne Variation
Persistierendes primitives Haltungsmuster: z. B. Henkelstellung der Arme, Froschhaltung der Beine
Deutlicherwerden von Assymmetrien — ASTNR
Verstärkter Verlauf der Streckphase mit Opistotonus
Persistierende Moro-Reaktion
Retardierung der statomotorischen Entwicklung
Gestörte oder verzögerte Entwicklung der Handfunktion:
Hand-Hand-Koordination
Hand-Mund-Koordination
Persistieren der schon genannten Symptome
Keine oder verzögerte Entwicklung von Stell- und Gleichgewichtsreaktionen.

Bei der *Beurteilung* solcher Zeichen und Symptome ist besonders auf *Konstanz* zu achten. Außerdem ist die Gesamtsituation einschließlich der *sozialen Verhältnisse zu berücksichtigen* wie Bezugsperson, Berufstätigkeit der Eltern, Fremdarbeiter, zu wenig motorische Möglichkeiten des Kindes, andauernde Rückenlage, andauernde Bauchlage, zu wenig Spielzeugangebot, ständiger Aufenthalt im Laufstall oder im Babysitter usw. Eine Beurteilung alleine nach Reflextabellen ist gefährlich; es müssen mehrere Anzeichen konstant auftreten.

Dann folgt das *Gespräch mit den Eltern:*

Der Arzt sollte sich hierfür viel Zeit nehmen, um auch auftretende Fragen beantworten zu können!

Er sollte sich vorsichtig ausdrücken, *nicht* von *Bewegungsstörung*, von Spastik, Athetose, Hirnschaden, *geistiger Behinderung* o. ä. reden. — Er sollte vielmehr von „auffälligen Symptomen“ sprechen. Er sollte den Aussagen des überweisenden Arztes möglichst zustimmen und keine widersprüchliche Aussagen machen. Er sollte sich *nicht* zu genau über die *Zukunft* des Kindes auslassen, da genaue Prognosen einfach nicht möglich sind. („Plastizität des kindlichen Gehirns“). Schließlich muß er versuchen, die Eltern zu einer *positiven Einstellung* für eine eventuelle Therapie zu gewinnen. Die Verordnung einer solchen Therapie, der „Krankengymnastik auf neurophysiologischer Grundlage“ (z. B. 10 Sitzungen) erfolgt bei uns einfach auf einem Krankenkassenrezept und wird dann von einer nach der „Methode Bobath“ oder nach der „Methode Vojta“ ausgebildeten Krankengymnastin durchgeführt.

Die Indikation zu einer solchen Therapie wird relativ großzügig gestellt. Der Erfolg dieser Behandlung hängt entscheidend von der *Schwere* des Zerebralschadens und dem *Behandlungsbeginn* ab. Hierzu nochmals zwei kompetente Stimmen:

Zuerst *Frau Dr. Köng, Bern:* „Man muß wissen, daß leichte Hirnschäden völlig spontan kompensiert werden; d. h. Zeichen wie persistierende Moro-Reaktion, konstanter Opistotonus, konstante Asymmetrie usw. können in der Folgeentwicklung kompensiert werden.“

Und *Frau Dr. Flehmig, Hamburg:* „Wir sind aufgrund unserer derzeitigen Erfahrung nicht mehr berechtigt, untätig abzuwarten, d. h. nicht durch eine gezielte Behandlung in den Verlauf der unter Umständen pathologischen Entwicklung einzugreifen.“

Soweit der Standpunkt der modernen Neuropädiatrie.

Es ist nun sehr erfreulich, festzustellen, daß es eine ganze Menge homöopathischer Mittel gibt, die genügend Beziehung zu den anamnestischen Angaben einerseits und den ablaufenden neuropathologischen Reaktionen des einzelnen gefährdeten Neugeborenen oder Säuglings andererseits haben.

Nach meiner Erfahrung ist es sehr gut möglich, entscheidende Korrekturen mittels Homöotherapie vorzunehmen.

Als Indikation für eine solche Therapie bestehen keine anderen Richtlinien als die der Neuropädiater für eine Krankengymnastik auf neurophysiologischer Grundlage.

Wir wollen mit dem Homöopathikum das zwar geschädigte, aber noch in der Entwicklung befindliche anpassungsfähige „plastische" Gehirn zur Korrektur — oder Ausheilung(?) — seines Defektes anstoßen.

Meist ist es möglich, alleine mit der passenden homöopathischen Arznei die Normabweichung zu korrigieren.

Bei schwer geschädigten Kindern oder zu spät einsetzender Therapie ist eine kombinierte homöopathische und krankengymnastische Behandlung notwendig und empfehlenswert.

Selbstverständlich müssen diese Kinder, wie in der Neuropädiatrie üblich, in laufender Kontrolle bleiben.

Abb. 6

Untersuchungsschema nach Flehmig

für normale Entwicklung bzw. Abweichungen

Grobmotorik: Rückenlage
Bauchlage
Hochziehen
Sitzen
Aufstellen/Achseln
Krabbeln
Stehen
Laufen

tonische Reaktionen
Haltungs- bzw. Muskeltonus
Stellreaktionen
Gleichgewichtsreaktionen
Symmetrie
Feinmotorik u. Adaption — Greifen
Sprache
Sozialer Kontakt
Verrichtungen des täglichen Lebens
Hören und Lokalisierung von Geräuschen
Lautierung — Atmung, Saugen, Schlucken
Sehen und Augenbewegungen
Emotionales Verhalten
Entwicklung

2.1.1 Homöotherapie bei Risikokindern

Ansätze nach Hinweisen aus der Anamnese:

Amnioninfektionssyndrom: Lach. 94, vgl. auch S. 67 und KK II 39 „Septisches Fieber".
Asphyxie der Neugeborenen: s. Zeichen-Repertorium S. 68.
Commotio cerebri: s. KK I 184.
Die Hauptmittel sind: Arn. III (!) — Cic. III, Hell. II, Hyos. II, Hyper. III, Nat-s.
Cyanose der Neugeborenen: s. Zeichenrepertorium S. 70.
Enzephalitis: s. KK I 183.
Frühgeburt (Mangelgeburt): s. Zeichen-Repertorium S. 67.
Gehirnblutung: s. KK I 183.
Die wichtigsten Mittel sind: Acon. III, Arn. II, Bell. III, Camph. II, Cocc. III, Cupr. II, Ferr. II, Gels. III, Hyos. II, Ip. III, Lach. III, Laur., Lyc. II, Merc., Nat-m. II, Nit-ac., Nux-v. II, Op. III, Phos. II, Plb., Puls. II, Stram.
Hydrozephalus: s. KK I 194 und Zeichen-Repertorium S. 22.
Ikterus neonatorum: s. Zeichenrepertorium S. 72.
Medikamentenfolge: s. SR II 364.
Die Hauptmittel sind: Nux-v. III, Puls. II, Sulf. II.
Meningitis: s. KK I 183.
Neugeborenenkrämpfe: Art-v. II, Bell. II 2, 4, Cupr. II, Nux-v. 4.
Schock, Verletzungen, durch: s. SR II 581.
Spina bifida: s. KK II 315; die hier aufgeführten Mittel sind als Mittel für eine sogenannte Konstitutionsbehandlung bei diesem Grundleiden zu bewerten.

Für die für die Verdachtsdiagnose „Risikokind" aufgezeichneten Beobachtungen, welche man an dem kleinen Säugling machen kann, gibt es nicht in jedem Fall eine genaue Entsprechung in der homöopathischen Literatur, da die Terminologie zwischen diesen beiden Fachgebieten, Homöopathie bzw. Neuropädiatrie, sehr unterschiedlich ist.

Doch kommt man aus dem Staunen nicht heraus, wenn man gezielt nach diesem oder jenem Symptom besonders in der alten hömöopathischen Literatur sucht.

Dies möchte ich dem Einzelnen selbst überlassen.

In den nun folgenden kurzen Schilderungen der häufigsten angezeigten homöopathischen Arzneien für das Risikokind werde ich Ihnen einige derartige erstaunliche Verbindungen zwischen alter homöopathischer Literatur und moderner neuropädiatrischer Nomenklatur aufweisen.

Aconit

Uns bekannt als akutes „plötzliches“ Mittel (s. Fieber S. 201) ist indiziert bei prä- und perinatalen Risikozuständen. Es ist jedoch kein „ICP-Mittel“ im strengen Sinne.

Aus der *Pränatalphase* ist drohender Abort als Folge von Schreck (Gels., Ign., Op.) und von Ärger zu nennen *(Farrington).*

In der *Perinatalperiode* steht an erster Stelle die *Asphyxie:* mit blassem Gesicht, blauen Händchen, Schnappen nach Luft, unfühlbarem oder langsamen Puls.

Auch bei *Hirnblutung* ist im akuten Stadium an dieses Mittel zu denken: „Schock“ durch Verletzung, mit kalten Füßchen, Ohnmachtszuständen. Gähnen ohne Schlaf.

Hahnemann RAL I *Symptom 424:* Gähnt oft, ohne schläfrig zu sein. Symptom 333. Zittern der Arme und Hände.

Im frühen Säuglingsalter können Störungen, die zum sogenannten *Hyperexzitabilitätssyndrom* zählen, günstig beeinflußt werden: Unruhe, Angst, Schreckhaftigkeit, Überempfindlichkeit gegen Licht, Geräusche, Berührung, Schmerzen.

Der Schlaf ist gestört durch Unruhe und Auffahren. Diese Zustände findet man bei *fieberhaften Zuständen,* so auch mal bei einer *Meningitis* (s. S. 201).

In seltenen Fällen rechtfertigt die Neugeborenengelbsucht einmal den Einsatz von Aconit, hingegen ist es ganz bewährt bei der *akuten Harnsperre* im Neugeborenen- und Säuglingsalter.

Arnica

Die Wirkstoffe der Arnica haben eine besonders heilsame Wirkung gegen

- Folgen von Verletzungen mit Blutaustritt
- Folgen von Überanstrengung und Übermüdung (Mutter)
- akute und chronische Folgen von Verletzungen der Weichteile

Farrington beschreibt die besondere Wirkung auf die Kapillaren: Es kommt zur venösen Stase, die Blutaustritt herbeiführt. Wörtlich sagt er: „Solcher Blutaustritt kann nicht bei einem gesunden Gefäß vorkommen.“

— „Folgen von Erschütterung des Gehirns oder Rückenmarks oder beider.“ — „Bei chronischen Folgen von Verletzungen können wir Arnica anwenden, wenn Krankheiten, deren Erscheinungen selbst ganz fremd der eigentlichen Symptomatik des Mittels sind, auf traumatischen Ursprung zurückgeführt werden können.“

Alle diese Aussagen treffen für die pränatale und besonders perinatale Phase häufig zu.

A) Pränatal

Folgen von Überanstrengung, Folgen von Erschütterung z. B. bei drohendem Abort, bei Blutungen.

B) Perinatal

Traumen unter der Geburt: Hirndruck, Hirnerschütterung, Hirnprellung, Hirnblutung, Kephalhämatom, Hämatome nach Zangenentbindung oder Vakuumextraktion.

Es ist bekannt, das besonders die *Frühgeborenen bezüglich Hirnblutungen sehr gefährdet* sind, verständlich, wenn man die Aussage von *Farrington:* „Solcher Blutaustritt kann nicht bei einem gesunden Gefäß vorkommen“ mit der Unreife des Kindes und somit der stärkeren Verletzbarkeit der Gefäße assoziiert.

Arnica ist also nicht nur, wenn Geburtstraumen, insbesondere eine Hirnblutung eingetreten sind, sondern gewissermaßen als Prophylaktikum vor dem Transport des Frühgeborenen von der Entbindungsklinik zur Intensivabteilung der Kinderklinik, empfehlenswert. Eine Gabe Arnica C 30 vor dem Transport!

Bei *Asphyxie* nach traumatischer Geburt mit blau verfärbter oder marmorierter Haut, mit Berührungsempfindlichkeit, Geräuschempfindlichkeit, schrillem Schreien oder umgekehrt Schläfrigkeit, schlaffem Tonus.

C) Spätere Folgen eines Gehirntraumas können sein:

die Entwicklung eines sogenannten *Apathiesyndroms.*

Definition nach *Prechtl:* „Die Kinder sind ruhig, apathisch. Die Eigenreflexe sind träge und schwierig auszulösen. Schreien die Kinder einmal, klingt der Schrei leise jammernd. Sie schlafen sehr viel, schlucken und saugen sehr schlecht oder gar nicht, so daß sie sondiert werden müssen.“

Die von Arnika bekannte Kraftlosigkeit und Schwäche wird hier deutlich. In seltenen Fällen mag Arnika einmal indiziert sein beim sogenannten *Hyperexzitabilitätssyndrom* (*Prechtl*): „Sehr lebhaft gesteigerte Eigen- und Fremdreflexe. Manchmal Kloni, die nicht so schnell erschöpfbar sind. Kinnzittern. Der Mororeflex ist leicht auslösbar, manchmal schon bei der geringsten Kopfbewegung. *Auffallende Berührungs- oder Geräuschempfindlichkeit (!).* Die Kinder schreien viel und schlafen wenig. Günstige Prognose."

Bei *mangelhafter Kopfkontrolle* (s. S. 227 f.) und entsprechenden anamnestischen Angaben über ein Geburtstrauma mag Arnika einmal hilfreich sein.

Hahnemann, RAL, Band 1, Symptom:

Nr. 139: Der Kopf ist ihr so schwer, daß sie ihn immer auf die Seite sinken läßt.

Nr. 140: Der Kopf ist schwer und wegen der Schwäche der Halsmuskeln so beweglich, daß er leicht nach allen Seiten hinsinkt.

(Die häufig übliche Behandlung zerebralgeschädigter Kinder mit Arnika und *Hypericum* in tiefen Potenzen im Wechsel über lange Zeit ist unhomöopathisch und kaum erfolgversprechend. Hypericum hat mehr Beziehung zu Verletzungen der peripheren Nerven, kann aber bei Commotio cerebri einmal indiziert sein.)

Belladonna

S. Hahnemann, RAL, Band 1:
„Für die akuteren Krankheiten, andererseits nicht weniger in den langwierigsten Übeln heilsam."

Da Belladonna zu den häufigsten Mitteln in der *Peri- und Postnatalperiode* zählt, aber ebenso bei später auftretenden Krankheitszuständen, die das Risikokind charakterisieren, passend sein kann, soll es ausführlich, wenn auch nur stichwortartig abgehandelt werden.

A) Pränatal

Hirnblutung — Commotio cerebri
Schock nach Geburtstrauma
Asphyxie
Neugeborenenkrämpfe (auch spätere Krämpfe)
  epileptiform — klonisch — tonisch
  < nach Trinken

< durch Lichtreiz (Wasser, glitzernde Gegenstände)
< Aufregung, < Ärger
Schreien vor dem Anfall
Anfall beginnt in den Armen
Schaum vor dem Mund
(Fallneigung nach hinten oder zur Seite)
einseitige Ausprägung möglich
rechts
mit Lähmung der Gegenseite

B) Perinatal / Postnatal

Fieberhafte Meningitis; Enzephalitis
Vgl. S. 202 Fieber
Opistotonus — Berührungsempfindlichkeit, Schreckhaftigkeit

C) Syndrome
Hyperexzitabilitätssyndrom:

mit Krampfneigung s. o.
allgemeiner Schreckhaftigkeit
Empfindlichkeit auf Berührung, Licht, Geräusche
glänzenden Augen, Lichtscheu mit Lidspasmen
Augenzittern, Augenrollen, Nystagmus
Schreien vor Krampfanfällen, im Schlaf
Schlafstörungen vor Mitternacht
Zucken im Schlaf, Auffahren wie durch Schreck
Kopfrollen

Vermehrte tonische Reflexaktivität (Hinweise auf Hypertoniesyndrom?)
Opistotonus
ASTNR: *Hahnemann*, RAL Band I, *Symptom 1082: Kopf und übriger Körper ganz nach der linken Seite hinterwärts gezogen, daß er nicht gehen konnte.*
Vermehrte Streckung
Pronation der Arme: *Symptom 922:* Beständiges Einwärtsdrehen (intorsio) der Arme und Hände.
Fauststellung mit adduziertem und eingeschlagenen Daumen
Spitzfußtendenz

Auffällige Zeichen und Symptome im Mundbereich:
Verkrampfung, Trismus, Zähneknirschen, Speichelfluß, Trockenheit der Schleimhäute
Schluckprobleme

Bei Verhaltenstörung mit Aggressivität, bei Sprach- und Hörstörungen hat Belladonna seinen Anwendungsbereich; es lohnt sich, das Mittel genau zu studieren.

Cuprum

Ist ein Hauptmittel nicht nur für das Risikokind, sondern ebenso bei Kindern mit bereits bestehender ICP.

Auch hier möchte ich wegen des großen Umfangs der therapeutischen Möglichkeiten in unserem Bereich nur stichwortartige Angaben machen.

Cuprum ist angezeigt bei Folgen von *Hirnblutung*
Folgen von *Schock*
Folgen von *Meningitis* und *Enzephalitis*
bei *Asphyxie,* blaß und blau

Es ist das *Hauptmittel bei Neugeborenenkrämpfen,* generalisierte, mehr klonische Krampfanfälle, die in Fingern und Zehen beginnen, mehr linksbetont und mit Cyanose ablaufen.
< *Unterdrückung oder Nichtherauskommen von Hautausschlägen*
(Gilt auch für die Entstehung anderer neurologischer Auffälligkeiten, etwa eines Hypertoniesyndroms 94)

Eine bewährte Indikation für Cuprum ist der *Stridor inspiratorius laryngealis congenitus (Imhäuser).*

Oder die Fauststellung mit eingeschlagenem Daumen, als früher Hinweis einer Tonuserhöhung in den oberen Extremitäten.

Zum weiteren Arzneimittelbild darf ich *S. Hahnemann* zitieren. Er hat 387 Prüfungssymptome in Band 3 „Die chronischen Krankheiten" aufgezeichnet.
S. Hahnemann: Die chronischen Krankheiten, Band 3

Symtom Nr.:

6 Unruhiges Umherwerfen und stete Unruhe — (Hyperexzitabilität)
16 Unempfindlich und dumm liegt er in einem Winkel (Apathie/GB)
58 Der Kopf wird nach hinten gezogen (Opistotonus)
59 Der Kopf wird schief gedreht (ASTNR)

70 Fippernde geschlossene Augen (Lidkrampf)
72 Schwankend hin und her bewegte Augen (Nystagmus)
108 Krampfhafte Zusammengezogenheit der Kinnladen (Trismus)
114 Im Mund läuft ihm das Wasser zusammen (Speichelfluß)
120 Das Getränk gluckert beim Trinken hörbar im Schlunde hinab (gestörte Mund- und Schluckmotorik)
340 Konvulsivische Anfälle im Schlafe, Zucken mit den Fingern, den Armen und Händen rückwärts und einwärts nach dem Körper zu, in den Füßen auch zurückziehend. Sie machte die Augen bald auf und drehte sie, bald wieder zu und verzog den Mund (BNS-Krämpfe? — Moro-Reaktion).
344 Epileptische Anfälle, bei denen Schaum vor den Mund tritt, bei offenem Mund und der Rumpf auswärts gebogen, die Gliedmaßen auswärts gestoßen werden (Totale Extension)
345 Das Kind liegt auf dem Bauche und stößt krampfhaft den Hintern in die Höhe (TLR)
356 Abzehrung (Abmagerung bei ICP)

Cuprum ist ein sehr bewährtes Mittel für unsere Sorgenkinder, und die eingehende Befassung mit der bestehenden Literatur, angefangen bei *Hahnemann,* über *Kent, Farrington, Nash* bis *Imhäuser* ist ein großer Gewinn.

Helleborus

In den Arzneimittellehren findet man den Begriff *„Mangelzustände des Gehirns"*.

Pränatale Dystrophie, Folge von Plazentainsuffizienz, Frühgeburt, Mangelgeburt, small-for-date-babies. Unreife wären somit Anzeigen für Helleborus. Ich habe einige „normale", d. h. neurologisch unauffällige Frühgeborene mit Helleborus C 30, alle 4 Wochen eine Gabe über 1/4 Jahr behandelt. Alle diese Kinder sind gut gediehen und ohne Probleme aufgewachsen. Dies ist natürlich kein Beweis.

Es gibt genügend weitere Anzeigen für dieses Mittel. Ein wichtiger Hinweis ist: *Ödemstatus des Gehirns.* Dies gibt es bei der fieberhaften Meningitis, als Folge von Schädelhirntrauma, also auch bei ganz Kleinen. Der drohende Hydrozephalus internus wäre hier in etwa auch einzureihen. Als Folge des Hirndrucks findet man Erscheinungen wie Benommenheit, automatische unkoordinierte, ausfahrende Bewegungen, Kopfrollen, Kopfbohren, Kaubewegungen, Speichelfluß, glasige Augen, *Cri encephalique* = gepreßtes Schreien, gespannte Fontanelle, *Sonnenuntergangsphänomen,* und natürlich auch Krampfanfälle. Diese können bei Bewußtsein, können einseitig ablaufen und Lähmungen nach sich ziehen (Caust.). „Stirnrunzeln bei Gehirnsymptomen". Reiben und Zupfen an der Nase. Nicht selten sind Blähungsbeschwerden mit viel gurgelnden Darmgeräuschen dabei. Schwerwiegende Urinbefunde mit Albuminurie, Hämaturie können auf eine falsche Fährte locken.

Folgezustände einer etwa abgelaufenen Meningitis könnten sein:

Ein *Apathiesyndrom:* mit Reaktionsmangel. „Teilnahmslosigkeit gegen geliebte Personen, gegen Schmerzen (Op., Stram.), gegen Leiden". Offener Mund, erschwertes Schlucken, vielleicht muß das Baby mit der Sonde ernährt werden. Viel Gähnen, auffallende Schläfrigkeit oder auch Schlaflosigkeit. Die Kinder sind oftmals auffallend blass.

Ich habe auch Säuglinge mit dem sogenannten *Hypertoniesyndrom* beobachtet: Hypertoner Grundtonus, Opistotonushaltung, kantige Bewegungen, Kinnzittern, Arm- und Beinklonus, zeitweise Spitzfußtendenz, Fauststellung (links), ASTNR nach links waren neben obenbeschriebenen Zeichen die hauptsächlichen Hinweise.

Das *Hypotoniesyndrom* fällt hier auf durch den hypotonen Grundtonus („die Muskeln gehorchen nicht leicht dem Willen" — *Farrington),* die mangelhafte Kopfkontrolle, die verzögerte statomotorische Entwicklung.

Nux vomica

Für dieses große Polychrest muß eine ganz kurze Information genügen. Negative Wirkungen durch stärkere Medikamente: Narkose beim Kaiserschnitt, Wehenmittel usw. Diese wirken sich besonders im neurovegetativen Bereich aus: als Blähungskoliken, Pylorospasmus (Cuprum. Silicea), spastische Obstipation mit vergeblichem Stuhldrang. Verletzungsschock, Hirnblutung, Enzephalitis können in der Anamnese geäußert werden.

Nux vomica gehört zu den Erkältungs- und Fiebermitteln (s. S. 204), und hier ist insbesondere an die Neugeborenen- und die Fieberkrämpfe zu denken.

Die Konvulsionen gehen vom Solarplexus aus, Aufregung, Abkühlung, kalte Luft, Zugluft können den Anfall auslösen, das Hauptmerkmal ist der Streckspasmus, die Opistotonushaltung, die blauen Händchen und blauen, kalten Füßchen, vielleicht auch häufiges Gähnen.

2.2 Probleme der Kopfkontrolle

(Nach einem Vortrag, gehalten im D-Kurs in München, am 24. 01. 1983).

A) Die *motorische Entwicklung* des Menschen erfolgt *grundsätzlich:*

- gegen die Schwerkraft
- weitgehend symmetrisch,
- aufbauend auf bereits vorhandenem,
- von gröberen totalen zu freieren und differenzierten Bewegungsmustern,
- von zufälligen zu willkürlichen Bewegungen, die dann weitgehend automatisiert werden;
- dabei hemmen die höheren Bewegungsmuster die primitiveren Bewegungsmuster,
- entsprechend der Ausreifung der motorischen Nervenbahnen vollzieht sich diese Entwicklung von oben nach unten, d. h. vom Kopf zu den Extremitäten.

Auch die Entwicklung der Kopfkontrolle bzw. der differenzierten Kopfbewegungen steht unter diesen grundsätzlichen Forderungen. Sie ist von zentraler Bedeutung. Sie steht nicht nur am Anfang jeder Entwicklung gegen die Schwerkraft, sondern sie ist die unabdingbare Voraussetzung für eine normale motorische Entwicklung.

Ohne Kopfkontrolle keine normale motorische Entwicklung. Pathologische Verhältnisse in der Entwicklung der Kopfkontrolle bedeuten pathologische Entwicklung der Statomotorik.

Wir wollen daher einerseits die Normalentwicklung der Kopfkontrolle von der Geburt bis zum freien Sitzen, also etwa 8. Lebensmonat, studieren — uns andererseits über die Abweichungen Gedanken machen.

Jeder Arzt, zumindest jeder Kinderarzt, sollte in der Lage sein, aus dem Bewegungsverhalten eines Säuglings zu erkennen, ob dieser sich normal entwickelt oder ob er Abweichungen in Richtung Hypertonie, Hypotonie, Tonuswechsel usw. zeigt; ob das Baby in primitiven Haltungs- und Bewegungsmustern verharrt oder pathologische Haltungen und Bewegungen zeigt. *Dabei kann uns die Beobachtung der Kopfkontrolle gut helfen. Wir dürfen jedoch nicht den Fehler begehen, die Entwicklung der Kopfkontrolle isoliert zu betrachten,* denn sie ist natürlich nur *ein* Mosaiksteinchen bei der Gesamtbeurteilung des Kindes.

Am besten ist das Kind zu untersuchen, wenn es ruhig ist: Augen offen, grobe Bewegungen, kein Schreien (State 4 nach Prechtl und Beintema).

In den ersten Lebensmonaten kann man die Kopfkontrolle am besten in Rückenlage (RL), in Bauchlage (BL), beim Hochziehen an den Armen aus RL in die Sitzposition (sogenannte Traktion) — später dann im Sitzen und bei passiv verändertem Lagewechsel zur Auslösung der Labyrinthstellreaktion — beobachten.

Sehr wichtig ist zur Gesamtbeurteilung die Begutachtung der Tonusqualität. Stets ist bei der Beurteilung von Frühgeborenen (FG) das sogenannte Gestationsalter zu beachten; d. h. die Zeit zwischen tatsächlichem zu frühem und errechnetem richtigem Geburtstermin muß abgezogen werden.

B) Normalentwicklung

1. Monat

In allen Positionen befindet sich das Baby noch in einem *totalen Beugemuster.* Der Kopf ist meist, in BL obligatorisch, zur Seite gedreht, die Wirbelsäule ist insgesamt kyphotisch gerundet. Die Arme liegen angewinkelt neben dem Körper, die Hände sind teils offen, teils geschlossen. Die Beine liegen aus der Hüfte heraus in Außenrotation, die Knie gebeugt, die Füße dorsalflektiert. Die gezeigten Bewegungen erfolgen total: z. B. Beugung — Streckung (Moro-Reaktion). In BL kann der Kopf kurzfristig angehoben und zur Seite gelegt werden, sonst ist noch keine Kopfkontrolle zu beobachten, überhaupt kann sich das Baby in keiner Weise gegen die Schwerkraft behaupten und verharrt passiv in der Lage, in die es gebracht wurde.

Tonus: Das Beugemuster resultiert aus einem in diesem Alter physiologisch vermehrten Tonus in Beugung. Bei passiver Streckung, z. B. von Armen und Beinen gehen diese federnd in ihre Ausgangslage zurück.

Zusammenfassung: noch totales Beugemuster
noch keine Kopfkontrolle
eine geringe Tonuserhöhung ist physiologisch

Im Laufe des 1. Halbjahres entwickelt sich durch die Ausreifung der motorischen Bahnen von oben nach unten, also *zephalo-kaudal,* die *Streckung gegen die Schwerkraft,* dies erfolgt weitgehend symmetrisch. Dabei wird das bereits bestehende totale Beugemuster sinnvoll in die Gesamtentwicklung integriert (gehemmt), so daß der Säugling mit 1/2 Jahr über differenzierte motorische Möglichkeiten in Beugung und Streckung verfügt.

2. Monat

Im 2. Monat ist das Beugemuster noch deutlich vorherrschend, aber im Kopf-Hals-Bereich beginnt bereits die Streckung. So kann in BL der Kopf kurzfristig, noch leicht schwankend, angehoben werden. Beim *Hochziehen* spürt man, wie der Kopf ab 45—60 Grad mitgenommen wird. In *Sitzposition gehalten* fällt der Kopf zwar noch leicht nach vorn, aber wird wakkelnd in die stabilere aufrechte Position gesteuert.

Tonus: Der Beugetonus ist noch vorherrschend, hat sich jedoch deutlich vermindert.

Zusammenfassung: noch vorherrschendes Beugemuster
beginnende Kopfkontrolle in BL und Sitzposition

3./4. Monat

Die Streckung von oben nach unten schreitet fort. In BL wird der Kopf bis 45 Grad angehoben, instabiles Abstützen auf die Unterarme (sogenannte Puppy I Stellung). Streckung im Nacken und oberen Thoraxbereich. *Sitzend gehalten:* noch runder Rücken. Hält man das Kind aber in der Taille fest, wird der Kopf bereits gut kontrolliert, bei vorsichtiger Seitbeugung des Rumpfes stellt sich der Kopf schon ganz gut wieder in die waagrechte Position (Lidachse) ein. Beginnende sogenannte Labyrinthstellreaktion (LSR).

Tonus: Der Beugetonus überwiegt nicht mehr so deutlich, der Tonus ist variabel und läßt reichlich differenzierte und koordinierte Bewegungen zu. Die passiv gestreckten Gliedmaßen schwingen nicht mehr in ihre Ausgangsstellung zurück, sondern verbleiben in der Stellung, in der man sie beläßt = Normaltonus:

Zusammenfassung: Die Stellung des Kopfes und des Körpers im Raum hat sich besonders in aufrechter Position verbessert. Durch Wirksamkeit der LSR schon befriedigende Kopfeinstellung gegen die Schwerkraft.

5. Monat

RL: Das Drehen von *RL* zur Seitlage (SL) ist dem Säugling jetzt möglich, auch kann er nunmehr den Kopf aus RL heben. Die Hände sind sehr aktiv, die Kinder stecken alles in den Mund und spielen mit den Füßen. Beim Drehen erkennt man die beginnende Körperstellreaktion auf den Körper oder, anders ausgedrückt, die Rotation innerhalb der Körperachse: Das Baby beginnt bei der Drehung eine Schraubenbewegung, von oben nach unten fortschreitend, durchzuführen. Diese Stellreaktion ist wichtige Voraussetzung für das Erlernen des Drehens, des Aufstehens, später zum Erwerb aller weiteren Bewegungsübergänge. *BL:* Der Kopf wird jetzt bis 90 Grad angehoben. Die Puppy I Stellung ist sicher, das Gewicht kann auf einen Arm verlagert werden, wodurch die andere Hand zum Spielen frei wird. Damit hat das Baby bereits *gutes Gleichgewicht* in BL gegen die Schwerkraft erworben. *Traktion:* Der Kopf wird ab 10 Grad mitgenommen, Kopfdrehen dabei möglich. Die Beine und Arme sind in lockerer Beugung. *Sitzend gehalten:* Beginnende Rumpfstabilität. Sitz mit verbreiteter Basis, d. h. mit abduzierten außenrotierten und gebeugten Beinen. Kopfeinstellung im Raum weiterhin verbessert. Manche Kinder können schon mit Armstütz nach vorn kurzfristig allein sitzen. Der Tonus ist den motorischen Anforderungen angepaßt, er fühlt sich normoton an.

Die sogenannte *Landau-Reaktion* ist im oberen Körperbereich beginnend. (Hält man den Säugling horizontal unter dem Rumpf fest, und zwar schwebend, dann wird automatisch der Kopf gehoben, und die Beine folgen der Streckung [kranio-kaudal]. Bei plötzlicher Beugung des Kopfes entsteht eine totale Beugung des gesamten Körpers. Dieser Reflex muß für ein paar Monate im ersten Lebensjahr aufgetreten sein, da das Kind hiermit seine Stellung im Raum erfährt *[Flehmig].)*

Die weitere Normalentwicklung

Während der weiteren Entwicklung wird die erworbene sichere Kopfkontrolle zunehmend verbessert. Durch die Aktivität der sogenannten Stellreaktionen wird stets eine normale Stellung des Kopfes im Raum und von Rumpf und Gliedmaßen zueinander garantiert. Durch den Erwerb der Stell- und Gleichgewichtsreaktionen ist das Kind in der Lage, in neue Positionen zu gelangen und sich vor allem in diesen gegen die Schwerkraft zu behaupten.

So kann der Säugling

mit 6 Monaten: sich zu beiden Seiten von RL in BL drehen
mit 7 Monaten: sich in BL auf die Hände stützen (Puppy II)
mit 8 Monaten: frei sitzen
mit 9 Monaten: krabbeln
mit 10 Monaten: sich im Sitzen zu allen Seiten abstützen

mit ca. 12 Monaten: frei stehen
mit 15 Monaten: frei laufen

Für alle diese Aktivitäten sind eine gut funktionierende Kopfkontrolle, eine normale Koordination sowie ein Normaltonus unbedingt erforderlich.

C) Die Abweichungen

Bei der nun folgenden kurzen Schilderung der *Abweichungen* werden wir daher ein besonderes Augenmerk auf die Kopfkontrolle, die Koordination der Bewegungen und den Muskeltonus legen.

1. Monat

Im 1. Monat kann eine konstante Schiefhaltung des Kopfes auffallen. Dies kann, man muß einfach daran denken, durch ein geburtstraumatisch entstandenes *Kopfnickerhämatom* bedingt sein. Wir entdecken dies am leichtesten, wenn wir routinemäßig die Halsgegend abtasten. Der *sogenannte muskuläre Schiefhals* hat natürlich mit einer gestörten Entwicklung der Kopfkontrolle nichts zu tun. Die *Homöotherapie* erfolgt nach *bewährter Indikation* (siehe S. 44).

1./2. Monat

Was die Beurteilung der statomotorischen Entwicklung angeht, so kann man im 1. und 2. Monat noch relativ wenige Abweichungen erkennen, allerdings ergeben *konstante Normabweichungen* einen sicher begründeten Verdacht auf die Entwicklung einer infantilen Zerebralparese (infantil cerebral palsy — ICP). *Verdächtig sind:* Eine Entwicklung nicht *gegen*, sondern in die Schwerkraft hinein, z. B. in BL vermehrte Kopfbeugung, die nicht aufgebrochen werden kann; in *RL* vermehrtes Zurückziehen des Kopfes im Sinne einer *Opistotonushaltung.* Dieser Befund spricht für die Entwicklung eines sogenannten *Hypertoniesyndroms.* Weitere Hinweise für die Entwicklung eines solchen Syndroms entnehmen wir aus dem *Gesamtbefund,* untersucht etwa in RL:

- Schultern zu stark retrahiert
- Arme vermehrt in Pronation
- Fauststellung
- eingeschlagene Daumen

- Beine innenrotiert, adduziert, evtl. auch überkreuzt, relativ fixiert
- Spitzfußhaltung
- Rumpfasymmetrie
- Bewegungsarmut

Beim Hochziehen aus RL: Es fällt die feste Fauststellung auf, die Arme sind sehr stark gebeugt, der *Kopf* ist im Schulterbereich *„wie eingemauert"* und wird *nach hinten gezogen.* Der Säugling fühlt sich *insgesamt steif* an, der *Tonus* ist noch *deutlicher erhöht* als im Normalfall.

Wir können jedoch auch gegenteilige Beobachtungen machen: Das Baby fühlt sich *extrem schlaff* an, es liegt der Unterlage total auf, die wenigen Spontanbewegungen erfolgen mit Übersteuerung, z. B. *in RL* finden wir *Henkelstellung der Arme und Froschhaltung der Beine,* d. h. die Arme liegen flach auf der Unterlage auf, die Beine sind ohne Tonus extrem aus der Hüfte außenrotiert. *In BL* liegt der gesamte Rumpf der Unterlage auf, Froschhaltung der Beine. *Beim Traktionsversuch:* Die Finger drohen einem aus der Hand zu gleiten, man muß das Kind viel fester halten, die Arme sind eher gestreckt und *der Kopf fällt mehr schlaff nach hinten.* Bewegungsarmut und Assymmetrien sind hier ebenso zu beobachten, aber der Tonus ist eher schlaff, die aus der Ausgangslage passiv bewegten Extremitäten gehen weniger oder gar nicht in die Ausgangsposition zurück. Wir würden bei der Beobachtung solcher Symptome von einem sogenannten *Hypotoniesyndrom* sprechen.

Zusammenfassung:

Man kann bereits in diesem Alter aus der Beurteilung der Gesamterscheinungen:

der Koordination
der Kopfkontrolle und
der Tonusqualität
den Verdacht auf Entwicklung eines Hypertoniesyndroms

(= Erhöhter federnder Widerstand gegen passive Bewegung der Gliedmaßen. In der Haltung zeigen sich totale Beuge- bzw. Streckmuster. Alle Gelenke erscheinen schlecht bewegbar, verspannt gegen Beugung und Streckung. Bewegungen erfolgen en bloc. Die Eigenreflexe sind gesteigert.)

oder eines Hypotoniesyndroms

(= Sind Eigen- und Fremdreflexe auslösbar, ist zunächst eine zerebrale Ursache anzunehmen. Bei Hochziehen sind die Arme schlaff gestreckt.

Das Kind liegt fast auf der Unterlage auf: Froschhaltung, schlechte Reaktion, um die Schwerkraft zu überwinden. Mal sehr wenige, mal sehr viele Bewegungen, um den schlaffen Tonus überzukompensieren. Bei passiver Prüfung erscheinen die Gelenke überdehnbar schlaff. Alle Positionen sind instabil. Die Prognose bei Hypotonie ist abhängig von der Ursache.)
äußern.

Vorgehen:

Wir wissen noch nicht, ob sich ein Kind mit einem solchen *Hypertoniesyndrom* zum Tetra-, Di- oder Hemiparetiker mit oder ohne sonstige Syndrome entwickelt.

Wir können noch nicht sagen, ob aus dem Kind mit einem *Hypotoniesyndrom* ein rein hypotones, oder ein athetotisches Kind mit verschieden graduiertem Tonuswechsel wird, ob eine geistige Behinderung dahintersteckt oder bestenfalls eine einfache statomotorische Retardierung vorliegt.

Der Neuropädiater oder auf diesem Gebiet versierte Kinderarzt wird der Mutter ein sogenanntes Handling zeigen (*Flehmig*) und das Kind in monatlichen Abständen kontrollieren, (s. Abb. 7).

Der Homöotherapeut kann bereits jetzt den Säugling, wie unten dargelegt werden wird, sinnvoll medikamentös begleiten.

Mit jedem Monat wird der Unterschied zwischen dem Kind, das sich normal entwickelt und dem mit einer gestörten Entwicklung deutlicher.

3./4. Monat

So kann im 3./4. Monat eine konstante Asymmetrie, evtl. mit asymmetrischen tonischen Nackenreflexen *in BL oder RL* oder eine verstärkte Opistotonushaltung in *RL* auffallen.

ASTNR: Die Extremitäten der „Gesichtsseite" sind gestreckt und die der „Hinterhauptseite" gebeugt. „Fechterstellung". Erscheinen bis 6. Lebensmonat. Persistiert dieser Reflex, wird eine Hand-Augen-Koordination verhindert *(Flehmig)*. Dies sind Hinweise auf ein Hypertoniesyndrom.

Bei den *schlaffen* Kindern beobachtet man mehr die immer noch deutliche passive Henkelstellung der Arme und Froschhaltung der Beine. In *BL* Kopfüberstreckung über 45 Grad, um den Allgemeintonus zu verbessern. Beim *Hochziehen aus der RL* ist der Kopf im Falle einer *Hypertonie* immer noch oder sogar verstärkt zwischen den Schultern „wie eingemauert", die Hüfte kann nicht genügend gebeugt werden, wodurch die Kinder sogleich in den Stand kommen. Die Mutter ist ganz stolz, daß ihr Baby schon „steht“. Aber wie steht es denn? — Mit Opistotonushaltung, retrahierten Schultern, offenem Mund, verstärkter WS-Lordosierung, mit gestreckten auf den Fußspitzen aufgesetzten Beinen, dann fällt der Kopf nach vorne und das Baby sackt in totale Beugung zusammen!“ Auswirkungen des noch aktiven tonischen Labyrinthreflexes (TLR = Totale Beugung in BL, totale Streckung in RL; verschwindet mit 5 Monaten).

Bei dem *hypotonen* Baby fällt beim Traktionsversuch der Kopf nach hinten, dabei gestreckte tonuslose Arme; im Sitzen fällt der Kopf haltlos nach vorn oder zur Seite.

Die *Tonusprüfung* ergibt eindeutige Ergebnisse: das Kind macht sich steif — Hypertoniesyndrom

oder es ist zu schlaff — Hypotoniesyndrom, geistige Behinderung? (GB)

oder der Tonus ist schlaff, aber wechselt in tonischen Phasen, meist verbunden mit tonischen Reflexen — Athetose?

In der *weiteren Entwicklung* wird die Diskrepanz zwischen Normal- und gestörter Entwicklung immer deutlicher. Auch kann man schon zwischen der allgemeinen harmonischen statomotorischen Retardierung des sogenannten Spätentwicklers und der pathologischen Entwicklung infolge Koordinationsmängeln differenzieren. Das Buch von I. Flehmig sei empfohlen. Mit 3 bis 4 Monaten, spätestens mit ½ Jahr, wird unter Berücksichtigung des Gestationsalters bei den Frühgeborenen, ein Kind mit einem von der Norm abweichenden Befund einer Krankengymnastik auf neurophysiologischer Grundlage (nach *Bobath* oder *Vojta)* zugeführt, um die von dem betroffenen Säugling falsch laufende, aber aus eigener Kraft nicht zu ändernde statomotorische Entwicklung möglichst zu korrigieren. Ob dies gelingt, hängt entscheidend von der Schwere und dem Ausmaß des primären Hirnschadens ab.

In meiner Praxis hat sich nun im Laufe einiger Jahre durch Erfahrung mit der Homöotherapie diesbezüglich eine Änderung ergeben. Während ich zu Anfang meiner Praxis solche Risikokinder mit 3 bis 4 Monaten der Krankengymnastik (KG) zugeführt habe, kann ich diesen Termin heute hinauszögern. Es gelingt in diesem Alter oftmals, durch eine homöopathische Behandlung die auffallende Symptomatik zum Verschwinden zu bringen und das Kind, wie die monatlichen Kontrollen zeigen, der normalen Entwicklung ohne KG zuzuführen. Es ist selbstverständlich, daß man die schwer betroffenen Kinder einer kombinierten Behandlung, also KG und Homöotherapie, unterziehen sollte.

Abb. 7

Handling für neurologisch unauffällige Säuglinge, Rat für die Eltern.

Liebe Eltern!

Die auf diesem Merkblatt als „Handling“ bezeichneten Maßnahmen sind grundsätzlich gut für Ihr Baby und fördern die normale motorische Entwicklung.

1. Hochnehmen sollte routinemäßig wechselseitig über die Seite erfolgen. Man fördert damit das Umdrehen, das seitliche Abstützen, das Aufsetzen.
2. Beim An- und Ausziehen ist es besser, das Baby auf der Unterlage zu drehen. Diese Maßnahme fördert die Rotation.
3. Beim Tragen ist besonders auf symmetrische Haltung zu achten. Dies kann mit Blickkontakt oder mit Blick zur Außenwelt erfolgen. Eine solche Stellung ist auch beim Füttern günstig.
4. Ungünstig ist das Hochnehmen an den Armen, besonders dann, wenn die Bewegung so rasch erfolgt, so daß der Kopf nicht mitkommt.
5. Ungünstig ist der zu lange Gebrauch von Babywippe oder Autositz, weil sie eine passive Haltung in Beugehaltung erzwingen. Die Rückenmuskulatur, die für die Aufrichtung gegen die Schwerkraft sehr wichtig ist, wird dadurch zu wenig trainiert. Machen die Umstände (lange Autofahrten usw.) den Gebrauch eines solchen Gerätes nötig, sollte man hinterher das Kind am Boden spielen lassen.
   Auch der Gehfrei kann falsche Stellungen der Beine und der Füße nach sich ziehen und ist daher nicht so günstig wie die freie Bewegung im freien Raum.

Liebe Eltern, meine Mitarbeiterinnen und ich sind gerne bereit, Ihnen weitere Ratschläge zu geben und Ihnen die günstigen Griffe, Haltungen und Stellungen zu zeigen.

Die homöopathische Behandlung

In der modernen Neuropädiatrie gebräuchliche Begriffe wie

- Hypertoniesyndrom — Spastik
- Hypotoniesyndrom
- ASTNR
- mangelhafte Kopfkontrolle
- spastisch-athetotische Mischform usw.

finden wir so wörtlich nicht in unserem homöopathischen Schrifttum. Wir müssen einige im *Kent* verstreute Rubriken miteinander kombinieren, noch besser im *Synth. Rep.* nachschlagen, und durch Vergleichen versuchen, die wichtigsten Mittel herauszufinden, diese dann in den Arzneimittellehren zu studieren, inwiefern sie in unseren Anwendungsbereich fallen — Also:

„Kopfkontrolle“

A) So sind auf das *Hypertoniesyndrom hinweisende Rubriken im Kent und SR II* z. B.:

Opistotonus – > KK II 309	siehe Zeichen-Repertorium S. 20
Kopf wird nach hinten gezogen	KK I 184
Kopf wird seitwärtes gezogen	KK I 185 — ASTNR Unterrubriken
Krampfartige Bewegungen	KK I 424 SR II 148
Haltung	KK II 420 f
Steifmachen des Körpers	SR II 604

B) Für das Hypotoniesyndrom:

kann Kopf nicht hochhalten	KK I 194 — Mangelhafte Kopfkontrolle
Fallen des Kopfes nach hinten	KK I 182 + I 219 — Unterrubriken
Fallen des Kopfes nach vorn	KK I 182 + I 219
Erschlaffung der Muskulatur	SR II 559/560

C) Ganz selten findet man in diesem Alter *Kinder mit Tonuswechsel:*

spasmodischer Opistotonus	KK II 310
Kombination von A. und B.	

Die Durcharbeitung dieser Rubriken hat für die Behandlung der mit Risikofaktoren behafteten Kinder folgende *homöopathische Mittel als die Wichtigsten* ergeben.

Alphabetisch:

Aconit, Agaricus, Apis, Arnica, Arsen, Barium carbonicum, Belladonna, Calcium carbonicum, Calcium phosphoricum, Causticum, Chamomilla, Cicuta virosa, Cina, Cocculus, Cuprum, Gelsemium, Helleborus, Hypericum, Hyoscyamus, Lachesis, Laurocerasus, Lycopodium, Mercurius solubilis, Natrium muriaticum, Nux moschata, Nux vomica, Opium, Phosphor, Plumbum, Pulsatilla, Silicea, Stannum, Stramonium, Strychninum, Sulfur, Veratrum album, Zinkum.

Wie auch sonst in der Homöopathie kann man im Prinzip sagen, daß die pflanzlichen Mittel mehr für die akute Phase, die mineralischen und Lycopodium vorwiegend für den chronischen Fall anzuwenden sind. Doch darf man diese Abgrenzung nicht so streng vollziehen, denn

1. kann das akute Mittel durchaus mal im chronischen Fall und das chronische Mittel in einer akuten Situation helfen; die Gesamtheit zwischen Symptomatik bzw. Arzneiwirkungsbild müssen eben übereinstimmen.

2. kann man die Störungen, wie sie uns in diesem Alter begegnen als noch nicht fixiert oder manifestiert, also daher noch nicht unbedingt als chronisch ansehen.

Die wichtigen homöopathischen Mittel beim sogenannten Hypertoniesyndrom sind:

Belladonna, Chamomilla, Cicuta, Cuprum, Hyoscyamus, Nux vomica, Plumbum, Stramonium, Strychninum phosphoricum.

Beim Hypotoniesyndrom:

Calcium carbonicum, Calcium phosphoricum, Cocculus, Cuprum, Gelsemium, Helleborus, Opium (auch bei Hypertonie), Phosphor (auch bei Hypertoniesyndrom).

Bei Tonuswechsel:

Agaricus, Helleborus, Lycopodium, Zinkum

Es sollen hier lediglich die Mittel näher besprochen werden, mit denen persönliche Erfahrungen vorliegen.

A) Hypertoniesyndrom

Belladonna: s. S. 222.
Cuprum: s. S. 224.
Nux vomica: s. S. 226.

Strychninum phosphoricum:

Siehe KH 6/1984 Strychninum phosphoricum — *H. Hauptmann*
Mit einigen Korrekturen und Ergänzungen versehen wurde die dortige Aufstellung übernommen.

a) Auf die Entwicklung einer spastischen Diparese oder Tetraparese hinweisende äußere Zeichen, Hypertoniesyndrom.

- Hypertonie der Muskulatur
- < bei Rumpfüberstreckung

- Steifigkeit im Nackenbereich – Opistotonus – offener Mund
- Verspannung im Mund-Kiefer-Bereich, Trismus möglich
- steif fixierter Rücken sowie starre Brustwand beim Atmen
- vorherrschendes Beugemuster der Arme
- retrahierte Schultern sowie sogenannte Henkelstellung der Arme
- krampfhaft gefaustete blaue kalte Händchen, eingeschlagene Daumen, < rechts?
- ASTNR, rechts > links?
- vorherrschendes Streckmuster der Beine mit:
- Adduktion, Innenrotation, Semiflexion der Beine sowie
- Spitzfußhaltung
- Bewegungsarmut oder Einschränkung der Bewegungsqualität bzw.
- Variationsbreite infolge Hypertonie
- Muskeleigenreflexe verstärkt auslösbar
- Strabismus convergens

b) Hinzukommende Einzelsymptome aus dem vegetativen Bereich

Trockenheit des Mundes oder Speichelfluß
Schluckprobleme: Jeder Versuch zu schlucken, ruft heftigen Schluckkrampf hervor.
Bauchkrämpfe und Mastdarmkrämpfe
wäßrige Durchfälle
Blasenkrämpfe (wesentlich geringer als bei Nux vomica)

c) Epileptiforme Krämpfe

tonisch-klonisch, mit Bewußtsein
< Geräusch
< Berührung
< Bewegung
< Zugluft
plötzlich (Belladonna)
als Starrkrampf oder an isolierten Muskelgruppen (Stramonium, Cicuta)
mit bläulichem Gesicht (Cuprum, Opium)
Schaum vor dem Mund
unwillkürlichem Urinabgang (Bufo, Hyoscyamus)
> Ausstrecken (Nux vomica)
< nach kaltem Schweiß

danach Erschöpfung
Zwangslachen (psychomotorische Anfälle?)
Der Patient hat Angst vor der Wiederkehr der Anfälle

d) Modalitäten

Zustand nach Früh- oder Mangelgeburten
(Entwicklung des sogenannten Mantelkantensyndroms)
< *Sinnesreize*
< Berührung der Haut –> Verstärkung der pathologischen tonischen Muster
< *Berührung der Schleimhaut im Mundbereich* –> Inkoordination der Kau-, Schluck-, Sprechmotorik, offener Mund in Extension
< *Licht:* führt zu spastischen Kontraktionen der Augenmuskeln mit Zukken und Zittern der Lider (Kreissaal/OP).
< *Geräusche:* das Gehör ist überempfindlich, jedes Geräusch löst eine Zunahme der Spastik aus (Stramonium, Belladonna, Nux vomica)
< *Bewegung und Anstrengung:* jede eigene Aktivität hat eine Verstärkung der Spastik zur Folge, was einen normalen Bewegungsablauf verhindert.
< *Erregung:* z. B. wenn die Kinder bei der Untersuchung schreien, kein besonderes Syndrom.
< morgens und nachts
> *in Rückenlage (TLR):* immer wieder hört man von den Eltern: „Ich darf das Kind nicht auf den Bauch legen, dann fängt es gleich an zu schreien.“ Rückenlage wird da besser vertragen (anders Belladonna! und Nux vomica), nicht obligat.
> Ruhe
> Herauskommen von Ausschlägen. Weitere Überprüfung erforderlich!

Aussehen eher blaß bis livide, Neigung zu warmen und kalten Schweißen, besonders bei zerebralen Krampfanfällen.

Bestehen etwa bei älteren Kindern bereits fixierte Haltungs- und Bewegungsmuster, ist die Wirkung von Strychninum phosphoricum zögernd oder lediglich palliativ. Man muß nach tiefergreifenderen Arzneien suchen. Meist ist dies Phosphor.

Phosphor

Wurde bereits ausführlich behandelt (s. S. 168 f.). Hier sollen daher lediglich die Zeichen und Symptome aufgezeichnet werden, die bei von Behinderung bedrohten oder behinderten Kindern die Wahl von Phosphor rechtfertigen.

a) Zustand nach Frühgeburt
nach Hirnblutung
nach Neugeborenensepsis.

b) Hypertoniesyndrom, Hemisyndrom, rechts
spastische Tetraparese mit und ohne Seitenbetonung
spastische Diparese, rechtsbetont
Mischformen
bei diesen Syndromen findet man häufig:
fixiertes Beugemuster der Arme
retrahierte Schultern
eingeschlagene Daumen 94
fixiertes Streckmuster der Beine
Abspreizhemmung der Oberschenkel bds. — Adduktorenspasmus
bei Traktion Widerstand in der Hüftbeugung < Stress
Spitzfußbelastung beim Stehversuch

steife kantige Bewegungen
Kontrakturen
Tonus > Schlaf
Speichelfluß < beim Spielen

B) Hypotoniesyndrom

Die in der Kinderpraxis häufig zu beobachtende Hypotonieform ist im allgemeinen gutartig. Sie hat eine verzögerte statomotorische Entwicklung zur Folge, weist aber keinerlei Normabweichungen auf. Es besteht eine harmonische Retardierung, die Eltern sprechen von „Spätentwickler". Sie würde sich in den meisten Fällen im Laufe der weiteren Entwicklung von selbst ausgleichen.

Für diese Form der Hypotonie ist *Calcium carbonicum H.* das Hauptmittel. Mit dieser Arznei kann man die Hypotonie und verzögerte statomotorische Entwicklung rasch beseitigen, ja das Baby insgesamt so fördern, daß eine krankengymnastische Behandlung entbehrlich ist (s. S. 118).

Ähnliches gilt für *Calcium phosphoricum,* bei dem ein leichter athetotischer Einschlag, kenntlich an einer gewissen Dyskoordination, beobachtet werden kann. Während das Calcium-carbonicum-Kind einfach passiv liegen bleibt, versucht der Calcium-phosphoricum-Säugling den Tonusmangel durch besonderen Eifer auszugleichen (s. S. 138).

Eine bösartige Hypotonieform, nicht selten mit choreatisch-athetotischem Einschlag, ist heute Gott sei Dank weitgehend verschwunden. Gemeint sind z. B. die Folgezustände des Kernikterus (Schädigung am Corpus striatum) bei RH- bzw. AB-O-Inkompatibilität.

Immer noch relativ regelmäßig zu finden ist sie im Zusammenhang mit schwerwiegender geistiger Behinderung. So gehört sie obligat zum sogenannten Morbus-Down-Syndrom. Das geistig behinderte Kind ist ein schwieriges Kapitel, in dem die Homöopathie aber keineswegs hilflos dasteht. Eingehende Befassung mit dem Einzelfall ist erforderlich (s. Zeichen-Repertorium S. 79).

C) Tonuswechsel

Die genaue Differenzierung der Tonusqualität ist im frühen Säuglingsalter (3.—4. Lebensmonat) sehr schwierig, so daß es besser erscheint, einfach von Tonuswechsel zu sprechen. Man differenziert vielleicht, ob ein solcher Wechsel von hypoton zu normoton oder hyperton bzw. von hyperton direkt zu hypoton erfolgt, ob sich daraus jedoch eine Choreo-Athetose, eine Spastik mit athetotischem Einschlag (oder gar eine Ataxie), entwickeln wird, kann man noch nicht entscheiden. In jedem Fall steckt eine zentrale Koordinationsstörung dahinter. Zu den bereits beschriebenen häufig angezeigten homöopathischen Mitteln Cuprum, Calcium phosphoricum, Helleborus gesellen sich noch Agaricus und Lycopodium, die nunmehr besprochen werden sollen.

Agaricus muscarius:

Zustand nach Frühgeburt
Zustand nach Ikterus neonatorum gravis (Kernikterus) ? Ein Fall.

Hypotoner Grundtonus

Mangelhafte Kopfkontrolle, mit Fallneigung nach hinten.
Schwäche der Rumpfmuskulatur < Sitzen

Primitives Beugemuster in Armen und Beinen
Hinweise auf Dyskoordination:
plötzlicher Tonuswechsel von hypoton bis hyperton, graduell unterschiedlich
unwillkürliche Bewegungen
plötzlich ausfahrende überschießende Bewegungen in Armen und Beinen
lokalisierte Kontraktionen: Rucken, Zucken, Tics.
Grimassieren im Gesicht
Rotatorischer Nystagmus — Strabismus
Probleme beim Schlucken und Kauen
Nahrung kommt aus der Nase — Speichelfluß
Kinnzittern — Zittern der Hände
Erwachen durch ruckartige Bewegungen von Händen und Füßen im Schlaf
Bewegungsunruhe, Hyperexzitabilität, aber auch Trägheit
verzögerte statomotorische, psychomotorische, geistig-sprachliche *Entwicklung*

Die als erstes auffallende statomotorische Retardierung resultiert besonders aus der mangelhaften Entwicklung von Stell- und Gleichgewichtsreaktionen (s. *Flehmig*).
Gestörte Koordination der Handmotorik
Krämpfe, Konvulsionen: epileptiform
mehr klonisch, weniger tonisch
< Aufregung, < Schreck
< vor Gewitter
< nach Unterdrückung eines Hautausschlags
mit Schauen nach oben, links
periodisch alle 7 Tage
mit nachfolgender Lähmigkeit (*Farrington*/Helleborus, Causticum)

Modalitäten

< Gemütsbewegungen: Aufregung, Schreck
< schwüles Wetter, herannahendes Gewitter
< starke Besonnung
< nach Unterdrückung von Hautausschlägen
< Sitzen
< geringe Anstrengung, körperlich und geistig

> Schlaf (Helleborus, Phosphor)
< nach dem Essen
gekreuzte Symptomatik möglich: *links oben, rechts unten*

Bei der im späteren Alter zu beobachtenden sogenannten *minimalen zerebralen Dysfunktion (MCD)* kann Agaricus durchaus ein passendes Mittel sein. Hierzu muß man das Arzneimittelbild und die Symptomatik des Patienten genauestens vergleichend studieren.

Frostig, sprachliche Retardierung, Artikulationsstörungen, geistige Retardierung, Schulprobleme mit Unruhe, Konzentrationsprobleme, „Ungeschicklichkeit“: beim Schreiben, Stolpern beim Laufen, sensorische Störung (der Thermorezeptoren?), Empfindungen von „Eisnadeln“ (Arsen), Lachen bei Berührung der Wirbelsäule sind weitere hinweisende Symptome.

Lycopodium

Kann günstig wirken bei Risikokindern mit drohender spastisch-athetotischer Tetraparese als Folge schwerer Hirnschädigung. Eine zusätzliche geistige Behinderung ist möglich.

Hypotonie mit Tonuswechsel:
Das Baby liegt einmal ganz floppy da in Froschhaltung, bei Traktion besteht keinerlei Kopfkontrolle — dann treten bei Aktivität oder bei Schmerzen vermehrt einschießende Spasmen mit ASTNR, Opistotonus, Fauststellung, Strecktendenz der Beine, Spitzfußhaltung auf. Strabismus.
Viel Jammern, Weinen, Schreien < nach der Mahlzeit. Ständig Blähungen < 16—20 Uhr, < Milch und < Karotten.
Weinen vor dem Einschlafen. Das Kind schläft dann auf dem Arm ein.
Weitere genauere Beschreibung von Lycopodium (s. S. 133).

3. Fragebogen zur homöopathischen Fallbearbeitung

3.1 Einleitende Bemerkungen

Hahnemann läßt in den Paragraphen 82—104 keinen Zweifel daran, daß die beste Methode zur Erforschung des Krankheitsbildes das eingehende *persönliche* Gespräch zwischen Patient und Arzt ist. An diesem Tatbestand hat sich auch in unserer Zeit nichts geändert.

Dennoch mag es Fälle geben, in denen aus technischen und/oder zeitlichen Gründen eine genaue minutiöse Erforschung des Krankheitsbildes in einem persönlichen Gespräch nicht möglich ist: Die Eltern kommen z. B. mit ihrem Kind wegen einer akuten Störung. Durch die Untersuchung und im ersten Gespräch stellt sich aber heraus, daß hier ein chronischer Sachverhalt vorliegt, der in der zur Verfügung stehenden Zeit nicht zu einer befriedigenden Findung des passenden homöopathischen Arzneimittels führen kann. Die Eltern wohnen weit weg und können so schnell nicht zur eingehenden Anamnese wieder erscheinen.

Oder: Die Probleme lassen sich nicht vor dem Kind erörtern (störende Unruhe, heikles Problem), das Kind will aber unbedingt dabei bleiben; weit entfernter Wohnort.

Solche oder ähnlich gelagerte Fälle mögen den homöopathischen Arzt dazu veranlassen, dem Patienten einen Fragebogen mitzugeben, den dieser dann ausgefüllt zurücksendet.

Die anschließende Erforschung der dort aufgezeichneten Zeichen und Symptome, die Hierarchisierung und Repertorisation des Falles, ist zumindest vom zeitlichen Aufwand her keine Erleichterung, aber immerhin kann der Arzt diese Arbeit auf einen für ihn günstigeren Zeitpunkt verlegen.

Es gibt einige Fragebögen, die dem Arzt helfen sollen, das schwierige Problem der Anamneseerhebung zu bewältigen. Diese sind jedoch alle für Erwachsene gedacht.

Der hier vorliegende Fragebogen von Herrn cand. med. *Christian Marks* ist der Versuch, dem *Kinderarzt* ein solches Hilfsmittel in die Hand zu geben.

Durch seinen Umfang und die ins Detail gehenden Fragen erfüllt er durchaus die Bedingungen, die *Hahnemann* im § 95 fordert: „. . . so sorgfältig und umständlich als möglich . . . und bis in die kleinsten Einzelheiten . . ." den Fall aufzunehmen. Auch wurde der Forderung im § 87, die Fragen nicht so zu stellen, „so daß der Kranke dann bloß mit Ja oder Nein darauf zu antworten hätte", soweit als möglich entsprochen.

Nur der Gebrauch eines solchen Handwerkszeuges, wozu jeder Kollege hiermit aufgefordert wird, kann aufdecken, was zu ändern oder zu verbessern ist.

Fragebogen zur homöopathischen Fallbearbeitung in der Kinderheilkunde

Angaben zur Person: Datum ....
Bogen-Nr. ....

Kind Name, Vorname ....
Geb.Dat. .... **Gewicht** ....
Geschwisterreihe .... **Größe** ....
Eltern Name, Vorname ....
Beruf ....
Anschrift ....
Telefon ....

Liebe Eltern!
Wir wollen durch diesen Fragebogen ein homöopathisches Medikament finden, das ganz genau auf die Persönlichkeit Ihres Kindes abgestimmt ist, das zu ihm paßt, wie ein Schlüssel zum Schloß. Dieses ist nicht nur zur Behebung einer Organstörung gedacht, sondern es soll das Gleichgewicht im ganzen Körper, das durch die Erkrankung gestört ist, wiederherstellen und Ihr Kind körperlich und seelisch ein Stück gesunder machen. Eine exakte und ausführliche Beantwortung der folgenden Fragen ist daher von großer Wichtigkeit! Bitte beantworten Sie die Fragen nach Möglichkeit im eigenen Stil oder geben Sie die wörtliche Rede Ihres Kindes wieder. Legen Sie bitte bei Platzmangel zusätzliche Blätter bei.

A. Allgemeines

1. a. Hat das Kind ein der Größe entsprechendes Gewicht (zuviel?, zuwenig?, Zwergwuchs?, Übergröße?)
b. Rechtshänder?, Linkshänder?
2. Wirkt es altersgemäß? (nachhinkend, frühreif)
3. Wie steht es mit der körperlichen und geistigen Ausgeglichenheit? Sind Körperhaltung, Gang und Gebaren gut koordiniert?
4. Wie ist die Muskulatur, und wie ist die Haltung des Kindes? Gibt es Lähmungen (schlaff, spastisch, welche Seite?, wo?, einer Gesichtshälfte, Augenlider, Stimmbänder, Zunge, Blase)
5. Wie steht es mit der Vitalität und Körperwärme?
6. Wie sind die Haare, und wie ist das Hautkolorit des Kindes?
7. Wirkt es in irgendeiner Weise auffällig? Wie? (Ist es untergewichtig?, zu Fettansatz neigend?, eher gut genährt mit reichlich weichem Unterhautfettgewebe?, dick, dünn, lang, schmal, zart, ausgesprochen grazil, klein (alles, auch der Kopf?), mit fast zwerghaftem Wuchs, eher unterentwickelt bzw. hinter seinem Alter zurück?, seinem Alter voraus?)
8. Ist es zu mager? (am ganzen Körper?, schlaff?, trotz normalen Essens?, seit wann?, an welchen Stellen?)(z.B. Hals und Nacken mager bei älter wirkendem Gesicht?)

9. Ist es zu dick? (seit wann?, insgesamt oder an einzelnen Körperregionen? z.B. Oberkörper zu dick bei dünnen Beinen? Kopf im Verhältnis zum übrigen Körper zu dick?)
10. Bestehen sonstige Störungen innerhalb der Gesamtproportionen oder einzelner Körperteile? Beschreiben Sie, wie Sie Ihr Kind sehen.
11. Wie ist die Durchblutung? (gut durchblutet? träge Blutzirkulation? zu welcher Zeit? z.B. bei Tag schlecht, kalt, bei Nacht heiß und schwitzig oder plötzliche Hitze im Gesicht?)
12. Finden Sie, daß Ihr Kind in irgendeiner Weise anders reagiert als seine Altersgenossen? Was fällt Ihnen im besonderen auf? (evtl. schneller Wechsel in allem: Stimmungen, Wünsche, Krankheitszeichen?)
13. Hat das Kind besondere Angewohnheiten? Beschreiben Sie sie genauer!
14. Wo ist die Schwachstelle Ihres Kindes bei Belastung? (körperlich, seelisch, geistig)
15. Welche Farbe fällt Ihnen spontan zu Ihrem Kind ein, bzw. welche liebt Ihr Kind besonders?

16. Welche Probleme führen Sie heute in die Sprechstunde?

17. Wann und wo hat die jetzige Erkrankung begonnen?
18. War es plötzlich oder sind die Krankheitszeichen nach und nach aufgetreten? Haben sie sich zunehmend verstärkt? Machen Sie bitte kurze Angaben.
19. Ist eine auslösende Ursache bekannt?
a. Sind Kinderkrankheiten oder andere ansteckende Krankheiten in der Umgebung des Kindes bekannt? (Elternhaus?, Kindergarten?, Schule?) Ist das Kind in den letzten Tagen in einer anderen als der gewohnten Umgebung gewesen? War es verreist? Im Ausland?
b. Stress-Situationen? Irgend ein einschneidendes Erlebnis? Kummer?, Wut?, Schreck?, Eifersucht?, Angst?, Ärger?, Zurechtweisung?, Strafe?, Enttäuschung?, Sorgen?, zu große geistige oder körperliche Belastung?, Versagensangst?
c. Durchnässung?, Überhitzen?, Unterkühlung?, Abkühlen nach Überhitzen, nach im Meer baden?, kalter, feuchter Wind?, Überanstrengung?, Zeckenbiß?, Impfung?, zu schnelles Wachstum?, Gehirnerschütterung?, Fall von der Wickelkommode?, Mißhandlung?, Vergewaltigung?, Folgen alter Verletzungen?
d. Ist etwas mit dem Essen und Trinken? (Eis, Früchte, Mayonnaise, verdorbene Speisen?) Essen von wildwachsenden Beeren? Pilzen? Essen oder Berühren bestimmter Pflanzen? Welche? Beschreiben Sie sie bitte!
Trinken aus Flaschen mit Putzmitteln? Säuren? Laugen? Essen oder Trinken von Medikamenten? Welche? Sonstige Sachen?
e. Flüssigkeitsverlust (Erbrechen, Durchfall)?
f. Verschlucken irgendwelcher Gegenstände?
Bitte denken Sie genau über alles nach; es gibt kaum etwas, was Kinder nicht in den Mund stecken!
20. Fieber Hat das Kind Fieber? Schüttelfrost? (oder Kältegefühl an eigenartigen Körperstellen?)

a. Seit wann?, wie hoch?, wie hoch ist es zu den verschiedenen Stunden des Tages, der Nacht?
b. Wie hat es begonnen?
c. Reagiert es schnell mit Fieber? (bei Erkältung?, Aufregung?, oder wann sonst?)
d. Sieht das Kind aus, wie man es bei Fieber erwartet? Oder fehlen zu erwartende Symptome? (wie Durst, Gesichtsröte, evt. Schweißausbruch?) Sind solche, die man nicht erwarten würde (wie Durstlosigkeit, blasses, kaltes Gesicht oder andere?) vorhanden?
e. Hat das Kind Durst beim Fieber? Worauf?, kalt, warm?, große, kleine Schlucke?
f. Schwitzt das Kind beim Fieber? An welchen Körperstellen und zu welchen Zeiten?
g. Haben Sie fiebersenkende Mittel gegeben? Welche?
h. Hat Ihr Kind schon einmal einen Fieberkrampf gehabt?
Wie ist dieser verlaufen?
Beschreiben Sie Zustand und Aussehen des Kindes.
21. Gab das Kind in der letzten Zeit oder gibt es jetzt irgendwelche Schmerzen an? Beschreiben Sie wo und welcher Art diese sind. (brennend?, stechend?, drückend?, bohrend?, oder anders?)
22. Ist das Kind sehr berührungsempfindlich?
23. Möchte es dauernd getragen werden?
24. a. Oder will es nicht angefaßt oder sogar angesehen werden?
b. Hatte es schon immer Widerwillen gegen Berührung?
c. Verträgt es, neben jemandem zu liegen?
25. Sind ähnliche Zustände wie der jetzige schon früher aufgetreten?
Machen Sie bitte kurze Angaben!
26. Ist Ihr Kind schon einmal ernstlich krank gewesen? Unfälle? Knochenbrüche? Operationen?
27. Bitte beschreiben Sie die Entwicklung Ihres Kindes, seine Schwachstellen, seine Krankheiten von Geburt an in der zeitlichen Reihenfolge.
28. Schreiben Sie alle Medikamente auf, die das Kind bisher erhalten hat (wie fiebersenkende Mittel, Grippemittel, Cortison, Salben, Antibiotika u.a.)? und fügen Sie bitte Arztbriefe und Röntgenaufnahmen, die in Ihrem Besitz sind, bei.

B Symptome bei bestimmten Umständen

1. Ist Ihr Kind eher frostig und möchte es im Bett warm zugedeckt werden?
2. Ist es ein ausgesprochen warmes Kind? Hat es immer zu warm und sucht Kühlung?
3. Welches Wetter liebt das Kind am meisten? Welches mag es überhaupt nicht? Bitte kurze Angaben!
4. Wie verhält es sich bei heißem Wetter und bei intensiver Sonnenbestrahlung?
5. Wie verhält es sich bei trockenem (trocken-warmem, trocken-kaltem) Wetter?

6. Wie verhält es sich bei feuchtem (feucht-warmem, feucht-kaltem) Wetter?
7. Wie dringend braucht es frische Luft? Bei Tag? Bei Nacht? Schläft es gut bei geschlossenem Fenster?
8. Wie verhält es sich bei Zugluft? Schneeluft? Tauwetter? vor Schneefall? Starkem Wind? Nebel? bei (vor) Gewitter? bei (vor) Sturm? bei Vollmond? bei Neumond? bei abnehmendem, bei zunehmendem Mond?
9. Wie verhält es sich bei Wetterwechsel (von kalt nach warm?, von warm nach kalt?) und bei starken Luftdruckschwankungen?
10. Trägt es bei kühlem Wetter gern eine Mütze? Im Sommer auch?
11. Was ist mit See-, Auto-, Eisenbahn-Krankheit?
12. Wie verhält es sich bei hellem Licht?
13. Ist es nachtblind?
14. Ist es geräuschempfindlich?
15. Ist es empfindlich gegen Gerüche? (Speisen? Blumen? Welche sonst?)
16. Wie verträgt es Berührung von kaltem Metall o.a. kalten Dingen auf der Haut?
17. Haben sie üblen Mundgeruch bei ihm festgestellt?
18. Trägt es gerne Rollkragen oder enge Gürtel?
19. Mag es enge Kleidung?
20. Verträgt es Wolle auf der Haut?
21. Wie verträgt es Waschen mit (kaltem) Wasser?
22. Gibt es bei Ihrem Kind widerspruchsvolle Zustände? (wie z.B.: bei Schüttelfrost: durstig, Gesicht rot und heiß; bei Fieber: durstlos und blaß, oder heißhungrig statt appetitlos; oder: Schmerzen im Kehlkopf bessern sich durch Schlucken und feste Nahrung, werden schlimmer durch Nichtschlukken?; oder: roter, hitziger Kopf wird gebessert durch warme Tücher?; oder: schläfrig, aber schlaflos?)
23. Gibt es sich abwechselnde Zustände? (wie: Lachen abwechselnd mit Weinen?, Fröhlichkeit mit Wut?, oder: Durchfall abwechselnd mit Verstopfung?, abwechselnd Magen- und Kopfschmerzen?, Stockschnupfen mit Fließschnupfen?, Erregung abwechselnd mit Schwermut?)
24. Gibt es Symptome, die periodisch auftreten? (wie: Migräne jeden Sonntag oder alle 2 oder 3 Wochen?, oder: Krampfanfälle alle 4 Wochen?, Husten jeden Frühjahr und Herbst?, krampfartige, blitzartige Schmerzen alle drei Wochen?)
25. Gibt es Krankheitszeichen durch Unterdrückung? (wie: Asthma nach unterdrücktem Hautausschlag?)
26. Oder fehlen zu erwartende Zeichen? (wie: Zunge trocken ohne Durst?)
27. Kommen (gehen) Schmerzen plötzlich/allmählich?
28. Sind alle Zustände sehr wechselhaft oder haben im Laufe des gesamten Lebens oft gewechselt?
29. <u>Seitenbetonung:</u> Sind die Krankheitszeichen vorwiegend auf einer Seite: re/li, von re nach li ziehend, oder von li nach re?
30. Gibt es Symptome, die gleichzeitig auftreten? (wie: Schmerzen im Bauch und im re Fuß?, oder: re/li Schulter und re Bein?
31. Gibt es Symptome, die gekreuzt auftreten? (wie: gleichzeitig am li Arm und re Bein?)

C Zeiten

1. Zu welcher Zeit fühlt das Kind sich wohl?
2. Zu welcher Zeit ist es schwierig, quengelig, weinerlich, besonders hungrig, schläfrig?
3. Zu welcher Zeit sind seine Beschwerden oder Schmerzen am intensivsten: vormittags, nachmittags, abends, vor, nach Mitternacht, von Sonnenaufgang bis Sonnenuntergang? 1,2,2-3,3,3-4,4,3-5,5,4-6,6,9-11,11,16-20,17-22,18-23 Uhr? Oder wann sonst?
4. Welche Jahreszeit liebt das Kind besonders? Zu welcher fühlt es sich nicht sehr wohl?
5. Kommen bestimmte Zeichen zu bestimmter Zeit? (z.B. Gähnzwang um 1 oder 11h?)

Beschreiben Sie evtl. andere Beobachtungen!

D Schlaf

1. Wie ist der Schlaf? (unauffällig, sehr leicht (Katzenschlaf), ruhelos (nicht erfrischend), Beine werden unter der Bettdecke hervorgestreckt, verspätetes Einschlafen, zu frühes Erwachen, nach dem Erwachen un-/ausgeruht und freundlich oder quengelig, braucht Anlaufzeit nach dem Erwachen, Schlaf mit offenem Mund?, reibt im Schlaf den Kopf am Kissen, Kauen und Schlucken, Schluckauf? Häufiges Gähnen? etc.)
2. Braucht das Kind Wärme oder warmes Zudecken zum Einschlafen?, schläft es nur bei Licht ein?
3. Zuckt es im Schlaf zusammen?, knirscht es mit den Zähnen?, Auffahren aus dem Schlaf?
4. Große Ruhelosigkeit! Kann die Beine abends im Bett nicht stillhalten.
5. Nächtliches Aufschreien (mit Dunkelangst) nach:
   a. Überanstrengung am Tage/Übermüdung am Abend
   b. zu später Abendmahlzeit
   c. Gruselgeschichten
   d. wacht schreiend auf und sieht schreckliche Gespenster?
6. Wird es nachts vor Lachen wach?
7. <u>Träume</u> Angstträume?, Gibt es sich wiederholende Träume an?, Träume von Tieren (Hunde, Katzen, Mäuse, Pferde, Schlangen, Spinnen, o.a.), Räubern, Gespenstern? Träume von Dieben? Kann danach nicht weiterschlafen, bevor das Haus nicht von oben bis unten nach Dieben abgesucht ist? Träume vom Feuer? Welche sonst?
8. Sprechen im Schlaf? Schlafwandeln (wann, bei Voll-, Neumond)?
9. Schreit das Kind, wenn es ins Bett gelegt wird?
10. Wetzt es mit dem Kopf hin und her? Ist es ein unruhiges Schreikind, das sich die Fersen wundwetzt? Zucken die Glieder mit Seufzen und Schluchzen?
11. Onaniert es im Schlaf?
12. Muß es gewiegt oder getragen werden, damit es ruhig ist?
13. Nächtliches Einnässen? Wann?

14. Nächtliche Schweiße (wann, an welchen Stellen, im ersten Schlaf oder in den frühen Morgenstunden)? Wie riecht der Schweiß? Färbt er die Wäsche gelb oder anders?
15. Geht es gern sehr früh schlafen und will dann nicht mehr gestört werden?
16. Schlaflage auf dem Rücken, mit einer Hand flach unter dem Hinterkopf, mit einer Hand über dem Kopf, Kopf tief, auf dem Rücken unmöglich, Arme unter/über dem Kopf, Arme auf dem Bauch, Kopf nach hinten/vorne/einer Seite geneigt, Beine übereinandergeschlagen/gespreitzt/hochgezogen, Neigung, die Beine unbedeckt zu lassen oder die Beine herauszustrecken?
Bauchlage, Knie-Ellenbogenlage, Knie-Brustlage, auf der li. Seite, li. unmöglich, auf der re. Seite, re. unmöglich, auf der Seite unmöglich, Schlaf im Liegen unmöglich, Schlaf im Sitzen, Schlaf zusammengerollt wie ein Hund?
Was haben Sie sonst noch beobachtet?

E Familienanamnese (bitte unterstreichen, ggf. ergänzen)

Bitte geben Sie an, bei welchem Familienmitglied (Verwandtschaftsgrad) die jeweilige Kh. aufgetreten ist bzw. auftritt.

1. Tbc, 2. Krebs, 3. Diabetes, 4. Hoher Blutdruck, 5. Übergewicht, 6. Gicht, 7. Herz-Kreislauf-Kh., 8. Nieren-Kh., 9. Magen-Kh., 10. Darm-Kh., 11. Leber-Kh., 12. Steinleiden, 13. Arteriosklerose, 14. Geschlechts-Kh., 15. Rheuma, 16. Allergien, 17. Asthma, 18. Gemüts-Kh. (Depressionen, Suizid), 19. Epilepsie, 20. erbliche Krankheiten (rot/grün-schwach/-blind, Blutungsneigung, etc.), 21. AIDS, etc.

F Eigene Anamnese des Kindes

1. Schwangerschaft

1. vorausgegangene Fehlgeburten, Frühgeburt, Totgeburt? 2. Verlauf, Untersuchungen (Fruchtwasseruntersuchungen, etc.), Impfungen, Blutgruppenunverträglichkeit (Desensibilisierung/Bluttransfusion/Blutwäsche bei Rhesusfaktor-/ABO Intoleranz), Virusinfekte, sonstige Erkrankungen/Aufregungen/schockartige Ereignisse? 3. Nikotin, Alkohol (wieviel(e) am Tag?), Drogen, Medikamente (auch wehenhemmende Mittel -in welchem Monat?)? 4. Kind ausgetragen?, Frühgeburt? (wieviele Tage/Monate?), 5. normale Entbindung?, Kaiserschnitt?, Zange?
Gibt es sonst eine Störung, die während dieser Zeit aufgetreten ist?

2. Neugeborenenperiode

1. Kind normal entwickelt?, 2. Kind gut durchblutet?, 3. Geburtsgewicht, Länge? 4. sofort geschrieen?, Atemstörungen?, blau, gekrampft?, 5. Geburtsgeschwulst, Hirnblutung?, 6. Gelbsucht (wie lange, wie stark?), 7. Wann Nabelschnur abgefallen? (Nabelbruch?), 8. Leistenbruch? (angeboren/erworben), 9. Gestillt (voll/teils, wie lange?)?, Probleme beim Stillen?, 10. Trinken unauffällig?, schlechter Trinker?, 11. Spucker?, 12. Magenpförtnerkrampf?

3. Entwicklung, geistig
Wann: a. reagieren auf Ansprache?
b. erstes Lächeln?
c. Erkennen von Personen/Stimmen?
d. erste Worte/Nachsprechen/Zweiwortsätze/Sprachverständnis/sinnvolles Sprechen?
e. Trotzphase?

4. Entwicklung, körperlich/stato-motorisch
Wann:
a. Fontanellenschluß?
b. erste Zähne?
c. Sitzen/Krabbeln/ Stehen/Laufen (frei)?
d. Sauberwerden?
e. Größenwachstum (normal/verzögert/beschleunigt)?

5. Impfungen (bitte jeweils Angabe des Datums!)
1. Tbc, (2. Pocken), 3. Keuchhusten, 4. Röteln, 5. Diphterie, 6. Tetanus, 7. Polio, 8. Masern, 9. Gelbsucht (Hepatitis), 10. Tollwut, 11. Grippe? Andere?
Sind irgendwelche Folgen aufgetreten?, Welche?
Beschreiben Sie den genauen Verlauf!

6. Kinderkrankheiten (Datumsangabe!)
1. Masern, 2. Scharlach, 3. Diphterie, 4. Keuchhusten, 5. Mumps, 6. Windpocken, 7. Röteln, 8. Pfeiffer'sches Drüsenfieber?, Andere?
Beschreiben Sie den evtl. gestörten Verlauf der einzelnen K.Kh. und evtl. Folgen!

7. Neigung zu bestimmten Krankheiten
1. Neigung zu häufigen Mandelentzündungen, Nebenhöhlenentzündungen, Mittelohrentzündungen, Bronchitis, Pseudokrupp, sonstige (fieberhafte) Infekte?, Krämpfe irgendwelcher Art?, Neigung zu Hautaffektionen (seit wann?, wo?, wie?, eine Seite besonders? welche?)?
2. Ist es sehr anfällig für Erkältungskrankheiten (jeder kleine Infekt wird aufgeschnappt!) ?
3. Neigung zu Bauchschmerzen, Erbrechen, Durchfall, Verstopfung (wobei, wonach, wann, wie ist der Stuhl?)?
4. Zu welchen Krankheiten sonst neigt das Kind?
5. Wo sind seine Schwachstellen?

8. Ausscheidungen (bitte unterstreichen, ggf. ergänzen)
(Nase, Ohren, Auswurf, Ausfluß, u.a.) reichlich, wässrig, dickflüssig, hell, gelb, gelbgrün, scharf, milchig, ätzend, klebrig, stinkend, sauer, verwesend, wie sonst?

9. Allergieneigung
1. Nahrungsmittel Milch, Mehl aus bestimmten Getreidesorten (Weizen, Roggen, Hafer, Gerste, Hirse, Dinkel, Buchweizen, Reis, Mais, etc.), Getreidekleber, weißer Zucker, Fertignahrung: Kindermilch, Schleim, Gemüse (Karotten, Spinat etc.), andere ?

2. Allgemein Sonne, Pflegemittel und Arzneimittel (Antibiotika, Pflaster etc.), Pollen, Hausstaub, Katzen-/Hundehaare, Vögel?
3. Chemikalien, Metalle, Kunststoffe, Waschmittel etc.?
Was sonst löst allergische Reaktionen aus?

G Nahrungsgewohnheiten

1. Appetit
1. ißt alles (pflegeleicht)
2. hat nach ein paar Bissen genug oder kann nicht mehr aufhören?
3. ißt meist schlecht
4. ißt alles, trinkt viel (was?)
5. ißt schlecht und hat keinen Durst
6. ißt schlecht, obwohl es rundlich aussieht
7. schwieriger Esser?
8. guter Esser, nimmt aber kein Gramm zu
9. Heißhunger (wann, auf was?)
10. riesiger Appetit, trotzdem Abmagerung?
11. hastiges, gieriges, schlingendes Essen?
12. Hat es nachts Hunger?
13. Schlingt es die Nahrung herunter?
14. Schwitzt während des Essens?
15. Magersucht?
16. Bulimie?
Sonstige Gewohnheiten?

2. Durst
1. normal
2. gar nicht (auch nicht bei Fieber?)
3. groß
4. große/kleine Schlucke, Kaltes/Warmes
5. nachts?
Was fällt Ihnen sonst noch auf?

3. Verlangen (bitte unterstreichen, ggf. ergänzen)
kalt, heiß, sauer, süß (Eis, Eiscreme, Schokolade), salzig, pikant, geräuchert, (stark) gewürzt, mild, scharf, Speck, Milch, Fisch, Fleisch (Wurst, Gehacktes), Schinken (roh), Fett (Butter), Käse, Brot, Sauerkraut, Eier (hart/weich gekocht), Obst, Apfelsinen? Sonstiges?

4. Abneigung
kalt, heiß, sauer, süß (Eis, Eiscreme, Schokolade), Milch, Fett (am Fleisch/Butter), Käse, Sauerkraut, Eier, Fleisch, Schinken (roh), Schweinefleisch, Fisch, Salat, Zwiebel (roh, gebraten)?, Grünes Gemüse?, warmes Gekochtes?, Sonstiges?

8. Unverträglichkeit
süß, sauer, Milch, Fett, Käse, Eier, Obst, Fruchtsaft (wird danach wund), Wein? Verträgt absolut keine Milch? Sonstiges?
Was fällt Ihnen zum Essen und Trinken sonst noch ein?

H Körperregionen

1. Kopf
1. Haare (Farbe, kräftig/fein, fettig/trocken?)
2. Haarausfall (fleckenweise, stellenweise, überall)?
3. Kopfgneis, Schuppen (trocken, waschen bessert, Aussehen, Lokalisation)
4. Hautausschlag (schuppend, blutig gekratzt, eiternd)?
5. Nässendes Ekzem (Hinterkopf, am Haarrand des Hinterkopfes, der Stirn)? Bitte genauer beschreiben!

2. Kopfschmerzen
1. Zu welcher Tages- und Nachtzeit?
2. nach nicht rechtzeitigem Essen?
3. In regelmäßigen Abständen?
4 Abwechselnd mit anderen Beschwerden?
5. Beginn (plötzlich/allmählich), Ende (plötzlich/allmählich), anfallsweise/anhaltend? Wo: Stirn, Schläfen, Hinterkopf etc., re/li (genaue Beschreibung, von wo nach wo ziehend?)?
6. Symptome (vorher/gleichzeitig/nachher): Augensymptome mit Sehstörungen, Schwindel, Übelkeit, Brechreiz, Erbrechen, Kollapsneigung, Ohnmacht, andere?
7. Art des Schmerzes: auseinanderdrückend, zusammenpressend, krampfend, pulsierend, brennend, bohrend, stechend, ziehend, punktförmig, wie mit 1000 kleinen Hämmerchen o.a.?
8. Besserung/Verschlechterung durch: Essen, Fasten, kaltes Trinken, kalte/warme Tücher, Hintenüberbeugen, Wärme, Kälte, geschlossener, warmer Raum, an der See, Druck, festes Einbinden des Kopfes, Sonne, helles Licht, Dunkelheit, Anstrengung (körperlich / geistig, - S c h u l e -), frische Luft, Gefahrenwerden, Aufrichten, Augenschließen, durch Liegen im abgedunkelten Raum, morgens beim Erwachen, vor dem Frühstück, durch Schlaf, im Freien, in frischer Luft, Magenverstimmung, Wasserlassen, Gefühlserregung, tröstender Zuspruch, Liegen auf harter Unterlage, sonstiges?

3. Gesicht
1. Hautfarbe (frisch, blaß, kreideweiß?, 2. Blutgefäße durchscheinend?, gerötet, re/li/beids.)?, 3. heiß, kalt?, 4. gedunsen (Augenpartie)?, 5. Haut sauber-/schmutzigwirkend?, 6. Ekzem, Pickel, Furunkel, Eiterpustel, Akne, Warzen, Flecken (gelb, rot), Muttermale, (wo?)? Sonstiges? Bitte genau beschreiben!

4. Augen

1. Farbe (evt. re/li verschieden?), 2. Fehlstellung (Schielen, ein-, auswärts, Seite?, plötzlich?), 3. Fehlsichtigkeit (kurz-, weitsichtig)?, 4. Augenschmerzen?, 5. Pupillen (entrundet, unterschiedlich groß)?, 6. Lider (Herunterhängen, evtl. nur einseitig?)?, 7. Lichtscheu (künstl., Sonnen-, Tages-, Zwielicht)?, 8. Augenwimpern (Ausfallen?)?, 9. Entzündungen im Bereich des Augapfels (Bindehaut, Hornhaut, Iris, (blaue Skleren?))?, 10. Ekzeme oder eitrige Entzündungen (Lider, Lidränder, oben/unten?, Augenwinkel (re/li, innen/außen), Gerstenkorn, Hagelkorn (wo?))?, 11. Tränenfluß?, 12. Schwindel (bei offenen Augen, bei Blick nach unten/oben)? Weitere Beobachtungen?

5. Ohren

1. Anomalien, Hören (re/li,normal/schwerhörig/taub)
2. Ohrlaufen (wie, wo, wann?), Ekzem/Furunkel im Gehörgang (re/li), Schwindel?

Folgende Fragen sind wichtig, um herauszufinden, ob das Kind richtig hört.
3. Säugling a. Kopf-/Augenbewegungen in Richtung einer Schallquelle?
b. Erschrecken bei Geräuschen?
c. Lauschen auf den Ton eines Glöckchens?
d. Aufhören mit Schreien bei Ertönen von Musik?
e. Verstehen von Verboten ('nein-nein')?
f. Hört das Kind eine Mücke summen?
4. ältere Kinder
a. Mißversteht es häufig Anweisungen, wenn es dem Sprecher nicht auf die Lippen schaut?
b. Versteht es, was es eigentlich nicht hören sollte?
c. Findet es Kontakt zu Spielgefährten, oder spielt es lieber allein?

5. Häufige HNO-Infekte? Wie oft?, Wann?, Welche Seite?
6. Waren sie mit Schmerzen, Ohrlaufen, Absonderungen (Aussehen, Beschaffenheit, Farbe?) verbunden?
7. Bestand häufig ein Tubenkatarrh, evtl. mit Paukenhöhlenerguß? Entzündungen im Bereich des Warzenfortsatzes?
8. Welche Behandlungen wurden durchgeführt?
9. Operationen?
Bitte beschreiben Sie alles ganz genau!

6. Nase

1. Nasenatmung gestört (re/li)?, Veranlagung zu Nasenpolypen?
2. Heuschnupfen? (Ursache?), Erkältungsschnupfen (hell/eitrig)?
Bitte beschreiben Sie den Ablauf des Schnupfens! Nasenöffnung gerötet?
3. Krusten/Geschwüre/Furunkel in der Nase?
4. häufiges Nasenbohren (re/li)?
5. Nasenflügeln (bei Fieber)?
6. Nasenscheidewandverbiegungen/-veränderungen?
7. Nebenhöhlenvereiterungen (OP)?
8. Nasenbluten (wann?, wie oft?, wie stark?, Farbe/Beschaffenheit des Blutes?)?
Sonstiges?

7. Mund

1. Mundatmung, 2. Farbe/Form (schmal, voll?) der Lippen (auffallend rot, blaß, bläulich?)?, 3. rissige Lippen?, einzelner Riß in Unter-/Oberlippe?, 4. rissige Mundwinkel?, 5. Bläschenausschlag an den Lippen (wann?, evtl. regelmäßig?, mit Flüssigkeit gefüllt?)?, 6. Mundgeruch?, 7. Zunge trocken/belegt (weißlich, gelblich, wechselnd)?, Aussehen wie eine Landkarte? 8. Rötung, Bläschen oder Belag der Mund-/ Zahnschleimhaut (Soor)?
Was fällt Ihnen sonst auf?

8. Zähne

1. Wieviel? (Milchzähne noch vorhanden?, bleibendes Gebiß?, Weisheitszähne (evtl. gezogen? - evtl. Skizze! -)?), 2. Stellung?, 3. kariös? (frühzeitige Karies?, an welchen Zähnen?), 4. saniert?, 5. Amalgamfüllungen? (seit wann, wieviel, evtl. in Kombination mit Goldfüllungen/-kronen?), 6. Veränderungen in Form und Farbe? (schwarz, grau, durchscheinend wie Glas, tonnenförmig?), 7. Veränderungen am Zahnfleisch?, 8. Zahnspange? (oben/ unten) (welches Material?), 9. Zahnprothese?, 10. einzelner Zahnersatz?, Anderes?

9. Hals, äußerer

1. Lymphknotenschwellung (schmerzhaft/-los?, wo?, wieviel?, wie groß?, immer wiederkehrend?, gleichmäßig bestehen bleibend, langsam zunehmend?),
2. Schilddrüsenvergrößerung (hart/weich, evt. Knoten zu tasten?, welche Seite?, Über-/Unterfunktion bekannt?)?
Welche Therapie wurde/wird durchgeführt?

10. Hals, innerer

1. Entzündungen, Eiterung der Mandeln? (evtl. regelmäßig wiederkehrend?, re/li, Eiterstraße an der Rachenhinterwand?),
2. Schluckbeschwerden? (seit wann, wodurch?, bei fester/flüssiger Nahrung?),
3. Stimme? (Heiserkeit?, seit wann?, länger als 3-4 Wochen?, plötzlich eingetreten/langsam zunehmend? wonach? (Aufregung/Unterkühlung/Infekt/ohne erkennbare Ursache?/o.a.?)
Beschreiben Sie bitte den genauen Zustand/Ablauf.

11. Lunge

1. erschwerte Ein-/Ausatmung, Atemgeräusche (Pfeifen, Brummen, Schnorcheln, Röcheln)?
2. Husten? (seit wann?, wie?, um welche Zeit besonders?)
a. keuchend, stoßend, trocken, beklemmend, röchelnd, mit Schleimrasseln, Schleim löst sich schlecht?
b. Sind es richtige Hustenanfälle evtl. zusammen mit lautem Einziehen von Luft am Ende des Anfalls?
c. trocken, krampfartig, hohlklingend, meist mit Heiserkeit und Stimmverlust, Schleim kann nicht abgehustet werden?
4. Tbc in der Vorgeschichte?
5. Auswurf? (eitrig, schleimig, wässrig, blutig, weiß, grau, grünlich, gelb, bräunlich, oder anders?, wie?), wann? (morgens nach dem Aufstehen, tagsüber, abends, nachts)?
Bitte beschreiben Sie, was Ihnen sonst noch auffällt.

6. Asthmakind a. Wann und wonach ist der erste Anfall aufgetreten?
b. Sind Hautausschläge durch Salben und Medikamente unterdrückt worden?
c. Hat das Kind schon einmal eine Lungenentzündung gehabt? Wie ist diese behandelt worden?
d. Sind fieberhafte Infekte mit Antibiotika behandelt worden?
e. Wurde die Wohnung gewechselt (Holztäfelung), wurde das Kinderzimmer neu gestrichen etc.? Hat(te) das Kind Kontakt mit Lösungsmitteln etc?

Bitte benutzen Sie evtl. ein Extrablatt zur genauen Beschreibung des Krankheitsbildes und der näheren Umstände (z.B. auslösende Ursache, welche Umgebung, wodurch verschlimmert oder verbessert, wie lange angehalten? etc.)

12 Herz-/Kreislaufsystem
Neigung zu:
1. Ohnmachten (nach langem Stehen, in der Schule, durch Kopfweh, in engen, geschlossenen Räumen, in der Kirche, nach Erbrechen, nach Zorn, Erregung?)
2. Herzschmerzen (evtl. in li Arm ausstrahlend?), Herzklopfen, Herzflattern, Seitenstechen (wann?)?
a. Sind Herzfehler bekannt (angeboren/erworben)?, rheumatisches Fieber in der Vorgeschichte?
b. Sind Gefäßanomalien bekannt? Taubheitsgefühle?

13. Magen-Darmtrakt
1. Bauchschmerzen wo?, wann?, wie?, wie lange schon?, wodurch Besserung? (Druck, auf dem Bauch liegen, Kälte, Wärme, Liegen auf schmerzloser/-hafter Seite, Wasserlassen?)
2. Bauch Krämpfe vor dem Stuhlgang? (wie stark?, wie lange?)
3. Erbrechen 1. häufiges Spucken, 2. Erbrechen (im Schwall?), 3. Übelkeit (nach bestimmten Speisen?, nach Aufregung?), 4. aufgenommene Nahrung erscheint in kleinen Mengen wieder im Mund?, 5. nach Aufregung Verschlucken mit nachfolgendem Schluckauf?, 6. übel riechendes Aufstoßen?, 7. Nabelkoliken, 8. Blinddarmreizungen (OP?), 9. Würmer, Wurmeier (welche?) (bei Vollmond?), 10. Wurm-Kur (womit?)
a. Hat das Kind z.Zt. Erbrechen? (seit wann?, wie sieht das Erbrochene aus -Farbe, Geruch- ?, wann war der letzte Stuhlgang?)
b. Erbricht es sofort wieder nach dem Trinken? .
4. Gestillter Säugling a. Wird die Muttermilch erbrochen?
b. Wie sieht das Erbrochene aus? Sieht die erbrochene Milch aus wie geronnen?
c. Wie sieht die Zunge aus? (sauber, belegt, wie?)
d. Ist das Kind nach dem Erbrechen erschöpft/schläfrig?
e. Ist es ein dünnes Kind und liegt mit den Augen nach unten schauend?
f. Ist es nach dem Erbrechen hungrig und ißt/trinkt weiter?
5. Stuhlgang (plötzlich?, schwergehend mit Zurückschlüpfen?, selten?)
a. Wird das Kind morgens durch Stuhlgang aus dem Bett getrieben?
b. Hat es unwiderstehlichen Stuhldrang während der Mahlzeit?

6. Durchfall Neigt es zu Durchfall? (1. nach Aufregung?, 2. von unverdauter Nahrung?, 3. grünlicher, heißer, unverdauter Durchfall?, 4. Geruch nach verdorbenen Eiern?, 5. Aussehen wie Rührei?, 6. unverdauter, schäumender, saurer Durchfall nach Milch mit weißen Bröckchen obenauf?)
7. Verstopfung? (wann, wonach, wie oft?) Gibt es sonstige Störungen?
8. Farbe braun, dunkel, gelb, grün, hell, schwarz, weiß, kaffeesatzartig, anders, wie?
9. Form Bällchen, wie Schafskot, wie Fensterkitt, klebrig, krümelig, knochenhart, dünn geformt, trocken, wässrig, anders, wie?
10. Geruch übelriechend (wonach?), anders, wie?
Hat der normale Stuhl einen besonderen Geruch?
11. Menge reichlich, spärlich, un-/gleichmäßig?
12. Häufigkeit mehrmals täglich, täglich, alle paar Tage, anders, wie oft?
Gibt es sonst noch irgendetwas Auffälliges?

14. Enddarm - After
1. Schmerzen oder Jucken am Darmausgang? (zu welcher Tageszeit, abends, nachts, morgens?)
2. Hämorrhoiden, Schrunden, Fisteln, Ekzeme, Ausschlag, Wundsein (in welcher Ausdehnung, leuchtend rot?), durch brennende und beißende Ausscheidungsprodukte gerötete Körperöffnungen? was sonst?

15. Harnorgane
1. Anomalien (Niere, Blase, Harnleiter)?
2. Nierenkrankheiten, Kh. des Nierenbeckens, der Blase, des Harnleiters?
3. Einnäßen (tags, nachts, zu welchen Stunden?)
4. Urin (auffällig in Farbe, Konsistenz, Geruch, Menge?)
5. Geruch wie Pferde-/Mäuseharn? anders, wie?
Was ist sonst auffällig?

16. Bettnässen
1. Bestehen Anomalien im Bereich des Harnwegesystems?
2. Hat das Kind irgendeinen Kummer? (Eifersucht auf Geschwister, sonstige Schwierigkeiten in der Familie?)
3. Sind Tuberkulosefälle in der Familie bekannt (auch Großeltern etc.!)?
4. Ist das Kind äußerst unbeständig, wünscht Ort und Tätigkeit ständig zu wechseln? (Beschreibung)
5. Knirscht es nachts mit den Zähnen?
6. Ist es ein schwieriges Kind? (Beispiele)
7. Hat es Angst vor Tieren, bes. Hunden?
8. Verschlimmert sich alles bei feuchtem Wetter?
9. Wann näßt das Kind ein? Im ersten Schlaf bis 22h (oder erst gegen Morgen)?
10. Findet sich rötliches, am Nachttopf haftendes Sediment? (Beschreibung, Menge)
11. Ist das Einnäßen auch tagsüber, beim Husten und der geringsten Gemütserregung?
12. Hat es große Mengen wässrigen oder kleine Mengen dunklen Urins?
Was haben Sie sonst noch beobachtet?

17. Genitalentwicklung
1. äußerlich unauffällig?
2. Jungen: 1. sind beide Hoden zu tasten?, 2. gleichgroß?, 3. einseitige Vergrößerung?, 4. Stimmbruch? (wann?)
3. Mädchen: 1. Ausfluß (Farbe/Art? wann?)?, 2. erste Regel? (wann?), 3. Periode? (bitte genaue Angaben über Art (Stärke/Dauer der Blutung ggf. Anzahl der Vorlagen täglich?) und Häufigkeit), 4. Zyklusdauer?
4. Ist die Brustentwicklung altersgemäß?
5. Schambehaarung (normal/reichlich/spärlich)?
Gibt es Auffälligkeiten?, Anderes? -Beschreibung!-

18. Knochenbau
1. kräftig?, 2. grazil?, 3. Haltungsverfall?, 4. Wirbelsäulenveränderungen?, 5. Biegung nach vorn/seitlich?, 6. Trichter-/Hühnerbrust?, 7. Veränderungen an Knochen oder Gelenken (z.B. extreme Brüchigkeit)?, 8. Knochenauswüchse?, 9. Wachstumsschmerzen in der Nacht?, Schmerzhafte Wachstumsschübe? (-Bitte genaue Beschreibung! wo?, wann?, wie?, wodurch besser?-), 10. häufig Fußgelenke verstaucht?, 11. Knochenbrüche bisher?, 12. deformierte Gelenke?, 13. OP?, Sonstiges?

19. Nägel
1. Abblättern, 2. deformiert, 3. verdickt, 4. Längsrillen, 5. weiße Flecken, 6. verkrüppelt, 7. gänzliches Fehlen (wo?), 8. rissige Nagelbetten, 9. eingewachsene Zehennägel, 10. Abbrechen, 11. Abkauen, 12. Nagelpilz?, Sonstiges?

20. Drüsen
Lymphdrüsenvergrößerungen? (jetzt/früher?, seit wann?, wo?, wie groß?, wie lange anhaltend?), Anderes?

21. Haut
1. trocken, schuppig, fettig, gedunsen, schlaff, runzelig, rauh, rot, pustulös, pickelig?
2. Pigmentverteilung (un-/gleichmäßig, in Ebene der Haut oder erhaben?, mit Eindellung?)?
3. trockene Haut und Schleimhäute (evtl. mit Neigung zu Rißbildung?)?
4. Muttermale, braune, rote Flecken (wo, seit wann, Farbe, Form sich ändernd?)
5. Warzen (wo?), wund (wo?)
6. Jucken ohne Hautveränderungen?
7. Wird Wasser auf der Haut vertragen?
8. als Säugling Kopfgneis oder Milchschorf?
9. Mitesser, Akne, Furunkel, Abszesse, Ekzeme (wo?, Ellenbeugen, Kniekehlen, Kopfhaargrenze, Gesicht, andere Stellen?), trocken, nässend, eitrig, blutig gekratzt, bläschenartig, in Gruppen beieinander, stark juckend, erhaben, kreisförmig?, Psoriasis?
10. Eiterungen mit Krusten?, akute Hautausschläge? (evtl. Allergie -wann, wie, wonach, wo?-)
11. Fisteln, Zysten?

Bitte verwenden Sie evtl. ein Extrablatt zur genauen Beschreibung der Hauterscheinungen, auch wann, wodurch der Juckreiz ausgelöst, verschlimmert bzw. gebessert wird. Eine exakte Darstellung ist von großer Wichtigkeit.

22. Schweiß

1. Schwitzt das Kind leicht?
2. Schwitzt es, kaum daß es unter der Decke liegt, und strampelt es die Decke weg, egal wie kalt es ist?
3. Schwitzt es nur an bestimmten Körperteilen?
4. Schwitzt es einseitig (re/li)?
5. Schwitzt es am ganzen Körper mit Ausnahme des Kopfes oder des Gesichtes?
6. Schwitzt es stellenweise (Hinter-/Kopf, Stirn, Hals, Nacken, Hände, Füße, Rücken, Brust)?
7. Schwitzt es bei Tage oder/und nachts?
8. Wird während des Schlafes das Kopfkissen vom Schweiß naß?
9. Wie riecht der Schweiß?
10. Sind Beschwerden durch Unterdrückung von Fußschweiß (Antimykotika) vorhanden?
11. Verfärbt sich die Wäsche (Farbe)?

Was ist Ihnen sonst noch aufgefallen?

23. Verletzungen

1. überlange Blutungsneigung? (z.B. nach Zahnextraktion, bei Sportverletzung, Nasenbluten, hellrote Blutungen, die schwer zu stillen sind etc.)
2. Neigung zu blauen Flecken (wo?)? Schlechte Wundheilung?, Blutspukken?, Keloidnarben? Blutung ohne Anlaß? (Nasenbluten etc.)
3. Neigung zu flächenhaften pünktchenförmigen (petechialen) Blutungen? (z.B. nach Abstauen einer Vene oder im Verlauf einer Krankheit)

24. Nervensystem

1. Halten Sie das Kind in seiner geistigen Entwicklung für altersgemäß? (Wenn bei Ihrem Kind irgendeine Behinderung (angeboren/erworben) vorliegt, schildern Sie auf einem Extrablatt genau Entwicklung und bisherigen Verlauf der Störung!)
2. Hat es irgendeinen Tick? (Zucken mit einem Augenlid, mit einem Mundwinkel?, irgendeine sich häufig wiederholende Bewegung?)
3. Hat das Kind schon einmal Krämpfe irgendwelcher Art gehabt? (nach der Geburt?, seitenbetont?, nach Unfall?, Fieberkrämpfe?, Sonstige?)

4 bei Krampfneigung a. Treten die Krämpfe nur re oder nur li auf oder beginnen sie auf einer Seite und erfassen dann den ganzen Körper?
b. Wann treten sie oder traten sie auf? (durch Aufregung, Schreck, Zorn, Würmer, Unterdrückung von Absonderungen, bei Zahnung, Fieber, beim Anblick von Wasser, von glitzernden Gegenständen (Fernsehen), durch helles Licht, Gewitter, bei Hitzestadium im Fieber (Froststadium im Fieber), nach Impfung, seit Geburt, periodisch?)
c. Wie sind die Krämpfe?, Chorea?, Krampfartige Bewegungen?, Zuckungen? Zittern? (wann, wie oft, wobei?) Weitere Beobachtungen?

5. bei Stottern a. Seit wann?, kontinuierlich oder nur zeitweise?, nur bei bestimmten Buchstaben oder allen?
b. Hatte Ihr Kind ein einschneidendes negatives Erlebnis (Schreck, Aufregung, seelischer Schock)?
c. Sind Schwierigkeiten in der Familie? (evtl. auch Wechsel der Bezugsperson?)
d. Zeigt es Nägelbeißen und Nägelkauen?
e. Ist es schwächlich, leicht ermüdbar, blaß mit Augenringen?
f. Neigt es zu Krämpfen? Ist es übererregbar und schnell gewachsen?
g. Hat es Angst vor Dunkelheit?
h. Hat es Erregungszustände beim Anblick glänzender Gegenstände?

6. bei Weinen a. Fließen die Tränen außergewöhnlich leicht und reichlich? Oder ist es ein leises, verzweifeltes Vor-sich-hin-weinen?
b. Weint es krampfhaft und laut? Oder stehen die Tränen nur so in den Augen?
c. Weint das Kind sofort, wenn es getadelt wird? Oder ist es ein Weinen mit stoßweisem Aus- / Einatmen?
d. Oder ist es ein lautes Schreien und Weinen, wenn das Kind ärgerlich ist? Was fällt Ihnen sonst noch auf?

I Kindertyp (Geist-Psyche-Temperament)

1. Welche Ängste kennt Ihr Kind?
2. Angst vor Dunkelheit? (mit Drang sich nach hinten umzusehen?)
a. Sieht es unheimliche Bilder? Welche?
b. Angst vor Spuk, Gespenstern, Räubern, Dieben, Hunden, Spinnen, schwarzen Bestien u.a.?
c. Angst, jemand lauere unter dem Bett?
d. Sieht mit Angst der Dämmerung entgegen?
3. Angst vor Gewitter, Unwetter?
4. Angst, allein gelassen zu werden?
5. Angst vor unbekannten Geräuschen?
6. Angst vor engen Räumen?, in Menschenmenge?, vor freien Plätzen?, vor hohen Plätzen?, im Aufzug?
7. Angst vor fremder Umgebung und fremden Menschen?
8. Angst, berührt zu werden? (kann sich im Bett nie an jemand anschmiegen)
9. Angst und Unentschlossenheit durch mangelnde Stabilität und zu wenig Selbstvertrauen?
10. Angst vor der Zukunft, vor Schmerzen, vor Tod?
11. Wie steht es mit seinem Selbstvertrauen?
12. Welche Befürchtungen hat Ihr Kind?
a. die eigene Schwäche zu offenbaren? (z.B. in der Schule?)
b. andere könnten über sie/ihn reden, spotten, lachen?
c. übergangen zu werden, weil er/sie nur sehr schwer abgeben, teilen kann?
d. Ist er/sie beim Versuch, selbstsicher zu erscheinen, herrisch, anmaßend, besserwisserisch, gibt an, immer recht zu haben?
13. Wie steht es mit dem Mitgefühl?
14. Hat das Kind außergewöhnlich viel Mitleid mit den Schmerzen und dem Kummer anderer? Kann dann um sie weinen, obwohl es für sich nicht so schnell weint?
15. Wie ist das Verhältnis zu Eltern, Geschwistern, Freunden?
16. Liebt es Tiere und Pflanzen sehr?
17. Ist es lieber allein oder braucht es Gesellschaft?
18. Wie verhält es sich im täglichen Leben? (z.B. bei Spielen?)
a. Will es führen und um jeden Preis der Erste sein? (auch durch Pfuschen?)
b. Kann es ein Auge zudrücken bei den Fehlern anderer?
c. Wie reagiert es beim Verlieren? Ruhig? Gelassen? Wütend? Wirft es das Spiel um? Spuckt und schimpft? Zerbricht aus Wut Dinge?
d. Frißt es seinen Ärger in sich hinein oder weint es, wenn es gereizt ist?
e. Unterdrückt es den Ärger lange, um dann plötzlich mit Dingen um sich zu werfen?

19. Macht Ihr Kind alles mit, was andere wollen? Läßt es sich willenlos führen? unterdrücken?
20. Zeigt es Eigeninitiative und Standvermögen? Zivilcourage? Oder ist es zu schwach dazu?
Bitte schildern Sie mit Ihren Worten, wie Sie dies sehen!
21. Wie reagiert Ihr Kind auf Musik? (klassische, moderne, rhythmische?)
a. Wirkt sie beruhigend, erregend?, muß es weinen?
b. Singt es gern?
22. Wie reagiert es, wenn es seinen Willen nicht bekommt? Schreien, wegschreien, sich hinwerfen, toben, Sachen umherwerfen, Türen schlagen? Anders? Wie?
23. Kann es unerwartet gewalttätig werden?
24. Was kann Ihr Kind in Zorn bringen? Bitte beschreiben Sie, wie sich dies auswirkt! (Aussehen?, Gebaren?, Gesichtsfarbe?, Blicke?, Gesten?, Reaktionen?)
25. Wie reagiert es auf Widerspruch?
26. Wie steht es mit seinem Ordnungssinn? (normal, äußerst pedantisch)
a. Ist es instande, sorgfältig eine Sammlung anzulegen?
b. Schöpferische Unordnung? Totales Chaos? Hamstert alles und häuft es an?
c. Wie geht es mit seinen Spielsachen um? Mit seiner Kleidung?
27. Welches Verhältnis hat es zur Sauberkeit? Waschen?
28. Welche Hobbies hat es? Künstlerische? (Malen, Zeichnen, Musizieren?) Handwerkliche? Technische?
29. Wie ist es mit seiner Fantasie? Konzentrationsfähigkeit?
30. Hat es Lernschwierigkeiten? (Rechnen, Lesen, Legasthenie?)
31. Ermüdet geistige Arbeit schnell?
32. Besteht fortwährender Drang nach Abwechselung?
33. Macht es dem Kind Freude, zu tanzen (allein?), zu laufen, zu joggen, überhaupt sich körperlich intensiv zu betätigen?
34. Hat es irgendwelchen Kummer? Ursache? Wie reagiert es darauf?
a. Zieht es sich zurück, um allein damit fertig zu werden?
b. Wie wirkt Trösten? Bessert es? Wehrt das Kind jeden ab? Reagiert es mit Weinen, Schreien? Körperliche Reaktionen: wie Durchfall, Erbrechen, Fieber, Herzklopfen, rotem Kopf, Zittern, Schwitzen? Anders? Wie? (Bitte beschreiben)
35. Welche Eigenschaften treffen auf Ihr Kind zu? (ggf. ergänzen)
Ist es ein liebes, herzliches Kind? Ruhig, freundlich, ausgeglichen, brav? zugänglich? ängstlich? unsicher, unstet, scheu, schüchtern, zurückhaltend, gehemmt, unentschlossen, furchtsam, ohne Initiative? ruhelos, reizbar, aggressiv, launisch, querköpfig, störrisch, zanksüchtig, widerspenstig? kritisch? habsüchtig? heulerisch, wehklagend, eifersüchtig? temperamentvoll, lebendig, übersensibel, zu impulsiv, spricht ohne Überlegung, tritt dadurch oft ins Fettnäpfchen? traut sich schwer, einen Entschluß zu fassen? Neigung, seine Kräfte zu überschätzen? wetterwendisch? großes Bedürfnis nach Aufmerksamkeit?

Der nun folgende Abschnitt ist eine Aufzählung häufig auftretender Verhaltensweisen und Zustände bei Kindern. Bitte nehmen Sie sich für diese Fragen viel Zeit, um ein evtl. anderes Verhalten des eigenen Kindes gesondert schildern zu können (Extrablatt) und im Zweifelsfall den Arzt zu befragen.

36. Will Ihr Kind immer schnell Neues beginnen, weil das Alte langweilig geworden ist, bevor es fertig ist?
37. Hat es schon früh einen sicheren Instinkt für den Wert des Geldes, für jegliches Eigentum entwickelt?
38. Ist es dabei intelligent, hat trockene, juckende Haut und meidet die Wärme?
39. Ist es vollkommen zufrieden und glücklich, solange jemand in der Nähe ist?
40. Ist es empfindlich gegen Spott und gibt leicht auf?
41. Ist es schwächlich, mager, hochgeschossen, sensibel und mitfühlend, ängstlich, überreizt und leicht ermüdbar bei mangelnder Ausdauer, dabei intelligent und voller Phantasie und neigt zu Kopfschmerzen bei körperlicher und geistiger Anstrengung und verlangt nach Kaltem?
42. Ist es sehr plötzlich in seinen Reaktionen, braust leicht auf und vergißt sofort wieder, kann aber auch sehr böse werden?
43. Hat es Angst allein im Dunkeln? Will es nachts zu den Eltern ins Bett kriechen?
44. Bekommt es durch geistige Anstrengung in der Schule leicht Kopfschmerzen?
45. Neigt es dabei zum Grimassieren, zittert leicht bei Überforderung und zeigt echte Sprach- und Artikulationsstörungen?
46. Ist es geistig beweglich und fast kapriziös?
47. Ist es magenempfindlich, obwohl schlecht verdauliche Sachen oft gut vertragen werden?
48. Ist es überempfindlich gegen Geräusche?
49. Verliert es bei größerer Belastung leicht die Nerven?
50. Ist es nervös, empfindlich, reizbar, ruhelos, geräuschempfindlich, dabei müde, matt, neigt dazu, die Nahrung herunterzuschlingen, zu empfindlicher Haut und nervösen Zuckungen? (Tick?)
51. Ist es frostig, sensibel, mit feinem Haar, intelligent, körperlich eher zart, leicht ermüdbar, zieht sich schnell in sich selbst zurück?
52. Ist es eigensinnig, halsstarrig, schwer zu leiten und hat abwechselnd Anfälle von Weinen und Lachen?
53. Ist es eher groß mit etwas dickerer, gelblicher Haut mit wenig Selbstsicherheit, mit Neigung zu Schulkopfschmerz, Verdauungsstörungen, ausgeprägtem Süßverlangen und mit scharfem Verstand, das nur schwer teilen kann?
54. Ist es in jeder Weise empfindsam, schreit schon, wenn es denkt, man wolle einem anderen Kind etwas tun, hat dabei deutliche Abneigung gegenüber Süßem?
55. Ist es klein, von fast zwerghaftem Wuchs, scheu, schüchtern, ängstlich mit Neigung zu Alpträumen, mit großer Angst vor Fremden, schreit, wenn es alleine gelassen wird, alle Erregungen enden in Tränen?

56. Ist es ein zartes, schreckhaftes Kind, das vor allem plötzliche Geräusche fürchtet, Alpträume mit bestimmter Ursache hat und nur lernt, wenn es sich dafür begeistern kann? (Beim Kleinkind: Schreit es, wenn die Mutter es ins Bettchen legt? - Beim größeren Kind: Fährt es nicht gern mit dem Lift abwärts?)
57. Ist es zart, klein, hat ausgesprochene Abneigung, behandelt zu werden, schreit eher aus Wut als aus Furcht, will nicht getröstet werden und kann dann Dinge umherwerfen, hört aber von alleine mit dem Schreien auf, setzt sich still in die Ecke und beobachtet?
58. Zeigt es eine eher negative Haltung allem gegenüber, neigt zu Traurigkeit, Mutlosigkeit, hat Abneigung gegen Arbeit, fürchtet sich im Dunkeln, will trotzdem nicht angefaßt und geführt werden? (Beim größeren Kind: Hat es Abneigung, die eigenen Freunde zu treffen, evtl. Bettnässen?)
59. Knallt es die Türe hinter sich zu, wenn es beleidigt ist?
60. Ist es ein Kind, das in der Entwicklung eher etwas nachhinkt, jünger wirkt, mit schlechtem Gedächnis, ebensolchen Schulleistungen, mit großem Verantwortungsgefühl und ausgesprochenem Widerspruchsgeist, das in heftige Wut geraten kann und so empfindlich gegen Enttäuschungen ist, daß es danach lange betrübt bleibt mit Seufzen und Schluchzen im Schlaf?
61. Ist es ein blasses, körperlich träges Kind, langsam im Denken, furchtsam und leicht entmutigt, mit Hinterkopfschmerz in der Schule, das deswegen gern eine Mütze trägt, bei Dunkelheit Angst hat, ins Bett zu gehen, weil es Alpträume mit schrecklichen Bildern hat? Liebt es süße Sachen, die ihm aber nicht bekommen?
62. Ist es ein zu Hauterscheinungen und Fettansatz neigendes, frostiges Kind, das zu Verstopfung neigt und wenig Selbstbewußtsein hat?
63. Ist es eher dick, oft verstopft, mit roten Backen, mit großer Vergeßlichkeit, und lernt es in der Schule schlecht, ist empfindlich und aufbrausend und neigt zu Heimweh?
64. Ist es ein schmales Kind mit Neigung zu Hautveränderungen (oft blutig gekratzt), das schlecht schwitzt, wenig Widerstandskraft hat, leicht erschöpft ist, viel krank ist, dabei leicht entmutigt, ängstlich und reizbar ist?
65. Ist es eher blaß , übergewichtig, mit Rötung um die Augen und oft Ekzemen hinter den Ohren, dabei reizbar und furchtsam je mehr es beachtet wird, wobei jeder Versuch zu trösten, das Schreien verschlimmert?
66. Ist es geistig beweglich, querköpfig, widerborstig, gerät leicht in Wut, schnell beleidigt, in der Schule nachlässig, neigt zu Bettnäßen? Ist es dabei hautempfindlich (nässendes, juckendes Ekzem mit Fissuren und Rissen in den Gelenkbeugen) und neigt es zu Ohrentzündungen mit nachfolgender Schwerhörigkeit?
67. Ist es ein warmblütiges Kind mit hellen, dünnen Haaren, feiner Haut, schnellem Erröten, sehr tränenreich, ausgesprochen liebevoll und anhänglich, empfindlich gegen Hitze mit großem Frischluftverlangen (nachts Fenster auf? evt. auch Heizung an/aus?), mit Furcht in der Dunkelheit und Widerwillen gegen fette Ernährung?
68. Ist das Kind etwas untersetzt, träge, mit dunklem Haar, schlapp und mutlos bei heißem Wetter, kann schwüle Atmosphäre nicht vertragen, hat im warmen Raum das Gefühl, ersticken zu müssen (besser in frischer Luft), eigensinnig, halsstarrig, mit Mangel an Selbstvertrauen, verstopft mit Abneigung gegen Fett?

69. Ist das Kind schlank, zart, evtl. dunkel mit fettender Haut, äußert feinfühlend, gewissenhaft, leicht aus der Fassung zu bringen, reagiert sehr auf Musik, ist evtl. dadurch zu Tränen gerührt, zögernd im Sprechen, auch schweigsam und empfindlich gegen feuchte Kälte?
70. Ist es etwas zu dick, hellhäutig, blond, errötet leicht, schnell aus der Fassung zu bringen, fürchtet sich im Dunkeln, neigt zu Traurigkeit, hat Aknepickel auf Schultern und Rücken, fühlt sich wohler nach dem Essen, neigt zu Nasen-Rachen-Infekten mit rauher Stimme, evtl. Heuschnupfen?
71. Hat das Kind eher dunklere Hautfarbe, dunklere Haare, ist es äußerst ruhelos, sehr reizbar, auch niedergeschlagen ohne Tränen, geschwätzig, mit der Neigung zu plötzlichen Gewalttaten, hat es außergewöhnlich guten Appetit, kann Kopfschmerzen bekommen, wenn es zu lange auf das Essen warten muß, neigt es zu Nebenhöhlenkatarrh und Bauchschmerzen?
72. Ist es schmal, zart, warmblütig, nachgiebig, mit besonderer Freude an kleinsten Dingen, überhaupt am Leben, kann aber plötzliche Anfälle von unerklärlichem Haß bekommen?
73. Hat es sehr guten Appetit, daß es sogar um Mitternacht essen kann?
74. Liebt es stark Gewürztes, sogar raffinierte Zubereitung der Speisen?
75. Hat es Verschlimmerung durch heiße Getränke und dabei leicht brechende Fingernägel?
76. Ist das Kind grazil, mit zarter Haut und feinen Haaren, sehr aufgeweckt, nervös, mit großer Einbildungskraft und Angst in der Dunkelheit?
77. Ist es ruhelos, schnell erschöpft und von außergewöhnlicher Ordnungsliebe und Sauberkeit?
78. Ist Ihr Kind von eher zartem Körperbau, äußerst schmerzempfindlich und dadurch reizbar, ruhelos, unzufrieden, kann bei Wut nach jedem treten und schlagen, nachts im Bettchen herumtrampeln und schreien (will aufgenommen und getragen werden), kann sich "wegschreien"?
79. Ist das Kind zart, frostig, eigensinnig, halsstarrig, doch auch wieder friedfertig mit blassem Gesicht bei umschriebener Wangenröte und mit Gähnzwang, das unfähig ist, einen Scherz zu ertragen?
80. Fällt auf, daß es häufig in der Nase bohrt oder an ihr zupft?
81. Ist das Kind sensibel, wetterfühlig, nervös, unruhig, mit trockener, schuppender Haut (Beim Säugling: kupferfarbene Krusten auf der Kopfhaut?), mit mangelnder Ausdauer und Widerstandskraft?
82. Neigt es zu neuralgischen Kopfschmerzen, akuten Durchfällen, Bronchitis mit zähem, klebrigen Sputum?
83. Ist das Kind geschwätzig, leicht eifersüchtig; kann es heftig sein, stoßweise weinen und in seinen Wörtern sehr verletzend sein?
84. Ist es widersprüchlich (launisch) in seinem Verhalten (bringt z.B. an einem Tag in der Schule Höchstleistungen, während es am nächsten Tag fast stumpf herumsitzt)?
85. Ist es ein verschlossenes Kind, das gern Nägel kaut, gern barfuß auf kaltem Steinboden läuft, gern Apfelsinen und harte, unreife Äpfel ißt? Dabei viel Durst auf Kaltes hat?
86. Hat es eine außergewöhnliche Liebe zu Pflanzen und Tieren, die auch in das Gegenteil umschlagen kann?
87. Hat(te) es (als Säugling) leicht Windeldermatits mit hellrot entzündeter Haut um den Darmausgang?

Es gibt noch viele andere Möglichkeiten des Verhaltens. Sie kennen Ihr Kind am besten. Bitte beschreiben Sie jetzt anschließend, wie Sie es erleben.

Literatur

Baissette, Gaston: Leben und Lehre des Hippokrates. Hippokrates, Stuttgart 1970.

Barthel, Horst: Charakteristika homöopathischer Arzneimittel. Organon-Verlag, Berg 1984.

Barthel, Horst: Repertorium der Charakteristika. Organon-Verlag, Berg 1985.

Barthel, Horst; Klunker, Will: Synthetisches Repertorium. Karl F. Haug Verlag, Heidelberg 1987.

Barthel, Michael: Das kleine Buch der Arzneimittel-Beziehungen. Organon-Verlag, Berg 1985.

Bhatia, V. R.: Poliomyeitis and it's homoeopathic treatment. Jain Publishers, New Delhi.

Boericke: Homöopathische Mittel und ihre Wirkungen. 2. Aufl., Verlag Grundlagen und Praxis Margarethe Harms, Leer 1973.

Bobath, Karel: Spastizität — Ein Problem bei der Behandlung von Patienten mit Läsionen des oberen motorischen Neurons. (beim Verfasser)

Borland, D. M.: Kindertypen. Karl F. Haug Verlag, Ulm/Donau 1961.

Borland, D. M.: Homoeopathy For Mother And Infant. Indien Books and Periodical Syndicate, New Delhi.

Braun, Arthur: Methodik der Homöotherapie. Verlagsbuchhandlung Johannes Sonntag, Regensburg 1975.

Bruker, M. O.: Nie mehr erkältet! — Band 7. Schnitzer Verlag, St. Georgen 1975.

Charette, Gilbert: Homöopathische Arzneimittellehre für die Praxis. 4. Aufl., Hippokrates, Stuttgart 1985.

Dieckhoff, J.: Lehrbuch der Pädiatrie. VEB Georg Thieme, Leipzig 1966.

Ewerbeck, H.: Differentialdiagnose von Krankheiten im Kindesalter. Springer-Verlag, Berlin —Heidelberg—New York—Tokyo 1984.

Farrington, E. A.: Klinische Arzneimittellehre. Ulrich Burgdorf Verlag für homöopathische Literatur 1979.

Fayazuddin, M.: Anomalies of New Born Babies. Faiz Homoeopathic Publishing House, India 1976/1983.

Finnie, Nancie R.: Hilfe für das cerebral gelähmte Kind. Ravensburger Elternbücher, Band 10/11. Otto Maier Verlag Ravensburg 1971.

Flehmig, J.: Normale Entwicklung des Säuglings und ihre Abweichungen. Georg Thieme Verlag, Stuttgart.

Flury, Rudolf: Realitätserkenntnis und Homöopathie.

Flury, Rudolf: Praktisches Repertorium. M. Flury-Lemberg, Bern 1979.

Gerd-Witte, H.: Kompendium der homöopathischen Arzneisymptome. Karl F. Haug Verlag, Heidelberg 1981.

Hahnemann, Samuel: Organon der Heilkunst. 6. Aufl., Karl F. Haug Verlag, Ulm/Donau 1958.

Hahnemann, Samuel: Reine Arzneimittellehre. 2. Nachdruck, Karl F. Haug Verlag, Heidelberg 1979.

Hahnemann, Samuel: Die chronischen Krankheiten. 2. Nachdruck, Karl F. Haug Verlag, Heidelberg 1979.

Hauptmann, Horst: Strychninum phosphoricum. In KH 1984, Karl F. Haug Verlag, Heidelberg.

Hering; Gross: Vergleichende Arzneiwirkungslehre. A. Markgraf's Homöopathische Officin, Leipzig 1892 (Nachdruck im Ulrich Burgdorf Verlag für homöopathische Literatur, Göttingen 1979).

Illing, K. H.: Homöopathische Taschenbücher. Band 1—4. Karl F. Haug Verlag, Heidelberg 1984—1987.

Imhäuser, Hedwig: Homöopathie in der Kinderheilkunde. Karl F. Haug Verlag, Heidelberg 1970.

Jahr, G. H. G.: The homoeopathic treatment of the diseases of females and infants at the breast. Bhatta-charyha, Calcutta 1968.

Julian, O.: Materia medica der Nosoden. Karl F. Haug Verlag, Ulm/Donau 1960.

Keller; Wiskott: Lehrbuch der Kinderheilkunde. (Herausgegeben von Klaus Betke und Wilhelm Künzer.) Georg Thieme Verlag, Stuttgart/New York 1984.

Kent, James-Tyler: Kent's Repertorium. (Übersetzt und herausgegeben: Dr. Georg v. Keller und Dr. Künzli v. Fimmelsberg.) Karl F. Haug Verlag, Heidelberg 1971.

Kent, James-Tyler: Vorlesungen über Hahnemanns Organon: Zur Theorie der Homöopathie. (Übersetzt von Dr. Künzli v. Fimmelsberg.) Verlag Grundlagen und Praxis, 1954.

Kent' s Arzneimittelbilder; 5. Aufl., Karl F. Haug Verlag, Heidelberg 1985.

Köhler, Gerhard: Lehrbuch der Homöopathie. Hippokrates, Stuttgart 1982.

Külken, Thomas: Fieberkonzepte in der Geschichte der Medizin. Verlag für Medizin Dr. Ewald Fischer 1985.

Künzli; Barthel: Kent's Repertorium Generale. Teil I—III. Organonverlag, Berg 1986.

Langenberg, Hildegard: Die geschichtliche Entwicklung der Behandlung der frühkindlichen Hirnschäden (Dissertation). Verband deutscher Vereine zur Förderung und Betreuung spastisch gelähmter Kinder e.V., Düsseldorf.

Little, W. J.: On the Influence of Abnormal Parturition, Difficult Labours, Premature Birth and Asphyxia Neonatorum on the Mental and Physical Condition of the Child: Especially in Relation to Deformities. Trans. Obstet. Soc. Lond 111, Lancet 1962.

Luke, B. S.: When baby comes: pregnancy, labour, confinement, infancy. 1977.

Mezger, Julius: Gesichtete homöopathische Arzneimittellehre. Band I u. II. 3. Aufl., Karl F. Haug Verlag, Ulm/Donau 1966.

Miller, G.; Klunker, W.: Beziehungen der Arzneien unter sich. 3. Aufl., Karl F. Haug Verlag, Heidelberg, 1981.

Nash. E. B.: Leitsymptome in der homöopathischen Therapie. 5. Aufl., Karl F. Haug Verlag, Ulm/Donau 1959.

Ortega, Sanchez: Anmerkungen zu den Miasmen oder chronischen Krankheiten im Sinne Hahnemanns. Karl F. Haug Verlag, Heidelberg 1980.

Paustian, G.; Kunschera H. u. Kalbe U.: Anamnestische Risikofaktoren bei Kindern mit Cerebralparese. Sozialpädiatrie 3 (1983) 66.

Prechtl, H.F.R.; Beintema, D. J.: Die neurologische Untersuchung des reifen Neugeborenen. 2. Aufl., Georg Thieme Verlag, Stuttgart 1976.

Pschyrembel, W.: Klinisches Wörterbuch. Walter de Gruyter, Berlin 1982.

Schaltenbrand, Georg: Allgemeine Neurologie. Georg Thieme Verlag, 1956.

Schlüren, Erwin: Homöopathie in der Frauenheilkunde. Karl F. Haug Verlag, Heidelberg 1977.

Spinedi: Persönliche Angaben.

Vithoulkas, G.: Die wissenschaftliche Homöopathie. Ulrich Burgdorf Verlag für homöopathische Literatur, 1986.

Vithoulkas, G.: Essenzen homöopathischer Arzneimittel. (Übersetzung: Dr. med. J. Faust u. Dr. med. G. Hieronymus).

Voegeli, Adolf: Homöopathische Therapie der Kinderkrankheiten. Karl F. Haug Verlag, Heidelberg 1984.

Voisin, Henri: Praktische Homöotherapie (Verlegt und herausgegeben von: Dr. med. F. u. P. Stockebrand, Hamm/Westfalen).

Voisin, Henri: Materia medica des homöopathischen Praktikers. Karl F. Haug Verlag, Heidelberg 1969.

Vojta, Vaclav: Die cerebralen Bewegungsstörungen im Säuglingsalter. 2. Aufl., Ferdinand Enke Verlag, Stuttgart 1976.
Wipp, B.: Homöopathie in Psychiatrie und Neurologie. Karl F. Haug Verlag, Heidelberg 1979.
Wright-Hubbard, E.: Kurzlehrgang der Homöopathie. (Übersetzt von Ch. u. M. Barthel.) Organon Verlag 1983.
Zimmermann, Walther: Homöotherapie der Hautkrankheiten. Verlagsbuchhandlung Johannes Sonntag, Regensburg 1979.

Verzeichnis der Arzneien

Sachverzeichnis